心脏三维影像学

——320排CT成像技术

主编　谭理连　刘世明

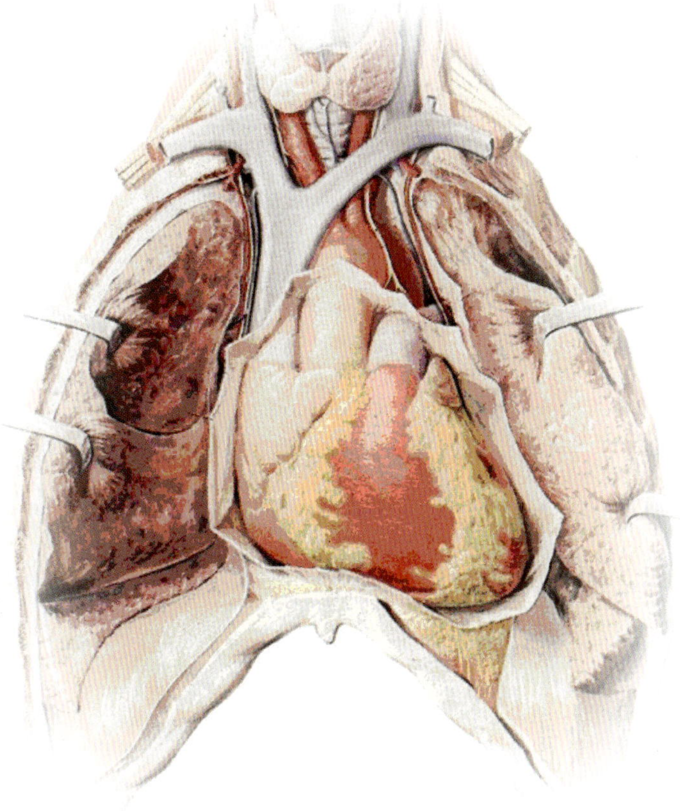

SPM
南方出版传媒
广东科技出版社
·广　州·

图书在版编目（CIP）数据

心脏三维影像学：320排CT成像技术/谭理连　刘世明主编。—广州：广东科技出版社，2015.3

ISBN　978-7-5359-5987-4

Ⅰ．①心…　Ⅱ．①谭…②刘…　Ⅲ．①心脏血管疾病—计算机X线扫描体层摄影—诊断学　Ⅳ．①R540.4

中国版本图书馆CIP数据核字（2014）第244867号

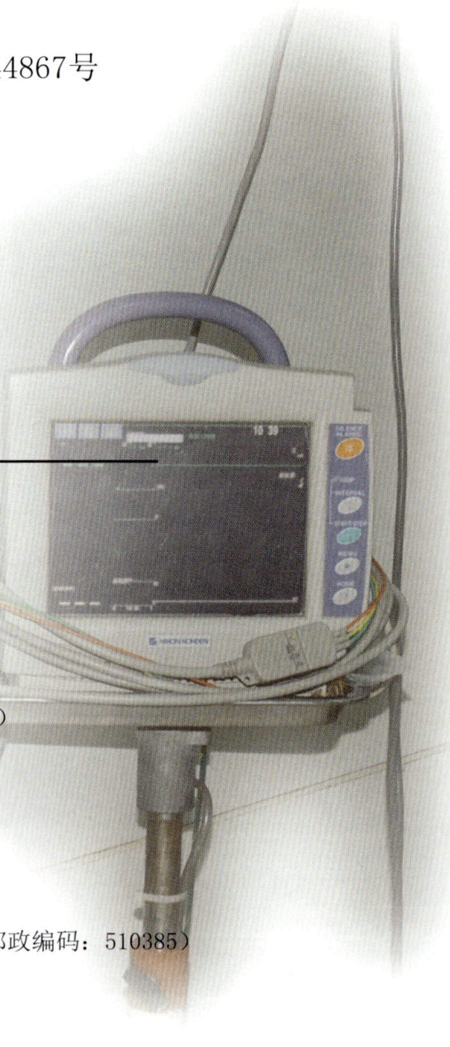

心脏三维影像学　Xinzang Sanwei Yingxiangxue

策划编辑：陈　兵　郭　飞

责任编辑：赵雅雅

封面设计：陈维德

责任校对：黄慧怡

责任印制：罗华之

出版发行：广东科技出版社

（广州市环市东路水荫路11号　邮政编码：510075）

http：//www.gdstp.com.cn

E-mail：gdkjyxb@gdstp.com.cn（营销中心）

E-mail：gdkjzbb@gdstp.com.cn（总编办）

经　销：广东新华发行集团股份有限公司

印　刷：广州市岭美彩印有限公司

（广州市荔湾区花地大道南海南工商贸易区A幢　邮政编码：510385）

规　格：787mm×1 092mm　1/16　印张11.75　字数240千

版　次：2015年3月第1版

2015年3月第1次印刷

定　价：128.00元

编写人员

主　编　谭理连　刘世明

编　者（以姓氏笔画为序）

付　熙　刘　克　刘世明
江金带　李志铭　李树欣
何伟红　余　林　罗承锋
柴仁杰　谭理连　潘　伟

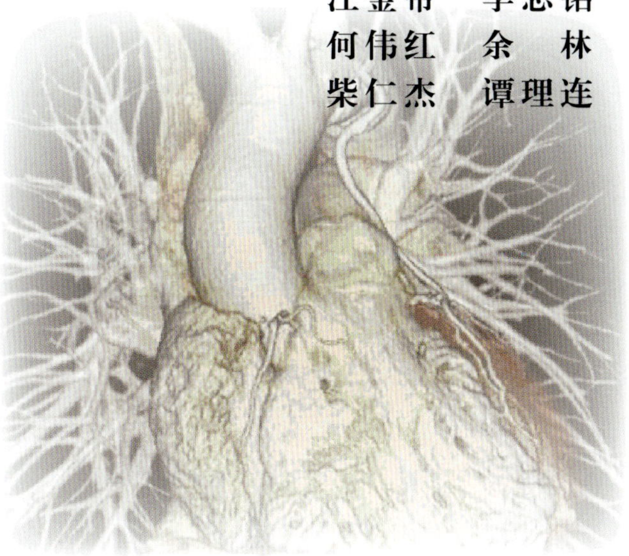

内容简介

本书共分十一章，包括CT基本原理和概念、心脏及冠状动脉的应用解剖、心脏CT（320排）检查及后处理技术方法、正常心脏CT（320排）影像解剖、冠心病、心脏瓣膜病变、心肌病、心脏肿瘤、先天性心脏病、心包病变及心脏多排螺旋CT的临床应用指南。在CT基本原理和概念中简单介绍了一些基本知识及320排CT技术特点。在心脏及冠状动脉的应用解剖中，简单介绍了心脏大体解剖及心脏的血管。在心脏CT检查及后处理技术方法中重点介绍了320排CT心脏检查和三维成像技术方法。在正常心脏320排CT影像解剖中介绍了心脏心腔、瓣膜、冠状动脉影像等CT表现。在冠心病中，较详细阐述320排CT诊断与评价冠心病中的应用。在心脏瓣膜病变中，主要介绍了320排CT诊断与评价二尖瓣、主动脉瓣病变应用。在心肌病中，主要介绍了320排CT诊断与评价扩张型和肥厚型心肌病、左心室心肌重量及心肌重量指数应用。在心脏肿瘤中，简单介绍了一些心脏肿瘤320排CT表现特点。在先天性心脏病中，简单介绍了一些较常见心脏病320排CT表现特点。在心包病变中简单介绍了一些较常见心包病变320排CT表现特点。在心脏多排螺旋CT的临床应用指南中简要介绍了多排螺旋CT在心脏检查中适应证及注意事项。书中附有200多幅CT图像。本书可作为医学影像和临床各专业医师、进修医师及医学影像专业本科生、研究生学习与了解320排CT新技术在心脏病变诊断中临床应用的参考书。

前　言

英国科学家Hounsfield因1969年发明CT扫描仪获得了1979年诺贝尔医学奖，他在领取诺贝尔奖奖金时提出了一个梦想，就是将来的CT能够做心脏立体检查。心脏是一个运动的器官，常规CT由于扫描速度较慢及计算机技术相对落后，使CT心脏成像的临床应用受到限制。螺旋CT技术的出现，其快速的容积扫描、先进的计算机软件技术，结合采用高压注射器的造影剂团注等使CT心脏成像在临床中逐步推广与应用。20世纪末发展起来的多层螺旋CT以其优异的性能使螺旋CT心血管成像技术进入了一个崭新的阶段，特别是目前320排螺旋CT可以在1s内获得患者心脏三维动态图像，并可提供器官的功能成像，有可能成为观察心脏病变的首选检查方法。心脏疾病，特别是冠心病是严重威胁人类生命的重大疾病之一。以往认为冠状动脉血管造影检查是诊断冠心病的“金标准”，但其图像空间立体感不强，且是一种操作复杂、费用昂贵、有较大创伤性、有一定危险性的检查方法。近年来，随着冠心病介入诊断与治疗的广泛开展，要求冠状动脉造影与介入治疗同时进行的病人越来越多，临床上特别需要一种简便、快速、安全、可靠和无创伤性的影像学方法用于冠心病的早期诊断与鉴别诊断、粥样斑块的定性评价、普查、治疗方法的制定及疗效评价，特别是介入治疗病人筛选及疗效评价等。320排CT其优越的技术，是诊断与评价心脏疾病的一种简便、快速、安全、可靠和无创伤性的影像学方法。广州医科大学附属第二医院于1981年引进了华南地区首台CT，2009年在国内较早引进了320排CT并应用于心脏疾病的诊断与评价。本书旨在全面介绍320排螺旋CT新的技术在心脏疾病诊断与评价中的临床应用，使读者能快而全地获得最新的知识与临床经验，以达到知识更新的目的；促进影像新技术与心血管内科临床实践相结合，提高心脏疾病的诊断水平；另外对心脏多排螺旋CT的临床应用指南进行了简单的介绍。本书可作为医学影像和临床各专业医师、进修医师及医学影像专业本科生、研究生学习与了解320排CT新技术在心脏疾病诊断中临床应用的参考书。书中少部分图片由东芝公司陈星提供，在此表示感谢。

由于本书编写者均为中青年医师，书中不足或错误之处在所难免，特别是由于应用时间较短，部分病例图像较少或欠缺，敬请同道们谅解并给予指正。

谭理连　刘世明

2014年11月于广州医科大学附属第二医院

目　　录

第一章　基本原理和概念

第一节　基本原理与设备

一、基本原理

计算机体层摄影术（CT）是用X线束环绕人体对检查部位一定厚度的层面进行扫描，X线束通过人体时，经人体组织的吸收，其能量被衰减，衰减后带有人体组织信息的X线透过人体并由探测器接收，探测器接收的X线信号通过光电转换器转变为电信号后，再经模拟/数字转换器转为数字信号，输入计算机进行图像重建，形成人体的数字化图像；最后，经数字/模拟转换器把数字化图像转变为由黑到白不等灰度的二维人体断面解剖图，呈现在显示器上，供临床诊断使用。

CT的本质就是利用人体组织对X线衰减特性的差异（衰减系数）作为成像依据，以数据重建为成像方式的X线成像技术。

X线穿过人体后的衰减，遵循指数规律：$I=I_0e^{-\mu d}$。

式中：I_0是入射X线强度，I是衰减后的X线强度，d是物体厚度，μ是组织的衰减系数。

不同的组织，有不同的衰减系数。如果已知I_0和d，测出I后，就能求出所对应的衰减系数。

然而，一幅CT图像是由很多具有不同衰减特性的组织结构组成的，对于n个未知的衰减系数，不可能由一次X线透射而获得，必须环绕人体从不同方向进行多次透射，收集足够多的数据，建立足够数量的方程式联立成方程组（图1–1），通过计算机运算，才能获取。

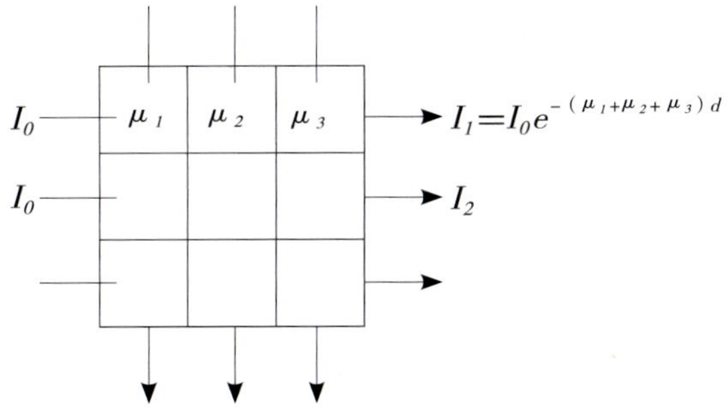

图1–1　CT成像重建原理

二、设备

（一）CT设备的基本结构

CT设备的基本结构主要包括数据采集系统、计算机系统、图像显示和存储系统等三大部分（图1-2）。

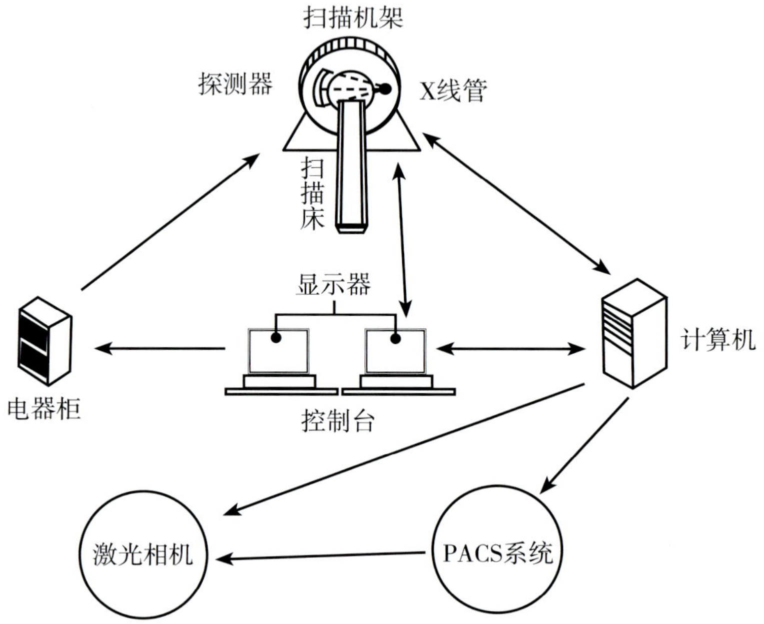

图1-2　CT设备的基本结构简图

1．数据采集系统：由X线发生装置、滤过器、准直器、探测器、数据处理装置、扫描机架和扫描床等组成。CT扫描时，由X线发生装置产生X线，通过滤过器、准直器后，锥形分布的X线变成具有一定厚度、能量分布均匀的扇形X线束，对人体进行扫描。带有人体组织信息的X线透过人体并由探测器接收后，经数据处理装置放大、积分、模拟/数字转换等处理成为数字信号，送至计算机进行图像重建。

2．计算机系统：由主控计算机和阵列处理机组成。主控计算机控制整个CT扫描系统的运行。其主要功能有：①指挥、协调设备运行并监控扫描期间的各类事件；②CT值的校正和进行插值处理；③控制图像的重建及进行图像后处理；④设备故障诊断。阵列处理机专门用于图像重建的运算。CT图像重建的运算量非常庞大，普通计算机难以完成，必须由专用的数据处理设备——阵列处理机来完成，它本身不能独立工作，在主控计算机的控制下专门进行图像重建的运算。

3．图像显示和存储系统：由图像显示器、激光打印设备、硬盘、刻录光驱等组成。它负责图像数据的呈现、保存等工作。

（二）CT设备的分类

1．步进式单层CT：为早期机型。扫描时X线管与探测器做平移-旋转运动或旋转-

旋转运动，扫描床做静止–进（出）床移动，X线扫描轨迹呈现为一个闭合环。由于这类设备扫描速度慢、射线利用率低，已逐渐被淘汰。

2. 螺旋式CT：此类CT设备利用“滑环技术”使X线球管与探测器环绕人体匀速同向旋转，同时人体匀速移动进行不间断扫描，X线扫描轨迹呈现为螺旋线，故称为螺旋CT。螺旋CT分为单层螺旋CT和多层螺旋CT。单层螺旋CT的*Z*轴方向只有一排探测器，逐层扫描时，一次扫描只能得到一层图像。由于单层螺旋CT的扫描抛弃了X线管和探测器做往返运动，从而提高了扫描速度，一次屏气就能完成单一器官扫描，大大提高了检查质量，有利于危重病人及需要快速扫描的疾病的检查。多层螺旋CT的*Z*轴方向有多排探测器，目前最多可达320排，逐层扫描时，一次数据采集就能得到多层图像，并且可通过对探测器阵列的组合得到不同层厚的图像。由于多层螺旋CT的*Z*轴方向探测器宽度增宽，使得设备在一个旋转周期内信息采集的范围增加，从而使其扫描速度与单层螺旋CT相比，又有了明显提高，一次屏气就能完成胸、腹部多器官联合扫描，真正实现了器官多时相动态增强检查及功能研究，并引领CT检查进入心血管时代。

3. 电子束CT：于1983年应用于临床，发明者的初衷是使心脏结构清晰成像并能获得足够的空间分辨率。它与单层螺旋CT相比，扫描速度更快，达到毫秒级水平，时间分辨率显著提高，故又称作超高速CT。虽然电子束CT在心血管检查及儿科检查方面显现出明显优势，但也存在一定的缺点，如由于机械限制，其X线源与探测器实际上不在同一平面而导致图像重建复杂化，与传统CT相比，其图像有较高的噪声水平和较低的空间分辨率，因而至今未能在临床上广泛应用。

（三）CT设备的新进展

1. 双源CT：通过在X–Y平面上间隔90°的2套X线球管和2套探测器来采集成像数据，改变了目前常规CT所使用的一个X线球管和一套探测器的设计方法（图1–3）。通过机架旋转90°即可获得180°数据，使单扇区采集的时间分辨率达到83ms，心脏成像的图像质量不再受患者的心率快慢的影响，使心血管的CT检查更加可靠。双源CT的2个

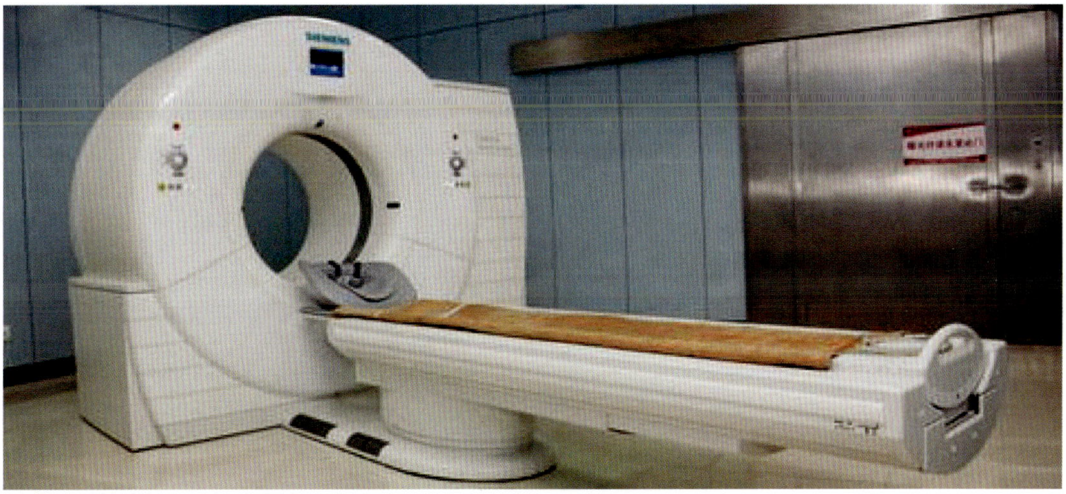

图1–3　西门子双源CT

球管能够分别以管电压80kV、140kV同时、同层进行扫描，所获得的低能数据和高能数据不存在位置和时间上的偏差，完美实现了CT的双能量检查。目前双能量检查的应用主要包括以下几个方面：

（1）去除骨骼及钙化。

（2）鉴别组织成分，显示韧带和软骨，为病变诊断提供信息。

（3）评价组织血流灌注。

2．iCT（Brilliance iCT）：由飞利浦公司于2007年在北美放射学会（RSNA）上推出。它的特点体现在3个i上（图1-4）：①Innovation，创新设计；②Intelligent，智能应用；③Infinite，无限拓展。其核心技术包括气垫轴承、三维球面纳米探测器系统、3D锥形束算法、高速数据转换集成芯片低剂量扫描技术（TACH2）等。该技术体系为解决现有CT在扫描速度、图像质量、辐射剂量、临床应用等方面的瓶颈提供了可能。

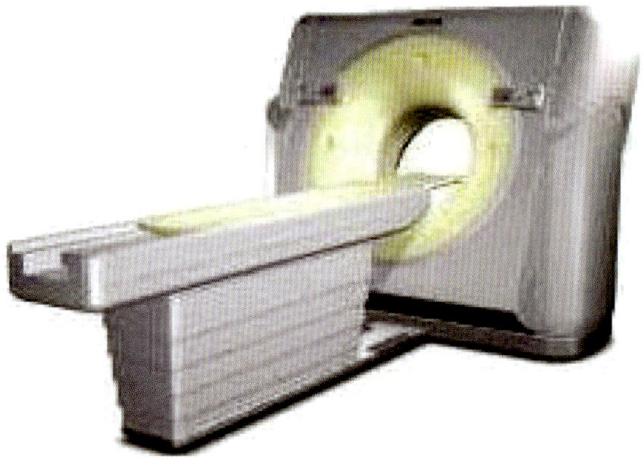

图1-4　飞利浦公司iCT

3．宝石CT：由GE公司于2008年在RSNA上推出（图1-5）。其核心技术包括宝石探测器、动态变焦球管、瞬时变能高压发生器、自适应统计迭代重建引擎（HD）等。它在临床上首次实现了能谱成像，同时能在2m范围内进行0.23mm各向同性的高清成像，并且使全身剂量降低50%以上。

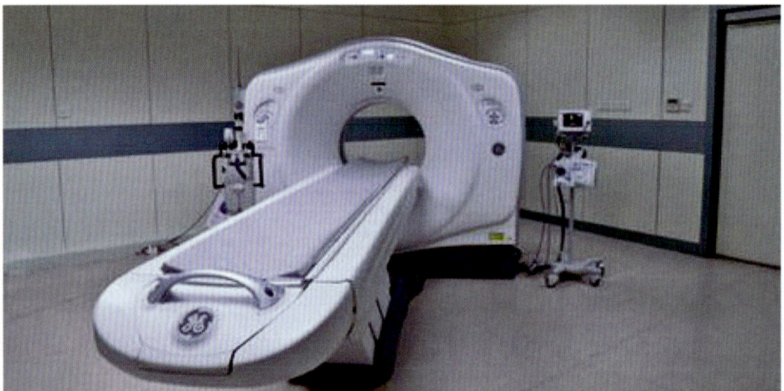

图1-5　GE公司宝石CT

4．320排动态容积CT：由东芝公司在2007年RSNA上推出（图1-6）。其最大特点是有一个160mm的宽探测器，实现了一圈扫描覆盖一个器官，如头颅、心脏、肝脏等，一次心跳冻结心脏，一次检查完成多重任务。特别是心脏CT扫描成功率高，无阶梯伪影，造影剂用量减少，时间分辨率提高，放射剂量显著减少，有效减少了容积效应，对于高心率、心律不齐和心房颤动患者也可获得优异图像，同时可进行心肌灌注检查。

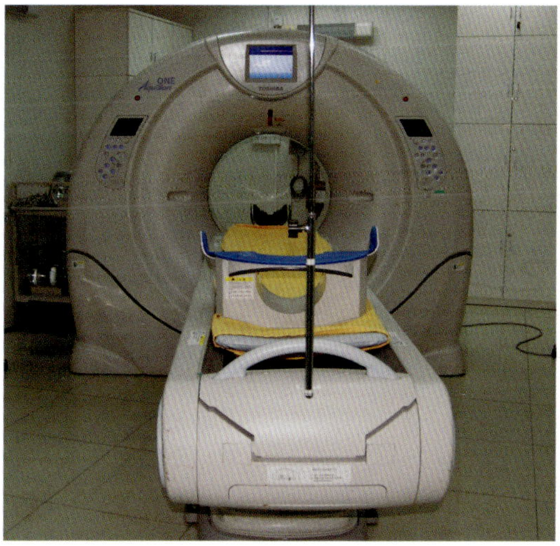

图1-6　东芝公司320排CT

第二节　基本术语与概念

一、层厚

层厚（slice）是指CT图像所代表的被扫描物体的实际厚度。单排探测器CT层厚等于射线束的准直宽度，而多排探测器CT一次扫描就能得到多幅图像，因此，其层厚等于或小于射线束的准直宽度。层厚薄，CT图像的空间分辨率高，但同时探测器所获得的X线光子数减少，图像的噪声增加。增加层厚，探测器所获得的X线光子数就增多，图像的噪声减少，但空间分辨率下降。实际工作中，层厚应根据被观察结构的大小合理选择，一般原则是层厚应小于被观察结构的半径。

二、层距

层距（spacing）是指在检查床运动方向上，相邻两个扫描层面中心之间的距离。层距有3种不同的选择方式：

（1）层距等于层厚，这种方式相邻两个层面间紧密相连，无信息遗漏，为常规使用的方式。

（2）层距大于层厚，这种方式相邻两个层面间有一定的间距，容易造成信息遗漏，一般只在病灶巨大时才使用。

（3）层距小于层厚，这种方式相邻两个层面间有一定的信息重叠，可减小部分容积效应对图像质量的影响及改善3D后处理的图像质量。

三、螺距

螺距（pitch）是指螺旋扫描时球管和探测器旋转一周，检查床所移动的距离与射线束准直宽度的比值。在其他条件相同的情况下，螺距越大，扫描时间越短，但由于病床的移动速率增加，图像运动伪影加重；在相同毫安值下，螺距越大，每层面获得的光子数减小，图像噪声增加，使用大螺距扫描时，为保持一定的图像质量，需要加大毫安量；随着螺距增大，层厚敏感曲线将变宽，使图像*Z*轴方向的空间分辨率下降，部分容积效应增大。因此，在临床诊疗中，要兼顾图像质量与扫描时间合理选择螺距。

四、CT值

CT图像中各种组织的密度是由它们的X线吸收系数决定的。由于各种组织的吸收系数数值十分繁琐，并且人们在研究CT图像时更关心的是组织间的密度差异，而非密度的绝对值。因此，为了应用的方便，Hounsfield定义了一个新的密度标尺——CT值。

其定义为：某种物质CT值=（$\mu_{物}-\mu_{水}$）/ $\mu_{水}\times K$。

式中：$\mu_{物}$是某物质的X线吸收系数，$\mu_{水}$是水的X线吸收系数，*K*是分度常数。

为了纪念Hounsfield的不朽功绩，人们将CT值的单位命名为Hu。由于CT值会因X线能量、设备状况、扫描参数及邻近组织等因素发生改变，故CT值只能作为诊断的参考依据（表1–1）。

表1–1　人体不同正常组织的CT值

组织	CT值/Hu	组织	CT值/Hu
空气	–1 000	脑灰质	40 ± 10
脂肪	–90 ± 10	脑白质	25 ± 10
水	0	甲状腺	70 ± 10
凝固血	80 ± 10	肝脏	55 ± 10
肌肉	45 ± 5	脾脏	40 ± 10
致密骨	＞250	淋巴结	45 ± 10
松质骨	130 ± 100	肾脏	30 ± 10

五、扫描剂量

CT扫描剂量（dose）系指在CT扫描过程中，受检者所接受的X线剂量。CT扫描剂量与CT图像质量密切相关，剂量大，图像质量好，但对病人的损伤大。CT扫描剂量与管电流、扫描时间和管电压成正相关。随着CT技术的发展，全世界CT检查频率呈激增态势。由于CT检查对受检者产生较高的辐射剂量，一次典型的胸部CT扫描，其扫描剂量相当于200～300次普通胸部摄片检查，因而促使临床放射医学技术人员越来越关注CT扫描剂量及其防护问题。选择CT的扫描剂量，应遵循射线使用最优化原则，在保证图像质量不影响诊断的前提下，最大限度地降低辐射剂量。由于CT扫描的照射方式与传统X线照射完全不同，具有射线束为严格准直的扇形、剂量分布平均、散射引起的剂量占比较大等自身特点，既往用于表示患者所受辐射剂量的表面入射剂量已不能准确描述CT的辐射剂量，因此引入了CT剂量参数来描述其辐射量。主要有以下几种：

1．CT剂量指数100（$CTDI_{100}$）：是描述受检者在CT扫描中单一层面所受的辐射剂量的物理量。

其定义为：$CTDI_{100}=\frac{1}{T}\int_{-50}^{+50} D(Z)\,dz$。

式中：T表示标称层厚，$D(Z)$表示使用100mm长度的笔形电离室测量的沿垂直于断层平面的Z轴方向的剂量分布曲线。积分区间恒定为100mm。

2．加权CT剂量指数（CTDIW）：CT扫描层面内，其边缘位置和中心位置的辐射剂量是不相同的，为了更准确反映人体接受的真实剂量，人们又提出了加权CT剂量指数的概念，以反映扫描平面中的平均剂量。

其定义为：$CTDI_W=\frac{1}{3}CTDI_{100}(\text{中心})+\frac{2}{3}CTDI_{100}(\text{边缘})$。

3．容积剂量指数（$CTDI_{vol}$）：螺旋CT问世后，其扫描方式又有别于单层扫描，在连续曝光的过程中，扫描层面同时在不断移动，使得扫描层面内辐射剂量与单层扫描相比，产生了偏差，因此人们提出容积剂量指数的概念。

其定义为：$CTDI_{vol}=CTDI_W \div P$。

式中：P为螺距。

4．剂量长度乘积（DLP）：由于CT扫描是对某一长度范围的人体进行多个层面的扫描，为了描述受检者在一次完整的CT检查中所接受的辐射剂量，引入了剂量长度乘积的概念。

其定义为：$DLP=CTDI_{vol}\times L$。

式中：L为扫描长度。

5．有效剂量（ED）：由于人体各种组织辐射的敏感性存在差异，相同的吸收剂量对不同组织器官的损伤是不一样的，为了更好地描述辐射对部位的损伤效应，引入了有效剂量的概念。

其定义为：$ED=DLP\times W$。

式中：W为权重因子。

六、空间分辨率

空间分辨率（spatial resolution）又称高对比分辨率，指在高对比下（ΔCT值＞100Hu）鉴别物体几何尺寸的能力，其影响因素有重建矩阵、像素的大小、卷积滤波函数、探测器的宽度及其相邻间距、数据取样和X线焦点的尺寸等。矩阵越大，空间分辨率越高；像素越小，空间分辨率越高；采用高分辨卷积滤波函数运算，可提高空间分辨率。空间分辨率以线对数（LP/cm）或毫米线径数（mm）表示。

七、密度分辨率

密度分辨率（density resolution）又称低对比分辨率，是指在低对比下（ΔCT值<10Hu）区分密度差别的能力。其影响因素有X线剂量、受检物大小、层厚、卷积滤波函数、噪声和探测器的灵敏度等。X线剂量越大，密度分辨率越高；采用平滑卷积滤波函数运算，可提高密度分辨率。密度分辨率以百分数表示（如0.5%，3mm，0.45Gy），表示以0.45Gy的辐射剂量扫描，对于直径3mm的物体，密度分辨率为0.5%。

八、时间分辨率

时间分辨率（temporal resolution）的主要含义是指扫描系统旋转时间、每帧图像的采集时间、重建时间、每圈覆盖范围及检查床移动速率。它反映了设备的动态连续扫描能力及心血管成像能力。最新的320排CT旋转时间达0.35s，每帧图像的采集时间为175ms，每圈覆盖范围达160mm，实现了“冻结心跳”及CT-血管数字减影（DSA）成像。

九、像素与体素

1. 像素（pixel）：CT图像是由许多以矩阵排列的小单元组成的，这些组成图像的最基本单元称为像素，它是一个二维概念。

2. 体素（voxel）：二维CT图像实际反映的是具有一定层厚的体层信息，将这一体层分成按矩阵排列的若干基本单元，每个单元的体积称为体素，它是一个三维概念。

十、矩阵

矩阵（matrix）是以二维方式排列的像素阵列，它与图像质量相关。矩阵分为重建矩阵和显示矩阵。在相同视野中，矩阵越大，像素越多，每个像素所占面积越小，图像质量越好。重建矩阵一般为512×512，显示矩阵一般等于或大于重建矩阵，多为1 024×1 024。

十一、视野

视野（field of view，FOV）指设备在X-Y平面上的观察范围，它分为扫描野和显示野。扫描野（SFOV）指采集解剖信息的范围，它由硬件控制，可有一个或数个，一般为18～50cm。显示野（DFOV）指显示采集到的解剖信息的范围，它在扫描野的范围内可以任意调节。通过调节显示野，可调整像素大小，对图像放大或缩小，而不会改变数据信息量及扫描辐射剂量。像素大小、显示野、重建矩阵三者间的关系：像素大小=显示野/重建矩阵。从上式可知，缩小显示野，可缩小像素，从而提高图像的分辨率。

十二、窗技术

人体组织CT值依据不同设备可分成2 000～4 000个单位，人眼绝对不可能分辨这样微小灰度的差别，只能分辨约64级灰度，4 000÷64=62.5，即对于全灰阶的4 000个

CT值来说，组织密度要变化超过63个CT值才能识别出来，无法适应临床应用的要求，而临床上也往往无须同时观察全部4 000个CT值。因此，为了提高组织密度的分辨力，CT设备设置了窗宽、窗位的选择功能，用于调整要观察的CT值区间，区间外的CT值显示为纯白或纯黑，以达到最佳显示效果，这一技术称为窗技术（window technique）。窗宽指需要显示的CT值范围。临床应用中，一般把需要检查的组织器官所包含的CT值范围设定为窗宽。如某组织器官的CT值上限为+250Hu，下限为−70Hu，包含了320个CT值，如把窗宽定为320（250～−70），320÷64=5，即CT值变化超过5个CT值就能识别出来，就能大大提高组织密度的分辨能力。窗位指需要显示的CT值范围的中心，又称窗中心。临床应用中，一般把需要检查的组织器官的平均CT值设定为窗位。如脑白质的CT值为30Hu，脑灰质的CT值为40Hu，脑组织的平均CT值为35Hu，就把窗位定在35。

十三、增强扫描

通过向被检者体内引入造影剂，人为增加组织间对比的扫描方法，称为增强扫描（enhancement scan）。临床上所说的增强扫描，一般是指通过外周血管向体内注入造影剂后进行的扫描。通过口服或其他途径引入造影剂后扫描，在狭义上不属于增强扫描。注入造影剂最常用的方法为“团注法”，即一次性快速足量地将造影剂注入静脉，使血液碘浓度急剧升高。注射速率一般为3～5mL/s，注射量为80～120mL，或按2mL/kg计算造影剂使用量。

第三节　320排CT技术特点

320排CT构造上最主要特点是采用了320mm×0.5mm的超宽探测器，最大采集宽度达到16cm，旋转时间0.35s，单圈扫描就能完成一个整体器官的扫描。东芝公司把其技术特点归纳为“3”“2”“0”，即“3个一”“2个低”“0时相差”，其含义概括如下：

1. 一次心跳冻结心脏：320排CT由于采用了16cm超宽量子探测器，因而半圈扫描并且无须移床就能完成全心脏数据采集，时间分辨率达到175ms，在一个心动周期内就能完成全心扫描，避免了螺旋扫描需要多个心动周期采集引起心动时相不一致、螺旋错层伪影、扫描时间长引起呼吸伪影等问题，真正实现了CT心脏检查不受心律限制和心律影响，使CT心脏检查成为临床常规检查。

2. 一圈扫描全器官成像：320排CT 16cm的超宽探测器一圈扫描可覆盖人体的大部分器官，因而只需一圈扫描就能完成整个器官的成像，结合低剂量动态容积扫描模式，可轻松实现全器官的灌注扫描，获取器官血流量图、血流速度图、CT血管4D-DSA图像等信息。

3. 一次检查完成多种任务：320排CT通过一次检查就能获取多项检查结果，如一次心脏检查可获得冠状动脉钙化积分、冠状动脉造影、心肌灌注评价等信息，提供射血量、射血分数、心室及心房运动等全套功能信息。一站式解决方案不仅大幅降低病人的检查时间，也极大地降低了病人的检查费用。

4. 低扫描剂量和低造影剂量：320排CT一圈扫描就能完成整个器官的成像，曝光时间只需1s左右，全器官扫描总曝光时间与螺旋CT相比大大减小，因而降低了扫描剂量。同时，320排CT采用了东芝公司第五代Quantum V探测器，探测效率大大提高，在保证图像质量的同时，再次降低了扫描剂量。由于全器官扫描时间极短，在CT血管造影时，可轻松捕获动脉血管最佳显影时相，无须像螺旋扫描方式那样，要维持足够长的造影剂供给时间，因此大幅降低了造影剂使用量。

5. 低整体检查费用和低运行成本：由于一次检查可完成多种任务，避免了病人进行多种检查，有效地降低了病人的诊断总费用。同时，检查时，每例病人的曝光时间均大幅降低，意味着一个X线球管可以完成更多的检查任务，大大降低了运行成本，节省社会资源。

6. 0时相差异：相对于螺旋扫描方式，320排CT容积扫描数据采集时，检查部位各位置上的数据均为同一时相采集，使动态器官的CT检查质量大幅提升，也为进一步开展器官灌注及运动系统检查提供了硬件基础。

（李树欣　谭理连）

参考文献

何伟红，谭理连，李志铭，等. 2010. 320排螺旋CT观察正常心脏二尖瓣[J]. 中国医学影像技术，26（11）：2099–2102.

李敏，孙钢，彭兆辉，等. 2011. 320排容积CT冠状动脉血管成像前瞻性心电门控最佳重建时相的初步研究[J]. 中华放射学杂志，45（10）：918–923.

李杨彬，谭理连. 2006. 多层螺旋CT血管造影技术的临床应用（述评）[J]. 广东医学，27（5）：611–612.

林晓珠，沈云，陈光敏，等. 2011. CT能谱成像的基本原理与临床应用研究进展[J]. 中华放射学杂志，45（8）：798–800.

柳澄. 2009. 双源CT临床应用[M]. 北京：人民卫生出版社.

覃杰，刘凌云，孟晓春，等. 2009. 320排动态容积CT冠状动脉成像的临床应用[J]. 中国医学影像技术，25（9）：1598–1600.

王琳琳，董振东. 2010. 开启动态容积时代：Aquilion ONE 320排CT[J]. 医疗卫生装备，31（1）：13–16.

徐跃，梁碧玲. 2010. 医学影像设备学[M]. 3版. 北京：人民卫生出版社.

张宏伟. 2009. 飞利浦极速CT（Brilliance iCT）[J]. 中国医疗设备，24（3）：133–134.

张建生，孟晓春，郭宁，等. 2010. 320排容积CT冠脉成像对比剂剂量的优化[J]. 中国医药导报，7（32）：70–71.

Choi SI，George T，Schuleri KH，et al. 2009. Recent developments in wide–detector cardiac computed tomography[J]. Int J Cardiovascular Imaging，25（1）：23–29.

Flohr T C，McCollough C H，Bruder H，et al. 2006. First performance evaluation of a dual–source CT（DSCT）system[J]. Eur Radiol，16（2）：256–268.

Foley WD，Mallisee TA，Hehenwalter，et al. 2000. Multiphase hepatic CT with a multirow detector CT scanner [J]. Am J Roentgenol，175：279–685.

Fox SH. 2000. An introduction to multislice detector technology [J]. Helical（Spiral）CT Today（1）：3–4.

Herzog C，Aming–Erb M，Zangos S，et al. 2006. Multi–detector row CT coronary angiography：influence of reconstruction technique and heart rate on image quality[J]. Radiology，238：75–86.

Hofmann LK，Becker CR，Flohr T，et al. 2003. Multi–detector row CT of the heart[J]. Semin Roentgenol，38：135–145.

Kalm MK，Brady TJ. 2008. Current status and future directions in technical development of cardiac computed tomography[J]. J Cardiovascular Compute Tomography，2（2）：71–80.

Kido T，Kurata A，Higashino H，et al. 2007. Cardiac imaging using 256–detector row four–dimensional CT：preliminary clinical report[J]. Radiat Med，25（1）：38–44.

Klingenbeck–Regn K，Schaller S，Flohr T，et al. 1999. Subsecond multislice computed tomography：basics and applications[J]. Eur J Radiol，31：110–124.

Knez A，Becker C，Ohnesorge B，et al. 2000. Noninvasive detection of coronary artery stenosis by multislice helical computed tomography [J]. Circulation，101（23）：221–222.

Kuettner A，Beck T，Drosch T，et al. 2005. Diagnostic accuracy of noninvasive coronary imaging using 16–detector slice spiral computed tomography with 188 ms temporal resolution[J]. J Am Coil Cardioi，45（1）：123–127.

Leschka S，Wildermuth S，Boehm T，et al. 2006. Noninvasive coronary angiography with 64–section CT：effect of average heart rate and heart rate variability on image quality[J]. Radiology，241：378–385.

Leschka S，Husmann L，Deabioues LM，et al. 2006. Optimal image reconstruction intervals for non–invasive coronary angiography with 64–slice CT[J]. Eur Radiol，16（9）：1964–

1972.

Miller JM, Rochitte CE, Dewey M, et al. 2008. Diagnostic performance of coronary angiography by 64−row CT[J]. N Engl J Med, 359（22）: 2324−2336.

Mori S, Endo M, Obata T, et al. 2005. Clinical potentials of the prototype 256−detector row CT−scanner[J]. Aead Radiol, 12（2）: 148−154.

Nelson RC, Silverman PM. 2000. Multislice CT: a new area. Basic technical aspects and clinical capabilities[J]. Helical（Spiral）CT Today, 6（1）: 2−3.

Rixe J, Roll A, Conradi G. et al. 2009. Detection of relevant coronary artery disease using dual—source computed tomography in a high probability patient series: comparison with invasive angiography[J]. Circ J, 73（2）: 316−322.

Ropers D, Baum U, Pohle K, et al. 2003. Detection of coronary artery stenoses with thin−slice multi−detector row spiral computed tomography and muhiplanar reconstruction[J]. Circulation, 107: 664−666.

Ruzsics B, Lee H, Zwerner PL, et al. 2008. Dual−energy CT of the heart for diagnosing coronary artery stenosis and myocardial ischemia−initial experience[J]. Eur Radioi, 18（11）: 2414−2424.

Rydberg J, Buckwalter KA, Caldemeyer KS, et al. 2000. Multisection CT: scanning techniques and clinical applications [J]. Radiographics, 20（6）: 1787−1806.

Silverman PM, Boberts S, Tefft MC, et al. 1995. Helical CT value of the liver: clinical application of an automated computer technique, smart prep for obtaining images with optimal contrast enhancement [J]. Am J Roentgenol, 165（1）: 73−78.

Silverman PM, Kalender WA, Hazle JD. 2001. Common terminology for single and multislice helical CT[J]. AJR, 176（5）: 1135−1136.

Stein PD, Beemath A, Kayali F, et al. 2006. Multi−detector computed tomography for the diagnosis of coronary artery disease: a systematic review[J]. Am J Med, 119（3）: 203−216.

第二章　心脏及冠状动脉的应用解剖

第一节　心脏的形态与结构

一、心脏的形态与位置

心脏位于胸腔的下中纵隔心包腔内，为中空的肌性器官。前面与胸骨、肋软骨与左侧3～5肋骨胸骨端毗邻。后面与气管、食管、胸主动脉、奇静脉及迷走神经等相靠近。上方称作基底部，有大血管附着；下方则紧贴横膈。心脏的外形近似前后略扁的圆锥体，心脏的长轴是从其基底部通过房间隔、心室间隔到心尖，呈倾斜状，因此，心尖指向左前下方，而心底朝向后上方。心脏的2/3位于左侧，1/3位于右侧。心脏外面被心包所包裹（图2-1）。

心脏表面有3条线沟，作为心腔的表面分界。近心底处有一分隔心房和心室的环形沟，称冠状沟（coronary sulcus），又称房室沟（atrioventricular sulcus），沟的前方被主动脉和肺动脉中断。在此两大血管的两旁可见左心房、右心房向前突出的部分，称左心耳和右心耳。房室沟的前下方为心脏的心室部，在心室部的前面和后面，也各有一条纵行的自房室沟下降到心尖附近的沟，分别称为前室间沟（anterior interventricular sulcus）和后室间沟（posterior interventricular sulcus），它们是左心室、右心室在心脏表面的分界。前室间沟、后室间沟的下端在心尖的右侧汇合，形成心切迹。

心脏的表面隆凸，习惯性分为三面（胸肋面、膈面及肺面）、三缘（右缘、左缘及下缘）。朝向胸骨与肋软骨的称胸肋面（sternocostal surface）。它大部分由右心房和右心室的前壁构成，小部分为左心耳和左心室的前壁构成。心脏的后下面贴于膈肌，称为膈面（diaphragmatic surface）。主要由左心室的后壁构成，也包括小部分的右心室后壁。左心室外侧壁及其上部的左心房构成肺面（pulmonary surface）。后室间沟和房室沟交叉汇合处，称房室交点（crux area），它是左心房、右心房和左心室、右心室在膈面的临界区域。心脏的右缘由右心房的外侧缘构成；下缘由右心室构成，又称锐缘。心脏的左缘又称钝缘，由左心室及小部分的左心耳构成。

二、心脏的腔室

心脏分为右心房、右心室、左心房和左心室共4个腔室。心腔被纵行的房间隔、室间隔分为左右两半。左心房、右心房被房间隔（interatrial septum）分隔，左心室、右

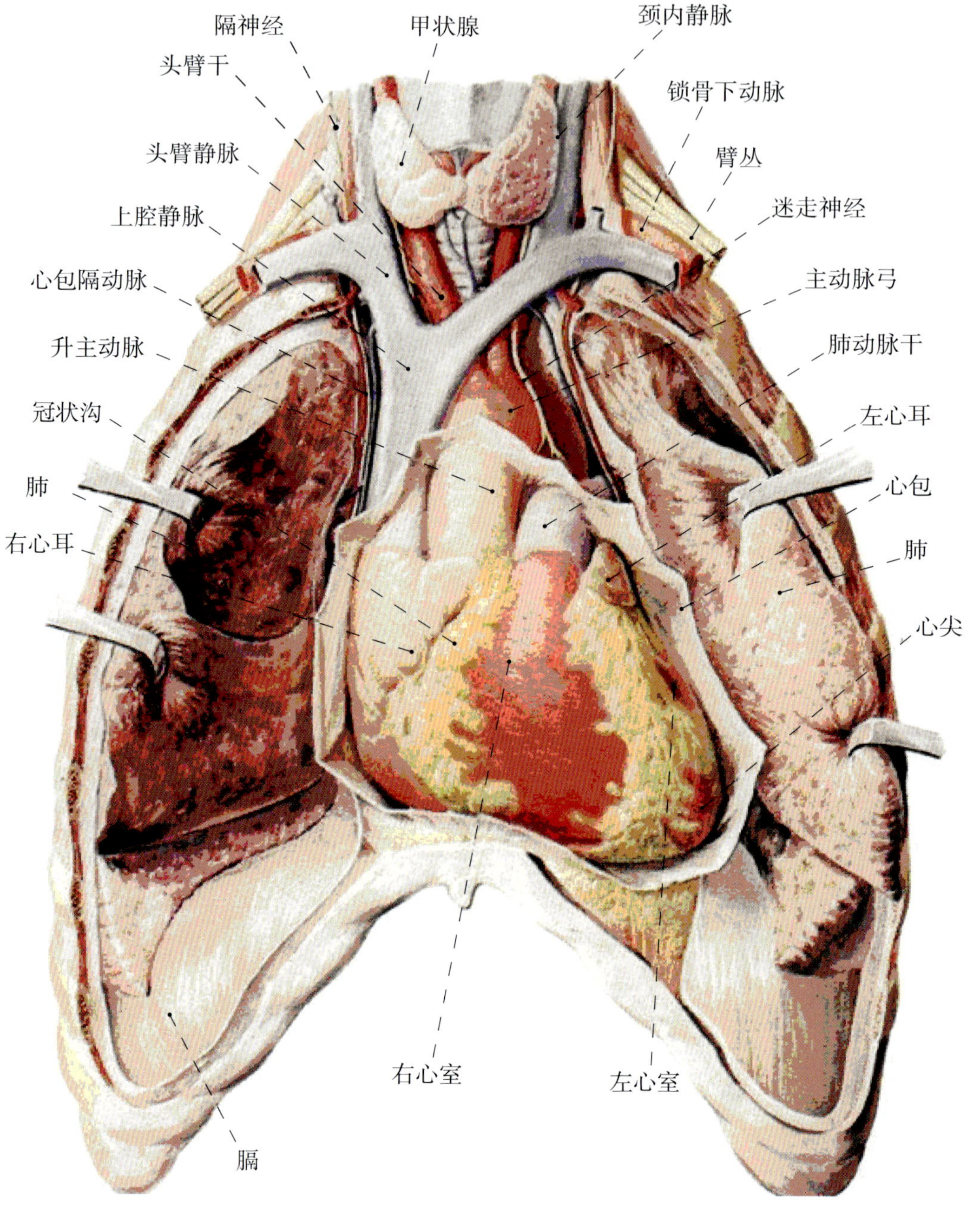

图2–1　心脏的外形与位置

心室被室间隔（interventricular septum）所分隔。正常情况下，左右两半互不相通。心房和心室间经房室口（atrioventricular openning orifice）相通。

（一）右心房

右心房（right atrium）：壁薄腔大，壁厚约2mm，略呈四边形，位于心脏右上部。按原始心管的发生和内腔结构，它分为前、后两部，即前部为固有心房，后部为腔静脉窦。固有心房由原始心房演化而来；腔静脉窦由原始静脉窦演变而成。两部的分界在心脏表面以界沟（sulcus terminalis）为标志，内面以与界沟相应的一条纵行肌嵴，称为界嵴（crista terminalis）。界嵴起自右心耳，延伸的主体部分包围上腔静脉，并从上腔静脉口前方跨过右心房顶部达外侧壁，近垂直下行经过下腔静脉口前方，到达冠状窦口右下方。界嵴内有后结间束通行（图2-2）。

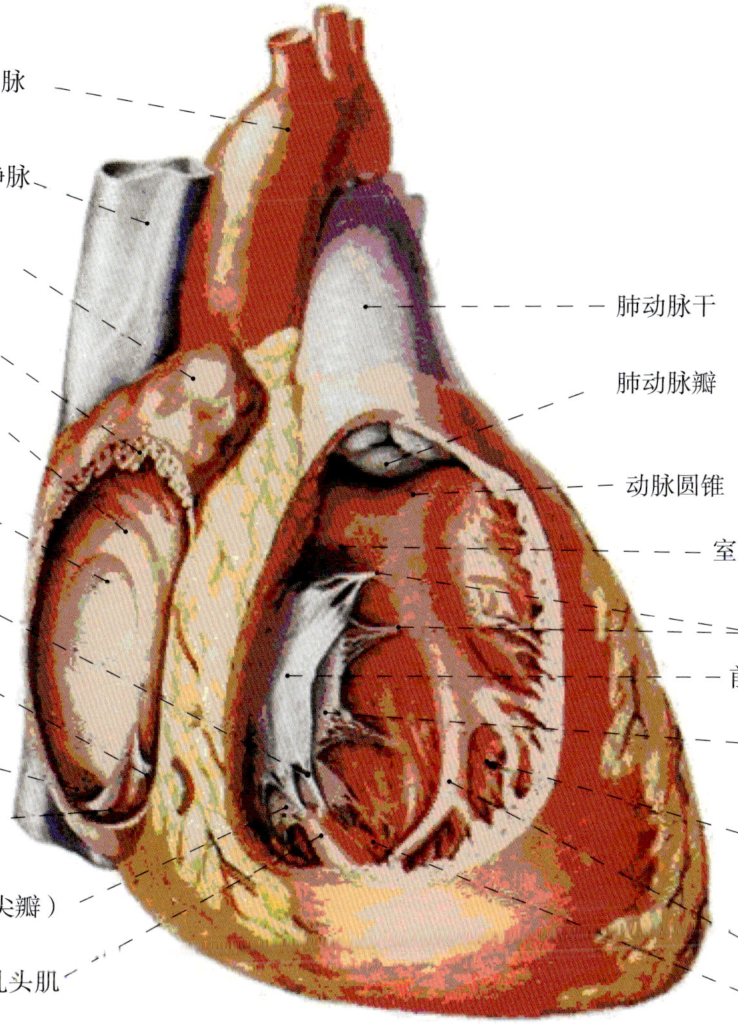

图2-2　右心房和右心室内腔

1. 固有心房（atrium proper）：内壁较粗糙，外侧壁的内面有许多梳状肌（musculi pectinati），它们起自界嵴，彼此较为平行，止于右心房室口。梳状肌之间房壁较薄，呈半透明状。故右心房向前突出的部分称右心耳（right auricle），呈三角形，覆盖于主动脉根部的右侧。心耳内面梳状肌发达，交织成网状。因此心耳内壁凹凸不平。当心功能障碍时，血液在心耳内部流动减慢而导致淤积，易形成血栓。此外，右心耳也是心脏外科手术的心内探查的常见部位。

2. 腔静脉窦（sinus of vena cava/sinus venarum cavarum）：内壁光滑，位于右心房后部，上方有上腔静脉口（orifice of superior vena cava），下方有下腔静脉口（orifice of inferior vena cava）。下腔静脉与右心房连接处有胚胎时期残留的半月形的下腔静脉瓣（eustachian valve；valve of inferior vena cava），又称欧氏嵴。该瓣的个体差异较大，有的呈筛状或细丝状，甚至缺如。有时下腔静脉瓣较大，可误认为是血栓或肿瘤。在下腔静脉口与右房室口之间有冠状窦口（orifice of coronary sinus），其横径为5～11mm，纵径为6～17mm，其开口处有小而薄的半月形瓣膜，称冠状窦瓣（thebesian valve），此瓣有防止血液逆流的作用。

3. 房间隔：位于右心房的后内壁，其上有卵圆窝（fossa ovalis）、考克三角（triangle of Koch）和主动脉隆突（torus aorticus）等重要临床意义的解剖学标志。卵圆窝位于右心房内侧壁的后部，居房间隔的下1/3，是胚胎时期卵圆孔的所在。卵圆窝底较薄，主要为纤维结缔组织，是房间隔穿刺的理想部位。卵圆窝的边缘为一马蹄形隆起的肌性边缘，称为卵圆窝缘，它的前缘及上缘较为显著，而下部常缺如。卵圆窝常在出生后闭合，如不闭合，即出现先天性房间隔缺损。在下腔静脉瓣前方的心内膜下，有一腱索样结构，称为Todaro腱，通常被薄层心肌覆盖，它向前附着于中心纤维体（右纤维三角）。在冠状窦口、Todaro腱与三尖瓣附着缘之间的三角形区域叫考克三角，此角的顶角内为房室结所在位置，三角的尖对着膜部室间隔部，是心内直视手术时的有用标志，以防术中损伤。右心房内侧壁前上部邻接主动脉根部，在膜性室间隔和卵圆窝前上方之间，由其左侧的主动脉右后窦及前窦形成膨隆，称主动脉隆突。临床上主动脉窦瘤先天性主动脉窦瘘可经此破入右心房。

（二）右心室

右心室（right ventricle）位于心脏的最前方，贴近胸骨和第四、五肋软骨的后方。右心室内腔容积约85mL，内腔整体形状大致为三角锥体形，其底部借右心房室口和肺动脉口分别与右心房和肺动脉相通，尖部指向左前下方。右心室壁较左心室壁薄，壁厚3～4mm。右心室内腔以室上嵴为界，分为后下方的流入道（即窦部）及前上方的流出道（即漏斗部）两部分（图2-2）。

1. 右心室流入道或窦部：入口为右心房室口，下界为隔及三尖瓣复合体、动脉圆锥缘肉柱，室壁肌束纵横交叉隆起，形成肉柱（trabeculae carneae）。三尖瓣复合体（tricuspid valve complex）由右心房室口的三尖瓣瓣环、三尖瓣、腱索和乳头肌组成，在功能上形成一个统一整体。三尖瓣（tricuspid valve）按附着部位分为前尖瓣（anterior cusp）、后尖瓣（posterior cusp）和隔瓣（septal cusp）。它们的底附着于房室口的纤维环上，该环称为三尖瓣环（tricuspid annulus）。右心室乳头肌有3组：前乳头肌（anterior papillary muscle）、后乳头肌（posterior papillary muscle）和隔乳头肌（septal papillary muscle）。前乳头肌最大，位于前壁中下部，后乳头肌起于后壁，隔乳头肌起下隔侧。

2. 右心室的流出道：位于右心室前上方，内壁光滑无肉柱，又称动脉圆锥（conus arteriosus）或漏斗部（infundibulum）。动脉圆锥向上从肺动脉口通向肺动脉干，肺动脉口上附有3个半月形的肺动脉瓣，肺动脉瓣附着于瓣环，分别为左瓣、右瓣和后瓣。

在右心室的流入道与流出道相接处，肺动脉口与右心房室口之间，是一个宽厚弓形肌性隆起，其跨过室间隔上部和右心室外侧壁，称为室上嵴（supraventricular crest），可分为壁带、漏斗隔和隔带3部分。当心室收缩时，室上嵴的收缩能使房室口缩窄，且能参与使心尖做顺时针的旋转。室上嵴肥厚（法洛四联症、双腔右心室等）可引起漏斗部狭窄。

（三）左心房

左心房（left atrium）大部分位于心底，在心脏的后部，前方为升主动脉，后方与食管毗邻，上方有右肺动脉和气管分叉，仅左侧为游离壁。左心房腔也可分为2个部分，即左心耳和左心房体部（图2-3）。在它前方指状突出的部分称左心耳（left auricle），位于肺动脉的左侧，内有发达的梳状肌，常是手术探查左心房的理想切开部位。当出现二尖瓣狭窄等病变引起左心房血液淤滞时，左心耳内常有血栓形成。左心房体部内壁光滑，两侧各有上下2个肺静脉口（orifices of pulmonary veins）。左心房的右壁为房间隔，在它与右心房卵圆窝对应的部位可见有一个半月形的皱襞，称为卵圆孔瓣（valve of

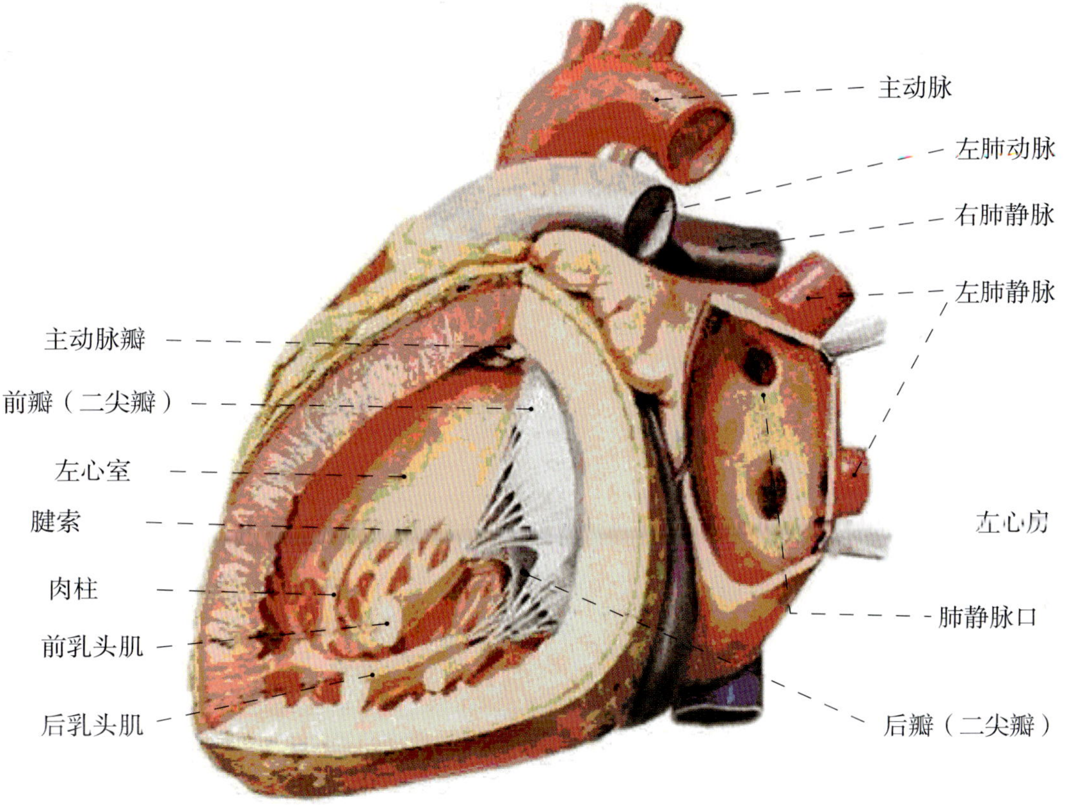

图2-3　左心房和左心室内腔

foramen ovale），又称隔镰（septal falx），是胚胎时房间孔的遗迹。左心房内腔呈长方形，其通过左心房室口（left atrioventricular orifice）与左心室相通。在左心耳与左上肺静脉交界处可见左心房壁折叠，形成平滑肌嵴，顶端可膨大，呈火柴头状。

（四）左心室

左心室（left ventricle）位于右心室的左后方，左心房的左前下方，它的左后方为左心室的流入道，右前方为流出道。左心室是4个心腔中居最左侧的一个，构成心左缘、心尖和心膈面的大部分。左心室壁的厚度为右心室的2～3倍，壁厚9～12mm，内腔容量约85mL。左心室腔横切面呈圆形，整个腔室呈细而长的圆锥形，即心尖部（cardiac apex），底被彼此贴近的左心房室口和主动脉口（aortic orifice）所占据，前者居左后且位置较低；后者居右前，且位置稍高。与右心室相似，左心室同样分为流入道及流出道两部分，两者以二尖瓣前瓣为界。流入道起自左心房室口，左心房室口较右心房室口小，流入道上有二尖瓣复合体，包括二尖瓣（mitral valve）、腱索和乳头肌等结构。二尖瓣分前瓣（anterior cusp）和后瓣（posterior cusp）。二尖瓣借腱索附于左心室乳头肌上。左心室乳头肌分为两组：前乳头肌（anterior papillary muscle）位于左心室前壁和外侧壁的交界处，常为单个粗大型；后乳头肌（posterior papillary muscle）位于后壁和近隔壁的交界处，通常可见2～3个（图2-3）。

左心室流出道称主动脉前庭（vestibule of aorta），又称主动脉下区，该部分室壁光滑无肉柱。主动脉前庭的前壁为室间隔，后壁为二尖瓣的前瓣，出口为主动脉口，口上附有3个半月形的主动脉瓣（aortic valve）。主动脉瓣和升主动脉壁之间的内腔称为主动脉窦（aortic sinus）或称valsalva窦（sinuses of valsalva）。主动脉窦2个在前，1个在后，分别称为主动脉左前窦、右前窦和后窦（或无冠窦），前两者的窦内分别有左冠状动脉、右冠状动脉的开口。

室间隔为左心室与右心室之间的分隔，其前缘和后缘分别与心脏表面的前室间沟和后室间沟相应，呈三角形。其大部分由肌性部分构成，厚度与左心室壁一致，称为室间隔的肌性部（muscular part of ventricular septum）。但在室间隔上部，在主动脉口下方处有一很小的卵圆形区域，菲薄呈膜状，缺乏心肌，称为室间隔的膜性部（membranous part of interventricular septum）。

三、心脏的瓣膜

心脏瓣膜包括：二尖瓣、主动脉瓣、三尖瓣及肺动脉瓣（图2-4）。其主要结构如下：

（一）二尖瓣

二尖瓣又称僧帽瓣，位于左心房与左心室之间，其功能单位由二尖瓣瓣环、二尖瓣瓣叶、腱索与乳头肌组成。

1. 二尖瓣瓣环：心纤维支架分纤维三角、室间隔膜部、房室环与动脉孔3部分。二尖瓣瓣环是心脏纤维支架的一部分。二尖瓣瓣环是附着于左心房室口边缘的纤维性组织带。其前1/3段为二尖瓣前瓣的附着缘，该附着缘为主动脉壁的直接延续，与主动脉瓣呈纤维性连接，该处最为坚固；后2/3段为真正的二尖瓣瓣环，是后瓣附着缘，纤

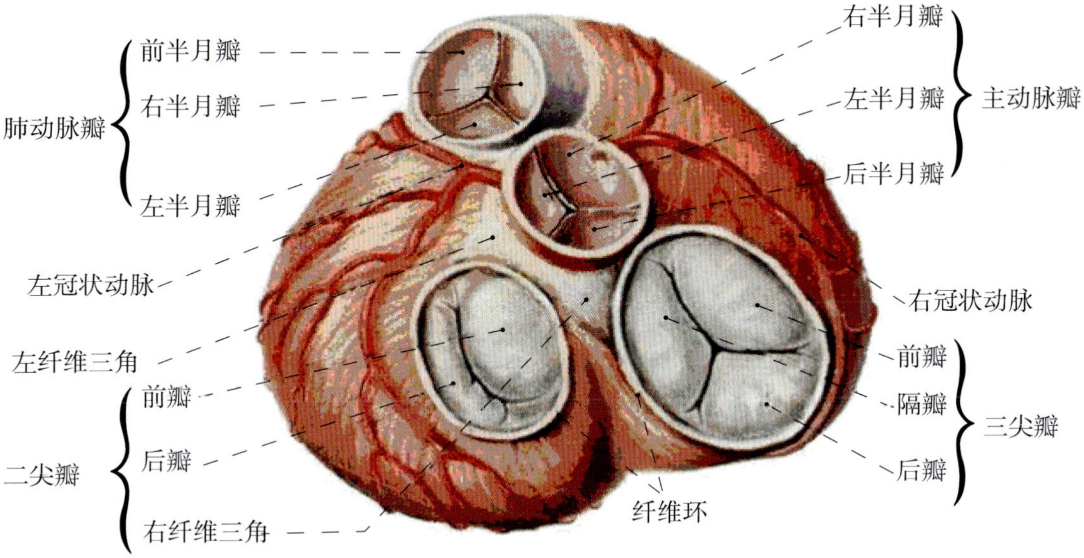

图2-4　心脏瓣膜（心底部）

维组织比较薄弱。由于二尖瓣前瓣根部和主动脉瓣之间是整片纤维结构，因此有人不把这部分看作二尖瓣瓣环的一部分，而认为后瓣以及交界部的纤维环才是真正的二尖瓣瓣环。

二尖瓣瓣环不仅是瓣叶的附着缘，而且二尖瓣瓣环的口径也是可变的，左心房的收缩可使二尖瓣瓣环缩小，当心室收缩时二尖瓣瓣环可进一步缩小。所以二尖瓣瓣环不仅是瓣叶的附着缘，而且还起括约作用。由此可见，左心房、左心室壁与二尖瓣功能有极大关系。因此认为二尖瓣瓣环、瓣膜、腱索、乳头肌、左心房和左心室壁六者共同在功能上作为一个整体组成二尖瓣复合体或二尖瓣装置，其中任何一个功能失调，都能影响血流动力学。

2．二尖瓣瓣叶：二尖瓣瓣叶并不是完全分割的瓣叶，而是一条连续宽窄不等的弹性柔软的膜状组织，其基底附着于二尖瓣瓣环。游离缘有数个切迹，其中2个切迹较大，部位固定，将瓣膜分为2个瓣叶，形成前交界与后交界。靠近心室间隔的瓣叶大，呈椭圆形或近似梯形，为主动脉壁直接延续，称大瓣或前瓣，其附着缘约占二尖瓣瓣环周长的1/3，而其附着缘至游离缘的宽度较大，为后瓣的1倍左右；位于后侧的瓣叶较小，但占瓣环圆周的2/3，呈长弧形，称小瓣或后瓣。其宽度较小，由于上述原因，前瓣本身较易活动。后瓣的游离缘，常被较小的切迹将后瓣分为前外侧扇叶、中间扇叶和后内侧扇叶3个扇叶。中间的一片较大，两侧的两片较小，临床上二尖瓣脱垂以后瓣叶脱垂多见，常有一片或多片小瓣叶脱入左心房，这与上述结构特点有关。此外，后瓣附着处的纤维环不完整，甚至缺如，且较松弛。瓣表面的心内膜与左心房后壁的心内膜相延续，故左心房扩大时可牵拉后瓣，从而缩小后瓣的有效面积，造成二尖瓣关闭不全。

瓣叶本身又分为3部分：①基底部，附着于瓣环；②粗糙部，也称边缘部；③透明部，也称中间部。粗糙部上有一明显的嵴状隆起线，是瓣叶对合的接触面，不透明，腱索附着于其心室面。瓣叶关闭时，前后瓣的粗糙部相对合。前瓣叶粗糙部小，约占前瓣的1/3；后瓣叶粗糙部较大，约占瓣叶的1/2。瓣膜关闭时，后瓣的接触面占较大的比例。

瓣膜关闭时，闭合线呈弧形。开放时半口长径为横径的2倍。前后瓣之间有前外和后内2个交界。二尖瓣开口为卵圆形，瓣口面积为4～6cm^2。根据资料，我国人体二尖瓣的口径平均为长径2.6cm，短径2.0cm，周径10～11cm。

二尖瓣质地较软，主要由纤维结缔组织构成，其中无毛细血管，营养直接由心腔内血液渗入。

3．腱索：二尖瓣前瓣与后瓣2个瓣叶均有腱索与前后两组乳头肌相连。左心房和左心室也参与二尖瓣的关闭和开放活动。前后两组乳头肌均发出数量大致相等的腱索至两瓣叶的相邻边缘、心室面的粗糙部和基底部，中间部分游离。由乳头肌发出的腱索经多次分支，呈扇形与瓣叶相连。心室收缩时，腱索可阻止瓣膜边缘向左心房翻转，防止过度向心房膨出。根据与瓣叶相连的部位，腱索可分为3组：①边缘腱索：分布于瓣叶边缘的细腱索，数目较多，主要防止心室收缩时瓣缘向左心房翻转；②中间部腱索：附着于心室面，较粗，数目较少，可以加固瓣叶力量以防止过度向心房膨出；③基底部腱索：后瓣下缘有少数腱索，通常后瓣活动范围较小。

腱索起于乳头肌尖端，止于瓣膜游离缘的细腱索数量较多，主要是防止心室收缩时瓣膜缘向左心房翻转；附于瓣膜心室面的腱索较粗，数目较少，可以加固瓣膜，防止过度向心房膨出：左心室每个乳头肌分出7～12条腱索，为一级腱索，可以有2次分支，因而有二级腱索和三级腱索之称，三级腱索连于瓣膜的游离缘和粗糙带的室面。腱索的异常，包括异常的加长和缩短、腱索附着异位、腱索融合或断裂。这些均能影响二尖瓣的功能。一级腱索断裂，引起二尖瓣关闭不全，而一个三级腱索断裂则可被忽视。实验证明，二尖瓣关闭不全和血流动力学的紊乱程度，不仅与断裂的腱索数目有关，而且与断裂腱索的类型有关。如90%的人尚有2个粗大的支持腱索，发自2个乳头肌，分别止于前外侧连合和后内侧连合处的瓣膜，一旦支持腱索断裂将发生严重的瓣膜关闭不全。由左心房进入左心室的血流的中央部分，是经过二尖瓣孔，而血流的周围部分，则是经过腱索的缝隙，因此腱索融合，减少了腱索间的缝隙，也引起二尖瓣狭窄。

4．乳头肌：左心室乳头肌分前后两组，每组乳头肌各向2个瓣叶发出1/2的腱索。前后乳头肌的尖端分别对向前外侧和后内侧瓣交界。前乳头肌在前外侧连合下方，起于左心室前壁中下1/3处，75%为单一乳头肌，10%为2个乳头肌或1个乳头肌的2个头，其腱索附着于前后瓣外侧部；后乳头肌位于后内侧连合下方，起于室间隔与左心室后壁交界之间，2/3为多头。其腱索附着于前后瓣内侧部。

根据乳头肌附着于心室壁的状态与伸入心室腔的长度，左心室乳头肌可分3类：

（1）指头型：1/3或更多乳头肌体游离突出于心腔内，很少或无肌小梁附着。

（2）室壁型：乳头肌几乎完全黏附于相邻的室壁肌，只有很小一部分突入心室腔，由数个肌小梁附着。

（3）混合型或中间型：乳头肌体部分游离，但有一定数量的肌小梁附着；每个乳头肌尖端可分为数目不等的小头，每个小头有腱索附着。

乳头肌正常时附于室壁中、下1/3处，相对地与心室壁平行排列，在心脏收缩期开始至射血期，通过腱索，给瓣膜以最理想的垂直拉力，使两个瓣膜一起活动，于射血时防止瓣膜翻入左心房。当左心室扩大，乳头肌向外侧移位时，乳头肌与房室口纤维环不呈垂直排列，乳头肌收缩通过腱索作用于瓣膜的力，还有一个向外侧的分力（或称为切线力）。这种向外的拉力，特别作用于前瓣者，就影响了瓣膜的对合，因而导致瓣膜的关闭不全。

（二）主动脉瓣

主动脉瓣位于主动脉口，在左心室的右上方，其解剖结构包括主动脉瓣叶、主动脉瓣环、主动脉窦、升主动脉根部与主动脉瓣下组织。

1. 主动脉瓣叶：主动脉瓣为3个半月状膜性瓣叶组成，较肺动脉瓣稍厚。3个瓣叶分别称左瓣、右瓣和后瓣，其底部附着在弧形弯曲的瓣环上，弧的底部和顶部不在一个平面上，其游离缘的中点往往局部增厚形成半月瓣结（morgagni结节）。左心室排血期主动脉瓣口开放，左心室舒张期主动脉瓣口关闭，瓣叶的游离缘互相密接以防止血液回流到左心室。

2. 主动脉瓣环：主动脉瓣叶基底部附着于主动脉壁上的纤维索带称主动脉瓣环。它由3个弧形环连接而成。将瓣环切断，展开，形成一波浪式曲线。置换主动脉瓣时，缝线必须缝在瓣环上。某些疾病如马凡（Marfan）综合征，主动脉瓣环扩张可导致主动脉瓣关闭不全。当主动脉瓣环过小时，可造成瓣膜置换术困难。

3. 主动脉窦：瓣膜相对的动脉壁向外膨出，瓣膜与其相应动脉壁间形成向上开口的内腔称主动脉窦（valsalva窦），其下界即主动脉瓣环，上界为主动脉嵴。主动脉窦根据有无冠状动脉开口分为右窦（右冠状动脉窦）、左窦（左冠状动脉窦）和后窦（即无冠状动脉窦）。冠状动脉一般开口于窦内。主动脉窦的基底部的毗邻关系为：主动脉窦的后半周被左心房、右心房所包围，房间隔通常正对后窦的中央。主动脉窦右侧与右心房、右心室的壁部分相贴，前方与肺动脉相邻；主动脉右窦骑跨于室间隔上，与右心室流出道相邻。主动脉窦瘤可发生于任何窦内，主动脉窦瘤破裂的病例由于主动脉窦深埋于周围组织之中，故很少直接破入心包腔，而是根据瘤体位置破入相应的心腔内。按照前述的毗邻关系，位于右窦的主动脉窦瘤可破入右室流出道或右心房；位于后窦的可破入右心房或左心房，甚至影响到房间隔；位于左窦的可破入左心房内。

（三）三尖瓣

三尖瓣位于右心房与右心室之间，由3个瓣叶组成。其结构包括：三尖瓣瓣环、三尖瓣瓣叶、腱索与乳头肌。

1. 三尖瓣瓣环：呈三角形，为心脏纤维支架的组成部分及三尖瓣瓣叶基底部附着处。三尖瓣瓣环与二尖瓣瓣环不在同一平面。三尖瓣瓣环在相当于隔瓣前端与右纤维三角相连。隔瓣瓣环横跨膜样间隔中部，将膜样间隔分为上、下两部：心房部和心室部。三尖瓣瓣叶附着于瓣环上而不在同一个平面。后瓣与隔瓣的后半部接近于同一平面，但在隔瓣中点部，其前半部的附着线斜行30°向上行走，至前瓣及隔瓣交界附着处（相当于室间隔部中点）高出于后瓣与隔瓣后半部的附着处15mm。前瓣从前隔交界最高附着点向下至前后瓣交界附着水平与后瓣相连接。三尖瓣瓣环扩大可导致三尖瓣关闭不全。三尖瓣缩环术或瓣膜置换术即沿纤维瓣环缝合，瓣环的前瓣、隔瓣交界处与房室结，膜部间隔与主动脉瓣环距离贴近，手术时应注意。三尖瓣瓣环在室间隔的附着部较固定，三尖瓣附着右心室游离壁部分，可随心室腔的扩大而伸长，形成关闭不全。因此，三尖瓣缩环术主要为缩短附着于右心室游离壁的瓣环。

2. 三尖瓣瓣叶：按部位分为前瓣、后瓣和内（隔）侧瓣，前瓣最大，后瓣最小，内侧瓣贴于室间隔上，有时可部分或完全遮盖室间隔膜部的缺损。有时还可见到较小的副瓣夹在相邻两瓣之间。这些瓣膜的底附着于房室口处的纤维环（三尖瓣瓣环）。尖瓣的房面平滑，室面和边缘有腱索附着，每个瓣可分为3个带，近附着缘部分较厚为基底带；近游离缘部分呈新月形，也较厚且粗糙称粗糙带；二带之间薄而透明称透明带。粗糙带上有一明显隆起线为瓣膜闭合线。当瓣膜闭合时，闭合线以下的粗糙带互相贴合为瓣膜的接触区。2个尖瓣相连接（交界）处的瓣膜组织称连合，有前内（隔）侧连合、后内（隔）侧连合和外侧（前、后）连合，瓣膜粘连多发生于连合处，造成房室口狭窄。瓣膜发生病变时，多发生在闭合线及闭合线以下的粗糙带。

3. 腱索与乳头肌：三尖瓣腱索可直接起源于乳头肌，也可直接起源于右心室后壁或隔壁，附着于瓣叶的腱索称真腱索，附着于其他部位者称假腱索。其大多分为5型：①扇状腱索；②粗糙区腱索；③游离区腱索；④深腱索；⑤基底腱索。右心室有3个乳头肌，即前乳头肌、后乳头肌和圆锥乳头肌。乳头肌以底部连于心室壁而尖端突入右心腔，有时是2～3个小的乳头肌组成一组。前乳头肌为三尖瓣最大的乳头肌，起于前壁的中下部，由其尖端发出的腱索呈放射状以许多细索连于前瓣和后瓣相邻部分；后乳头肌较小起于后壁，其腱索连于后瓣和内侧瓣；内侧乳头肌细小而数目较多，其腱索连于内侧瓣和前瓣，室间隔上部的内测乳头肌较恒定，称圆锥乳头肌。内侧乳头肌有时不发达，甚至缺少而只有腱索，直接起于室间隔。从一个或一组乳头肌所发出的腱索，分别到相邻的两个尖瓣上，其中腱索多分布至游离缘、粗糙带室面和基底带，较少或无腱索至透明带。当心室收缩时，血液推动瓣膜，封闭房室口，由于乳头肌收缩，腱索牵拉瓣膜，使它不致翻入右心房，从而防止血液倒流至右心房。三尖瓣瓣环、三尖瓣瓣叶、腱索和乳头肌在功能上是一个整体，为三尖瓣复合体，防止血液从心室逆流入心房，因此，四者中任何一个功能失调都能造成严重的血流动力学的影响。

（四）肺动脉瓣

肺动脉瓣位于肺动脉口，其周长平均为6.5～7.5cm。口周有3个半月形瓣膜，称肺动脉瓣，分别称为左瓣、右瓣和前瓣，每瓣游离缘的中央又有一半月瓣结。肺动脉瓣叶与瓣环较薄弱。瓣环与右心室漏斗部心肌相连。左瓣叶与漏斗部的隔束相延续，右瓣叶与漏斗部壁束相延续。左瓣叶、右瓣叶的内1/2与主动脉壁相贴邻。左瓣叶、右瓣叶之间的交界与主动脉瓣的左瓣叶、右瓣叶交界相对应。两个交界不完全位于同一平面上，肺动脉瓣交界稍高。当心室舒张时，瓣膜关闭，借半月瓣结的互相接近，使瓣的闭合更加紧密，防止血液逆流返回右心室。

右心室的室间隔壁大部由肌肉构成，上部表面较光滑，下部有多数肉柱交错，若有室间隔肌性部缺损，常位于错综的肌束之间，在手术中易被漏掉。在肌性部上方还有室间隔膜部，由胎儿时期的室间孔闭合而成，无肌肉成分，只是致密的结缔组织膜。膜部边界如下：其后上方以三尖瓣瓣环（纤维环）隔侧瓣附着缘与膜部房室间隔相邻，其下部为肌性室间隔嵴，其前方为漏斗部肌肉，上方为隔侧瓣前端与主动脉瓣瓣环的相邻部。室间隔膜部临床意义很大，因为室间隔缺损多发生于此处。此外，房室束沿室间隔膜部的后下缘走行，故膜部缺损修补手术时注意勿伤缺损后下缘的房室束。需要指出，膜部与三尖瓣瓣环的位置关系有3种类型：①跨环型：三尖瓣经过膜部的右侧面，将膜部分为上、下两部，上部位于左心室与右心房之间，称房室间部；下部位于左心室、右心室之间，称室间部，此型占87.5%，属正常型。②环下型：膜部在三尖瓣瓣环的下方，全在左心室、右心室间，无房室间部，占10%。③环上型：膜部全在三尖瓣瓣环之上，而无室间部，占2.5%。后两种属变异型。有时房室间隔膜部缺损使右心房与左心室相通，出现左心室血流向右心房分流。

第二节　心脏的血管

心脏的血液循环称冠状循环（coronary circulation），由冠状动脉、毛细血管及冠状静脉组成，其生理功能是供给心肌氧和营养物质，带走其代谢产物。每次心跳心脏都要消耗能量，心脏本身必须有足够的血液供应。虽然心脏只占体重的0.5%，而作为心脏血液供应唯一来源的冠状动脉的血流量却占心脏总输出量的4%～5%。冠状动脉循环具有十分重要的功能及临床意义（图2–5）。

一、冠状动脉

冠状动脉（coronary artery）起始于主动脉窦，在体内，心脏正常位置的左冠状动脉起自主动脉左后窦，右冠状动脉起自主动脉的前窦。左、右冠状动脉均开口于主动脉窦内，以主动脉半月瓣两端固定点的连线作为主动脉窦的上界，称作窦上嵴。左、右冠状动脉口多起自窦上嵴水平以下。左冠状动脉口位置略高于右冠状动脉口，左、右冠状动脉口分别占据主动脉窦的中1/3部分。左冠状动脉口常呈横位的椭圆形，边缘明显，尤以下界显著。右冠状动脉口比左冠状动脉口小，呈漏斗状，边缘不甚明显。在主动脉窦内，除冠状动脉开口以外，有时还可见到另一开口，称为副冠状动脉开口，多位于右冠状动脉口附近。这种开口大小不一，大的开口，可以是左、右冠状动脉大分支起点的异常，如右冠状动脉近侧端的正常分支可直接起始于主动脉前窦，左冠状动脉的前降支、左回旋支也可能直接起始于主动脉左后窦。小的开口多位于右冠状动脉口的前方，这些小的副冠状动脉，可分布于肺动脉壁、动脉圆锥及其右侧脂肪，也可以是右心室前支或左心房前支，这些分支，实为右冠状动脉近端的正常分支，因直接起始于主动脉窦，Symmers称这些为副冠状动脉（accessory coronary artery）。

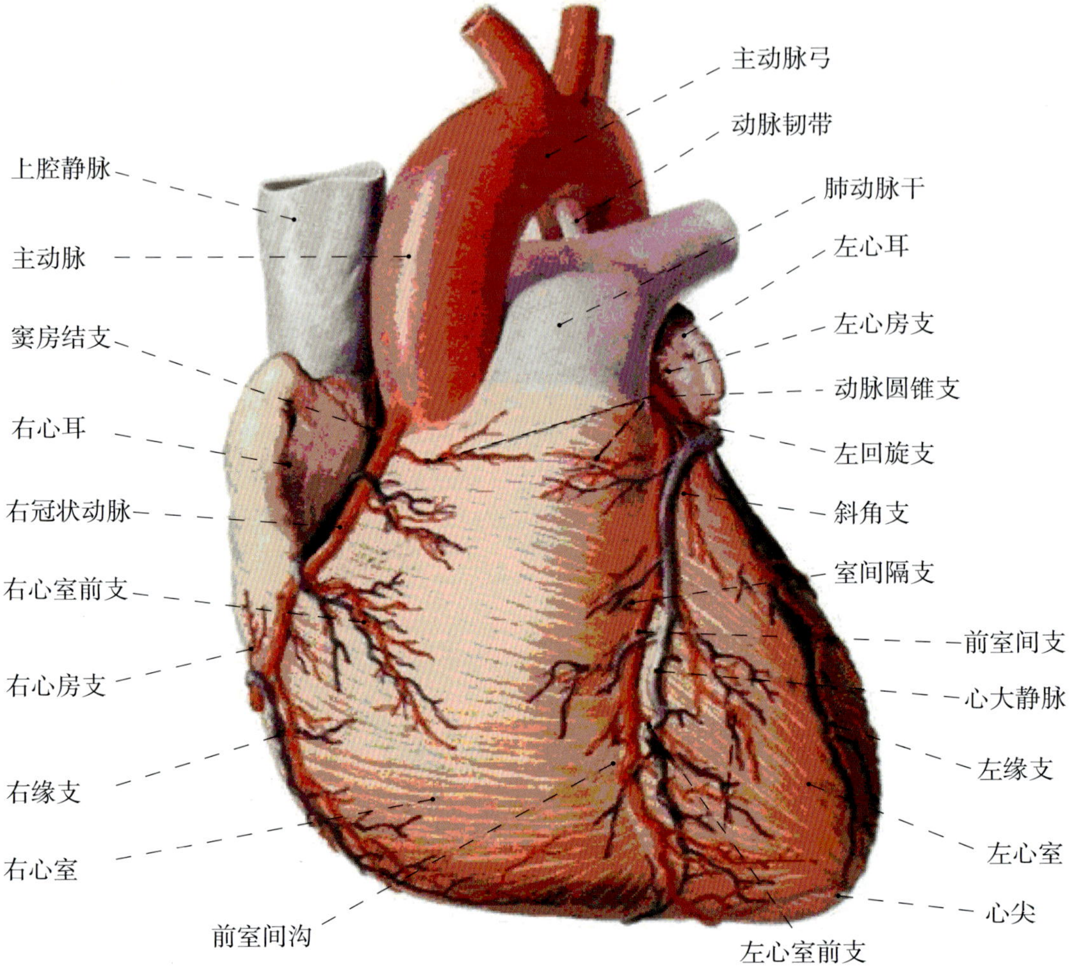

图2-5　心脏的血管

（一）冠状动脉的分布类型

左、右冠状动脉在心脏胸肋面的分布范围变化不大，但在心脏膈面，因左、右冠状动脉发育程度不同差异较大。关于它们的分布类型的划分不尽一致，按Schlesinger的分类分为3型，即以左、右冠状动脉何者发出后降支来划分为右优势型、左优势型和均衡型。①右优势型：右冠状动脉在膈面除发出后降支外，并有分支分布于左心室膈面的部分或全部。②均衡型：两侧心室的膈面分别由本侧的冠状动脉供血，它们的分布区域不越过房室交点和后室间沟，后降支为左或右冠状动脉末梢，或同时来自两侧冠状动脉。③左优势型：左冠状动脉除发出后降支外，还发出分支供应右心室膈面的一部分。据我国调查，右优势型约占65%，均衡型约占29%，左优势型约占6%。我国学者亦有将其分为4类：Ⅰ型，左心室膈面主要由左冠状动脉分布（22.46%）；Ⅱ型，左心室膈面主要由右冠状动脉分布（56.52%）；Ⅲ型，左心室膈面由左、右冠状动脉均等分布（19.57%）；Ⅳ型，右心室膈面由左冠状动脉分布（1.4%）。

（二）左冠状动脉

左冠状动脉（left coronary artery）起自主动脉左后窦，行向左前方，在肺动脉干和左心耳之间沿着冠状沟行向左前方。左冠状动脉供应左心室、左心房、右心室前壁和室间隔前2/3～3/4的心肌。左冠状动脉从左主干发出之后分为左前降支和左回旋支两个大支供应心脏。

1．左主干：左冠状动脉发出后至分支前称为左主干（left main coronary artery，LM），在主干的前面是肺动脉，后面是左心房的前壁，左上方是左心耳位，下方是左纤维三角及二尖瓣瓣环的前内侧部分。左主干的长度各家说法不一，变异较大，我国人体以1.0cm多见，最长的可达2.25cm。左冠状动脉主干的长短与左冠状动脉口的直径大小无关，左主干的直径一般较右冠状动脉直径稍粗，左主干行走至前室间沟时分为前降支和左回旋支。

2．左前降支：前室间支（anterior interventricular branch）又称左前降支（left anterior descending branch，LAD）。是左冠状动脉两个终末分支之一，从行径方向看，它是左冠状动脉的延续，沿心脏的前室间沟下行，绕过心下缘至后室间沟上行。前降支终止于后室间沟下1/3范围者约占60%，止于后室间沟中1/3范围内者占10%，终止于心尖区者占30%，一般在后室间沟内上行1～3cm。前降支、后降支在心尖区的终末段，有的可分别呈钩状弯曲，并相互平行，分支分布左心室、右心室及心尖区的心肌。终止于心尖区的前、后降支主干或它的分支可相互吻合。前降支在心室区可向3个方向分出分支，即左心室前支、右心室前支、前隔支。主要供应左心室前壁、右心室前壁和室间隔前部分。

（1）左心室前支（left anterior ventricular branches）：又称为对角支（diagonal artery，D），以锐角起自前降支，分布于左心室胸肋面的心肌。可有3～9支，粗细不均。近端分支口径大，分支长，可达心脏钝缘；远端分支口径小，分支短，走行指向钝缘。这些分支可有2种类型：①干线型，此型的形态特征是前降支发育强大，左心室前支由近端向远端依次起自前降支的主干，走向心脏钝缘，这种类型，为数较少；②弥散型，此型的形态特点是前降支的分支少，仅有1～2支左心室前支，其口径与前降支相似，多与前降支主干平行一段后再行向心脏钝缘下，此型为数较多。这种口径较大的分支可起自前降支的近端，也可起自前降支的上、中1/3交界处，此时，在分支以下的前降支口径显著减小。

（2）右心室前支（right anterior ventricular branches）：起自前降支，分布于室间隔附近的右心室前壁（右心室胸肋面），多是较小的分支。可分为上右心室前支与下右室前支，最多达6支。其第一个分支大约在肺动脉瓣的高度分出，较恒定地分布于肺动脉圆锥前壁，又称左圆锥支，常与右冠状动脉的圆锥支吻合，形成vieussens环。右心室前支通常分布距前室间沟右侧约20mm范围内。口径大的右心室支，有时可超出上述分布范围，跨过右心室胸肋面，远达右心室前乳头肌基部水平，偶可见此支直接分布有心室前乳头肌。

（3）前隔支（anterior septal branches，S）：又称前穿通支，起自前降支呈直角方向进入室间隔肌性部分。由于前降支多终止于后室间沟下1/3处，且前隔支比后隔支

（来自后降支）长，因此室间隔的前2/3多为前隔支分布，前隔支的支数较多，可有8～22支，但大小、长短并不一致。近端的第一或第二间隔支常较粗大，它在室间隔内行向后下方，分布于室间隔的前2/3～3/4，其中第一间隔支最为重要，有的可经右心室内的节制索，分布于右心室前乳头肌。肥厚性梗阻性心肌病行化学消融间隔心肌治疗时，即将100%的乙醇注入此支。前、后隔支在室间隔内有丰富的吻合，是左、右冠状动脉吻合的重要途径。吻合常见于室间隔中1/3处。

3．左回旋支（left circumflex branch，LCX）：是左冠状动脉两大终末分支之一，与前降支多呈直角。向左行于左房室沟内，多终止于钝缘与交叉点区之间。主要供应左心房壁、左心室外侧壁及左心室前后壁的一部分。当左旋支发出后降支时，亦可供应后室间隔和右心室后壁。主要分支有钝缘支、左心室前支、左心室后支、左心房支或窦房结支。除钝缘支之外，其余均可有可无。

（1）左心室前支（left anterior ventricular branches）：发自左回旋支的起始段，分布于左心室前壁的上部，多是1～3支，通常较细小，但起始于动脉近端的有时很大，行向左下方可达钝缘。

（2）左心室后支（left posterior ventricular branches，PL）：可有0～5支，分支分布在左心室膈面。分支数目的多少与冠状动脉在心脏膈面的分布类型有关。房室结动脉起于此支。

（3）钝缘支（obtuse marginal branch，OM）：又称左缘支，由左回旋支的近侧段发出，是较为恒定的分支，它沿钝缘向下行向心尖，分布于钝缘及相邻的左心室后侧壁。该支常比较稳定，且较发达。此支的大小与相邻动脉支的强弱相互消长。由于左心室钝缘是一凸形的宽面，钝缘支可有1～3支。

（4）左心房支（left atrium branches）：左心房支包括左心房前支、左心房中间支和左心房后支。左心房前支开口于左回旋支的起始段向后发出，供应左心房，分布于左心房前壁和心耳部。约40%的左心房前支供应窦房结，此时叫窦房结支。左心房中间支在钝缘支开口附近发出的较为常见。左心房后支平行于左回旋支绕行左心房侧壁，这些心房动脉都可以经前或经后跨过心脏中线，到达上腔静脉与右心房的结合部。其中若有供应窦房结时，称窦房结动脉，该支为最大的心房支。当左回旋支闭塞时，可导致隔壁或左心室侧壁心肌梗死。

（5）Kugel动脉：亦称房间隔前支（anterior branch of interatrial septum）或心耳大吻合动脉。此动脉出现率较高，约占93.03%，其中63.64%起自右冠状动脉，25.45%起自左回旋支，同时发生者占3.94%。平均外径为1.21mm。可为左心房前支，亦可为窦房结动脉的分支。Kugel动脉在左回旋支近端1～2cm处发出，在主动脉根部后方走行，沿心房前壁达到房间沟下部，穿入房间隔内。此后约66%的Kugel动脉穿过房间隔与右窦房结动脉吻合，8%在左心房壁分支呈扇形分布。Kugel动脉为重要的侧支循环途径。

4．斜角支（diagonal branch）：在左冠状动脉，前降支与左旋支之间的夹角内，常有1～3支动脉行向左下方，称之为斜角支，出现率为90%。

综上所述，左心室前壁的各分支配布：大多数的前降支分支为弥散型分支类型。干线型的分支类型例数较少。低位的弥散型的左心室前支常可出现强大的斜角支。出现分布钝缘的强大对角支和左心室前支（起自左旋支）时，则钝缘支细小。当前降支分出的左心室前支强大并分布钝缘，同时斜角支也强大分布到钝缘，此时起自左旋支的钝缘支可细小。

（三）右冠状动脉

右冠状动脉（right coronary artery）起始于主动脉前窦，沿右心房室沟向右行，被较多的脂肪所包埋，绕过心脏的锐缘上端到达心脏膈面。通常它在房室交点区（crux）附近分出左心室后支和后降支（约占88.12%），分布于左心室膈面，少数右冠状动脉只到达后十字交叉（在膈面房室沟与后室间沟连接交叉处），左心房和左心室后壁由左回旋支供血（约占7.24%），极少数右冠状动脉终止于右心室膈面或锐缘部而不到达后十字交叉。右冠状动脉供应右心房、右心室与心脏膈面的大部分心肌。右冠状动脉的主要分支有：

1. 右圆锥支（right conus branch，CA）：常为右冠状动脉向右心室壁发出的第一分支，该支又可称圆锥动脉（conus artery）、漏斗支（infundibular branch）、脂肪动脉（adipose artery）。此支较细，分布于右心室肺动脉圆锥部前方，有时可与同名动脉形成vieussens环，是左、右冠状动脉间的一个重要侧支循环。它通常是一支，分布颇恒定，但其起点则多变化。可起自主动脉右前窦，属于副冠状动脉，也可起自右心室前支。

2. 右心室前支（right anterior ventricular branches）：为右冠状动脉主干呈直角向前发出，主要分布在右心室的胸肋面，分支数目可变动于1～7支间，以2～4支多见。分支粗细不均，长短不一，通常分支数多则管径细，分支少则管径较粗。另外在膈面右冠状动脉向右心室发出的分支通常较少、较细，主要分布在后十字交叉附近。

3. 锐缘支（acute marginal branch，AM）：是右冠状动脉行径右心室锐缘处或锐缘前方的分支。它沿锐缘或其附近下行。锐缘支以一支多见，有时可缺如，此时锐缘区的血供由邻近的右心室前支的分支和右心室后支的分支所替代。

综上所述，右心室胸肋面的动脉血供来自左、右冠状动脉的右心室前支。圆锥支与锐缘支出现较恒定，前者较细，后者多强大。右心室胸肋面动脉分支之间的分布有相互消长的趋势；当锐缘支弱小时，则必有发育强大的右心室前支向左下方分支分布锐缘的下部，以替代锐缘支的下段；当起自右冠状动脉的右心室前支支数多，则起自左冠状动脉前降支的右心室前支则分支较细小，此时，右心室胸肋面可几乎全被右冠状动脉的分支分布；当来源于前降支的右心室前支强大时，则右心室胸肋面上半部为右冠状动脉分支分布，而下半部分为前降支分支分布。因此，左、右冠状动脉的右心室前支，在右心室的分支呈互相消长的趋势。沿右心室流出道，在动脉圆锥处做纵向手术切口通常损伤血管较少，因为这是左、右冠状动脉分支的交界区。但当来源于右冠状动脉的右心室前支支数多或强大的右心室前支又起自右冠状动脉近端，则做右心室前壁的手术切口可伤及大的动脉分支。

4. 右心室后支（right posterior ventricular branches）：可有0～2支，细小，分布于右心室后壁（膈面）及室间隔后部。而右心室膈面的血供主要有3个来源：其外侧分由锐缘支分支分布；内侧分由后降支分支分布；近右心室间沟的区域，由右冠状动脉主干分出的右心室后支分布。当后降支发育较弱，前降支绕心尖右侧达后室间沟时，则右心室膈面心尖区可由前降支末端的分支分布，值得注意的是常有强大的右心室后支直接起自心脏膈面的右冠状动脉主干，自右上向左下方斜行，终止于后室间沟上1/3或中分处。

5．后降支（posterior descending branch，PD）：又称右心室间支（posterior interventricular branch）。是右冠状动脉主干的延续，沿后室间沟下行于心中静脉的右侧或左侧，分支分布于左心室、右心室后壁的一部分和室间隔后下1/3部。后降支的终止点多在后室间沟的下1/3段或心尖区。单支后降支（52%）位于心中静脉的右侧或左侧；变异型（48%），其中双后降支（24%），其特点是两后降支沿后室间沟下行于心中静脉的两侧，并分别向室间隔发出后隔支，分布室间隔的后分；起始为单干后降支，下行一段再分为双干后降支者占20%。

后降支的起点常偏离房室交点区（crux），所谓crux点实际是一个区域，其左界为房间沟下端，右界为室间沟上端，其间充填以脂肪，它既分布左心室后壁，又分布室中膈后部上1/3区域。当后降支发育较弱并终止于后室间沟的上、中1/3交界附近时，起自右冠状动脉的强大左心室后支或右缘支可斜行跨过右心室后壁，进入后室间沟中分，分布后室间隔中1/3区域。

综上所述，后降支多起自右冠状动脉，起始点常偏离房室交点区的右侧。靠近房室交点区的室间隔血供来源是多源性的。双支后降支及单干后降支再分为双干后降支的变异占变异例数的大多数。其特点是可分出双排后隔支，分布室间隔的后分。后降支发育弱小时，右心室后支、右缘支、左心室后支可补充分布室间隔后分的血供。这些形态特点对搭桥手术、选择性冠状动脉造影以及冠状动脉疾病的病理分析无疑是具有意义的。

6．右心房动脉（right atrial artery）：右冠状动脉向后发出的右心房动脉都很细小，其相对恒定的一支是右心房前支（right anterior atrial branch）。右心房前支是右冠状动脉的第二分支，它发出分支供应右心房前壁和右心耳，亦可延伸至上腔静脉开口处供应窦房结，故又称窦房结动脉（sinus node artery），通常也是右心房动脉最大的一支。此外，还有起源于锐缘部和心脏膈面的右冠状动脉心房分支，分别称为右心房中间支（right intermedian atrial branches）和右心房后支（right posterior atrial branches）供应右心房侧壁和后壁。

（四）左心室动脉分支分布

1．左心室：冠状动脉分支在心外膜下发出细小分支深入至心肌层。进入肌层的小血管分支有两类：一类是以锐角形式分出，仅营养心室肌层的外2/3；另一类血管以直角形式分出，垂直深入达心内膜下，构成心内膜下丛，肉柱和乳头肌是由这种直支血管供应。按照血管的形态和分布，将左心室壁内的血管分成4种类型：①心外膜支（epicardial branches），它是直接发自主干的一些短小丛状细支，分布到心外膜的脂肪层；②直支（straight branches），它是以直角从主干上发出，沿途分支较少，直达肉柱；③乳头肌支（papillary muscle branches），为直型的特殊类型，在心室壁内分支少、口径大、直达乳头肌；④树枝状支（arborize branches），可达心肌层部分或全层，并有分支到达肉柱，加入心内膜下血管丛，并在心内膜下和直支吻合。

2．左心室乳头肌：左心室乳头肌、前乳头肌动脉皆来自左冠状动脉分支，它们仅单独来自前降支的分支或单独来自左旋支左缘支的分支；也可由前降支和左旋支的分支共同分布或由前降支与左缘支分支或前降支与斜角支的分支共同分布。这种2支联合供应前乳头肌的例数占72.7%。其中有降支分支参加的占81.8%。当前降支梗阻时虽累及前乳头肌，但因多数为2支分支联合供应，故不致累及到整个前乳头肌血液供应。

后乳头肌血液供应多数来自左、右冠状动脉的末端分支。后乳头肌的血液供应与冠状动脉在膈面的分布类型并不完全一致。在冠状动脉右优势型的心脏，后乳头肌血液供应仅来自左冠状动脉的分支，也可单独来自右冠状动脉分支或左、右冠状动脉的分支联合供应。在乳头肌内乳头肌动脉的形态可呈钩形、叉形等多种形态特点。每个乳头肌都有2支以上不同来源的动脉分布，它们在乳头肌内的配布特征可呈两侧对称或不全对称，三面或多面的立体构筑配布。前乳头肌动脉分支可有2～5支，以2～3支多见，钩形的乳头肌动脉仅见于前乳头肌内，可能与前乳头肌位置较高、靠近冠状动脉主干有关。后乳头肌动脉分支有2～7支，以3～4支多见。后乳头肌可见有叉形和直钩形动脉分支，但以后者为多。由于后乳头肌形态常比前乳头肌小且数目多，位置低，血液供应来源又多是左、右冠状动脉的末端分支，口径较细，因此，后乳头肌动脉多呈直钩形分布。从乳头肌基部行向顶端，延长了末端血管分支的距离。这些形态特点可能是后乳头肌缺血病变较多的形态基础。

（五）心房动脉

心房动脉是左、右冠状动脉的分支。按照心房动脉各支的起点、位置及分支分布范围的不同，根据Salteholz的命名法可分为房前支、房中间支、房后支。

1．心房动脉的分支

（1）左、右心房前支（left and right anterior atrial branches）：分别起自左、右冠状动脉的近侧端，分布到左、右心前壁及心耳，多为1～3支，口径为0.2～2mm，右心房前支的起点距右冠状动脉口1～45mm，左心房前支的起点距左旋支起点1～35mm。口径＞1mm的左、右心房前支多数为供应窦房结区的窦房结动脉。

（2）左、右心房中间支（left and right intermedian atrial branches）：分别起自心脏钝缘附近的左旋支和心脏锐缘附近的右冠状动脉。右心房中间支较为恒定，多为1支，口径0.4～1.5mm，行程较垂直，它沿右心房上行，分布右心房外侧壁及后壁。因此支靠近上腔静脉口，故可与窦房结动脉吻合。偶可缺如，则此动脉支的分布区域可由右心房前支替代。左心房中间支不似右心房中间支出现得那样恒定，偶可发育强大，远达上腔静脉口附近，成为窦房结动脉，左心房中间支缺如时，其分布区可被左心房前支或左心房旋支替代。

（3）左心房旋支（left atrial circumflex branchs）：是指起自左旋支近端的分支，其特点是平行于左房室沟上方，向左经左心室钝缘水平分布于左心房后壁，称左心房旋支。口径为1.2～2.3mm，强大的左旋支可形成窦房结动脉并与其他心房支吻合，是左冠状动脉分支之间或左、右冠状动脉分支之间形成侧副循环的重要途径之一。

（4）左、右心房后支（left and right posterior atrial branches）：是冠状动脉在心

脏膈面的分支，分布于心房后壁，右心房后支多起自右冠状动脉，这与动脉在膈面分布Ⅱ、Ⅲ型多数有关，常为1支，口径在1mm以内，多分布于房室沟以上约1cm范围的左房后壁。左心房后支起自左或右冠状动脉，多为1支，口径略粗于右心房后支（0.4～1.8mm），它常被左心房旋支替代。偶尔左心房后支起自右冠状动脉，分布于左心房及右心房后壁。

2．窦房结动脉：因分布窦房结而得名，此动脉的形态特点是动脉的终端绕上腔静脉口基部，故称之为上腔静脉口支（ramus ostium venae cavae superioris）。窦房结动脉有48%～65%起自于右冠状动脉近端，35%～42%起自于左回旋支，亦有双重发出者。窦房结动脉实为第一或第二左、右心房前支，口径较粗，通常>1mm。左、右窦房结动脉的起点与行径虽不同，但都与房间前沟和房间肌束（Bachmann束）密切相关。右窦房结动脉起始于右冠状动脉近端，行经右心耳与主动脉之间，靠近右心房前壁向内上行，直达房间前沟，于房间肌束下方潜入该肌，继沿房间前沟上行，绕上腔静脉口。左窦房结动脉起始于左旋支近端，沿左心房前壁向右行，斜行穿入房间肌束，横过房间前沟后，绕上腔静脉口。窦房结动脉上述的行径、毗邻特点提示手术时对房间前沟的切割、钳夹、结扎有可能伤及窦房结动脉。

窦房结动脉与上腔静脉口的关系在形态上有3种形式：动脉以顺时针方向、逆时针方向、分叉形绕上腔静脉口。左、右窦房结动脉以逆时针方向绕上腔静脉口的占多数，分叉形的次之，顺时针方向的更少。

心房动脉的分支来源较多，但只有窦房结动脉最为强大。它除供血给窦房结外，主干在行径中广泛的分支分布到左、右心房壁及房间隔并可与其他心房支建立吻合。因此，窦房结动脉的形态特征是口径大，行径曲折，分布广泛，是心房壁上的主要动脉支。由于它分布在窦房结区，从功能上讲称其为窦房结动脉是合理的，但不应忽略其分支分布广泛的形态特点。若冠状动脉在窦房结动脉分出之前闭塞，可导致窦房结缺血而产生窦性心动过缓、窦性停搏、窦房传导阻滞和心房颤动等房性心律失常。

3．房室结动脉（atrioventricular node artery）：是左或右冠状动脉行经房室交点区的分支，行经左、右心房室口之间，进入考克三角，终于房室结。起自右冠状动脉的房室结动脉占90.61%，起自左冠状动脉的占8.41%，左右同时发出者仅占0.97%。该动脉多数进入房室结后，并不贯穿房室结的全长，而是其末端形成弯曲，分支营养附近心肌与房室束。因此，在房室结动脉的末端呈一弯曲的形态特征，或确认为房室结动脉的一个重要标志。该动脉的另一形态特点表现在它的起始部位。由于房室交点区是充满脂肪的区域，当右冠状动脉行经此区域时常出现U形的弯曲，而房室结动脉起自U形弯曲的顶端。但右冠状动脉的U形弯曲存在并不恒定。存在U形弯曲的心脏，房室结动脉44%起自右冠状动脉U形顶端；37%起自平直的右冠状动脉；19%右冠状动脉虽然出现U形弯曲，但房室结动脉并不起自U形弯曲的顶端。因此房室结动脉直接起始于右冠状动脉U形弯曲顶端的概念，并不是恒定的。由于房室结动脉起点的变异性，因此它在行径中与左、右房室口的局部位置关系归纳起来可有3种情况：①55%的房室结动脉行径位于左、右房室口之间；②25%的房室结动脉行径偏向左房室口；③20%的房室结动脉行径偏向右房室口。这些局部位置关系，显然与二尖瓣、三尖瓣及其瓣环的手术密切有关。

二、心脏静脉

人类心脏的静脉变异较多，分支不恒定，根据回流心腔的途径不同，共分3类：

（一）心最小静脉

心最小静脉（smallest cardiac veins）又称thebesius静脉。是起源于心肌内毛细血管丛的无数小静脉，各自直接流入心腔。右心较左心为多。心最小静脉没有瓣膜，当冠状动脉受阻时，可成为侧支循环的路径之一。

（二）心前静脉

心前静脉（anterior cardiac veins）位于右心室前壁，数目不恒定，可有1～3支。主要把右冠状动脉的血汇集起来，流入右心房。心前静脉常与心大静脉吻合。

（三）冠状静脉窦

冠状静脉窦（coronary vein sinus，冠状窦）为心大静脉延续膨大的部分，多为冠状静脉窦口至钝缘静脉汇入口之间，位于心脏膈面房室沟内，左心房与左心室之间，窦口位于房间隔与下腔静脉瓣之间。多数有一个瓣膜，称冠状窦瓣，以防血液逆流，主要汇集左心壁的静脉血。其分支主要有心大静脉、心小静脉、左心房后静脉和左心室后静脉等。平均长度约32.3mm，平均直径为起始段8.2mm，中段9.2mm，末段10.5mm。

1. 心大静脉：又称左冠状静脉（left coronary vein）。伴前降支左上行进，接受左心室前静脉（3～5支）或部分右心室前壁小静脉，在左心耳下进入冠状沟并与左回旋支伴行，此时接受3～4支左心室前静脉，1～2支左心房前静脉和1～2支钝缘静脉。心大静脉继续行进在左心房室沟（冠状沟）内，待转向膈面后膨大形成冠状窦。亦有人将心大静脉在左心耳转折向冠状沟之前与前降支并行的部分称为前室间静脉（anterior interventricular vein）。

2. 心中静脉（middle cardiac vein）：亦称后室间静脉（posterior interventricular vein）或称右冠状静脉（right coronary vein）。起自心尖之前，在心脏膈面走行于后室间沟中，沿途接受来自左、右心室后静脉的血流，引流左、右心室后壁，室间隔后壁，心尖部及部分心室前壁的回血。

3. 心小静脉（small cardiac vein）：变异较大，55%的心脏中有1支，45%的心脏中缺如。多数起自锐缘静脉，部分起自右心室后壁，在心底面沿右心房室沟左行。心小静脉最终注入冠状静脉窦（9.88%～56.3%），心中静脉（37.5%～87.65%），或直接注入右心房（2.47%～6.2%）。

4. 左心房斜静脉位于左心房后面。

5. 其他位于左心室左缘及后面的小静脉支都注入冠状窦。

冠状静脉系统偶然也会出现异常解剖，如冠状静脉窦直接开口于左上腔静脉、冠状静脉窦缺如、肺静脉冠状静脉瘘等。因心大静脉与心小静脉走行于房室沟内，前室间静脉（心大静脉于前室间沟走行部分）与后室间静脉（即心中静脉）走行于室间沟内。正常情况下，冠状静脉系统引流心脏的静脉血经冠状窦进入右心房。

大多数情况下，冠状静脉的走行与冠状动脉的分支相一致，只是血流方向相反。

如冠状窦和心大静脉常与左回旋支并行，心中静脉常与后降支相伴行，心小静脉与右冠状静脉远段伴行，左心室后静脉和后外侧静脉也与相应的动脉相伴行。

三、毛细血管

小动脉进入肌束后，呈枝状分支，分为许多沿心肌纤维纵向排列的毛细血管。它们多数互相吻合，最后汇成组织间隙的小静脉。

第三节 心包及心壁的构造

一、心包

心包（pericardium）是包裹心和出入心的大血管根部的锥形纤维浆膜囊，可分为纤维心包和浆膜心包两层。纤维心包（fibrous pericardium）是心包囊的外层，由坚韧的结缔组织构成，囊底与膈中心腱相连，囊口朝上，包裹出入心的主动脉、肺动脉、肺静脉和上腔静脉，并与大血管的外膜相移行，使心脏悬垂于心包囊之内。浆膜心包（serous pericardium）是心包囊的内层，按部位又可区分为脏层和壁层。壁层紧贴于纤维心包内面，脏层包于心肌层的表面和大血管根部的表面，心表面的浆膜即心包脏层。壁层和脏层之间的窄间隙称为心包腔（pericardium cavity），内含少量浆液称为心包液，起润滑作用，减少心脏搏动时的摩擦。心包在升主动脉和肺动脉干后壁与上腔静脉和左心房前壁之间的间隙称为心包横窦。在左心房后壁，左、右肺静脉，下腔静脉与心包后壁之间的间隙，称为心包斜窦。心包的功能主要是膜功能和机械功能。所谓膜功能是为心脏提供搏动时光滑的活动面。心包的机械功能主要是防止心脏过度扩大，以保持血容量的恒定。由于心包伸缩性甚小，当心包腔大量积液时，则可限制心脏舒张，影响静脉血回心。此外，心包还可防止肺和胸膜的感染波及心脏，心包有利于心脏维持在最适宜的功能位置，有一定的固定作用。

二、心壁的构造

心壁由心内膜、心肌、心外膜3层构成（图2–6）。心内膜由少量结缔组织和单层扁平上皮细胞组成；心外膜也是由单层扁平上皮细胞和少量结缔组织构成；而心肌的肌层肥厚，心脏的舒缩是靠这层进行的。

（一）心内膜及心外膜

心内膜覆在心脏内面，由含弹性纤维的结缔组织表面被覆内皮细胞构成，各瓣膜都是由心内膜皱折而成。心外膜透明而光滑，紧密贴附于心脏表面及大血管起始部。

（二）心肌层

由心肌纤维构成，是心壁的主要组成部分。心房肌层较薄，心室肌层肥厚，二者由房室口上的纤维环隔开。心室肌层由内螺旋肌、外螺旋肌及环行肌构成。螺旋肌为

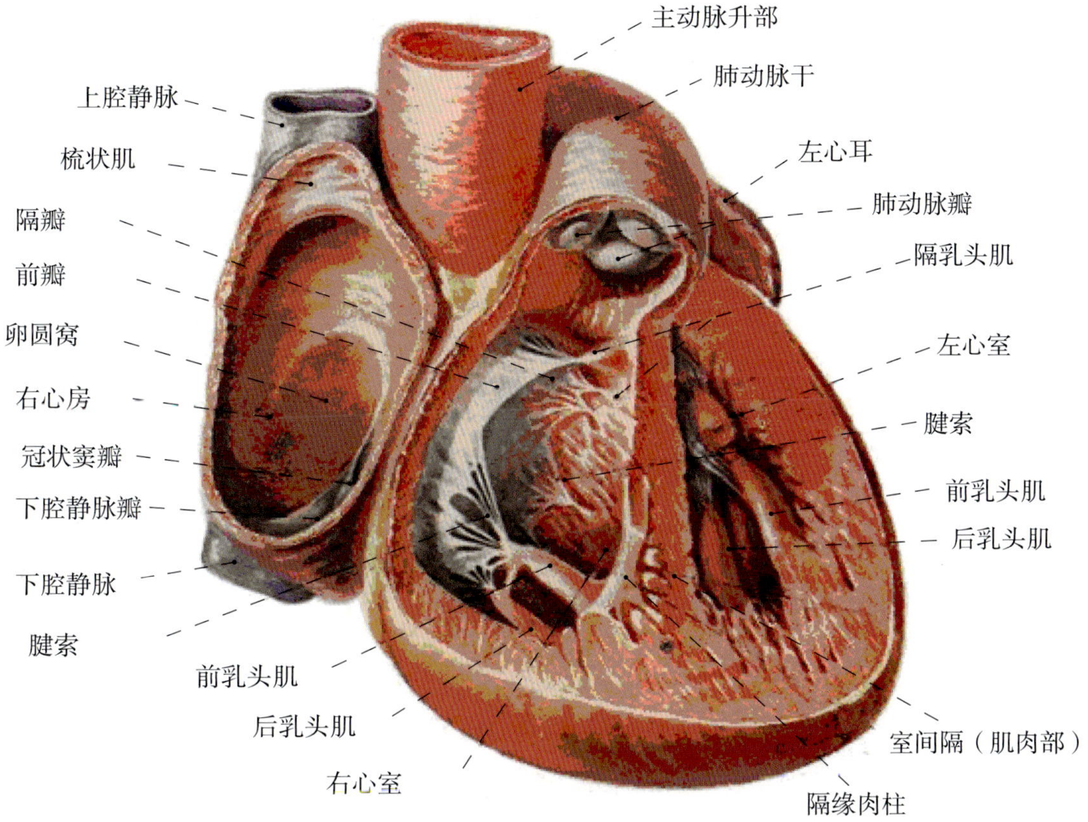

图2–6　心脏心壁的构造

纵行纤维，呈螺旋状从心室基底部纤维环绕至心尖，形成心涡，而后转入深层并回头向上，内螺旋肌、外螺旋肌相互垂直，由于它收缩使心腔沿长轴（心底至心尖）缩短；环壁心包膜下有窦房结，为正常心脏搏动的发源地。下腔静脉口的三尖瓣侧有冠状静脉窦开口，在冠状静脉窦开口的前方，三尖瓣隔瓣附着处上方，右心房的心内膜下有房室结，为房室传导的通路。

左心房在心脏最后方，左心房后部有分别来自左肺和右肺的两条肺静脉。房间隔中央有月牙形瓣，为卵圆孔瓣，其右心房侧即卵圆窝，卵圆孔瓣之上方为续发间隔面，为常见的房间隔缺损的部位，下方为原发间隔面，此处缺损即所谓原发孔未闭锁。

（柴仁杰　刘世明　罗承峰）

参 考 文 献

蔡用之. 1986. 人造心脏瓣膜与瓣膜置换术[M]. 北京：人民卫生出版社：1–16.
陈灏珠. 1992. 临床心脏病学[M]. 上海：上海医科大学出版社：1–8.
李吉. 1982. 中国人心脏房室瓣形态学的研究[J]. 解剖学报，13：1203.
刘正津，陈尔瑜. 1989. 临床解剖学丛书：胸部和脊柱分册[M]. 北京：人民卫生出版社：80–105.
于彦铮，左焕琛. 1992. 心脏冠状动脉解剖[M]. 上海：上海科学技术出版社：6–14.
朱晓东. 1980. 心脏外科基础图解[M]. 北京：人民卫生出版社：56–83.
Kugel MA. 1928. Anatomical studies on the coronary arteries and their branches：I. Arteria anastomotica auricularis magna[J]. American Heart J，3（3）：260–270.

第三章　心脏320排CT检查及后处理技术方法

第一节　冠状动脉检查技术方法

一、扫描前准备

1. 检查前12h禁服含咖啡因饮料及酒精饮料。

2. 检查前4h内不吃固体食物并鼓励多饮热水。

3. 测量受检者心率及心律，如心率＞70次/min，无药物禁忌者，可口服倍他乐克25～50mg，力求将心率控制在50～70次/min；心律不整者，可请临床医生加以控制后才进行检查。虽然320排CT已能瞬时冻结心跳，理论上已无须控制心率和节律，但为使图像质量达到更高水平，扫描剂量降到更低，控制心率及节律仍具有重要意义。

4. 扫描前应详细向受检者介绍检查的全过程及注意事项，解除受检者的紧张情绪，并对其进行呼吸训练，使之能充分配合检查。

5. 使用18～22G套管留置针穿刺右肘正中静脉，建立静脉通道。

二、心电门控技术

在进行冠状动脉CT检查时，为减小心脏搏动形成的伪影，必须通过心电监控同步扫描技术（图3-1），在心脏运动最小时进行成像，这就是心电门控技术。心电门控技术通常分为前瞻性和回顾性两种。前瞻性心电门控技术是利用扫描前预先采集的心电图波形预先标定R波后延时触发扫描，使数据采集时相落在指定的某一时相上，达到减小搏动伪影和降低扫描剂量的双重目的，其缺点是心电触发是利用扫描前的心率作为扫描时恒定的心率而非扫描时的实时心率，当两者不一致时，会产生偏差，采集的数据也只局限于预先设定的某一时相，一旦扫描时受检者心率或心律发生变化，将难以进行补救，造成检查失败。冠状动脉钙化积分检

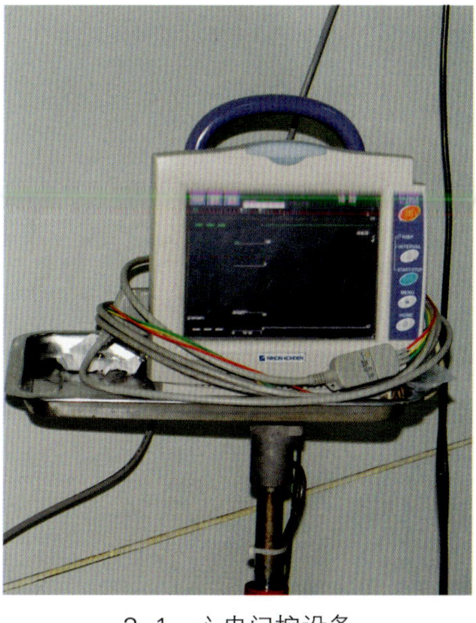

3-1　心电门控设备

查一般采用前瞻性心电门控技术，受检者的心律整齐，心率在65次/min左右时，一般也可采用前瞻性心电门控技术进行冠状动脉CTA（CT血管）造影扫描。回顾性心电门控技术是心电图采集与CT扫描同时进行，使心脏解剖数据与搏动资料同步，扫描完成后，可根据同步记录的心电图任意选取心动周期中的所需时相进行重建，获取不同时相的图像。由于冠状动脉依附于心脏表面，除本身搏动外，还随心动周期摆动，并且冠状动脉各分支的运动模式也各有特点，特别是受检者的心率较快，心律不齐时，其运动更难以预计，要全面了解冠状动脉的情况，往往需要多时相观察，因此，冠状动脉CTA检查，特别是心率较快，心律不齐时，一般采用回顾性心电门控技术。

三、扫描范围及参数

扫描范围从气管分叉下1cm至心脏膈面下1cm，使用容积扫描方式进行数据采集。冠状动脉搭桥术后的患者，应根据手术方式加大扫描范围，使用可变螺距的螺旋扫描方式进行数据采集。扫描千伏、毫安可根据受检者的体重指数（BMI）确定（表3-1）。

表3-1　不同体重指数对应的扫描参数

BM/I(kg·m^{-2})	17	19	21	23	25	30	35	40
千伏/kV	100	100	100	100	120	120	120	135
毫安/mA	450	500	520	550	450	500	550	510

四、扫描触发时间

准确的扫描触发时间是CT冠状动脉成像的重要因素。不同的人由于个体差异，造成造影剂在冠状动脉内达到峰值的时间也不一样。因此，必须以受检者的具体情况确定扫描触发时间，才能达到理想的显影效果。心脏320排CT检查确定扫描触发时间有2种方法：

1. 对比剂自动跟踪技术：首先在心脏扫描容积的中心平面扫描一层作为监测面，把监测点放于主动脉内，造影剂开始注射后12s启动跟踪扫描，当主动脉的CT值较平扫时上升180～230Hu后，自动触发心脏扫描程序进行扫描。

2. 手动触发扫描：首先在心脏扫描容积的中心平面扫描一层作为监测面，造影剂开始注射后12s启动监测扫描，当左、右心造影剂的密度接近时，立刻手动触发心脏扫描程序进行扫描。

以上两种方法均能有效地确定扫描触发时间，两者相比，自动跟踪技术简单易行，容易掌握。手动触发更加个性化，效果更好，但对操作者的熟练程度要求会更高。

五、造影剂应用

注射造影剂（图3-2）前应详细询问受检者有否药物过敏史及与造影剂高危因素相关的疾病史，解释注射后可能出现的不良反应，并签署知情同意书。特别提醒受检者在注射过程中会出现一过性身体发烫的现象，以防受检者因不适而影响检查。由于冠状动脉较细小，为使冠状动脉内达到较高浓度，提高小分支的显示率，需要以高速团注的方式注入高浓度造影剂。造影剂浓度通常为370mgI/mL，注射速率为5mL/s。造影剂注射量为50～60mL，为防止右心内造影剂浓度过高影响对右冠状动脉的观察，可在造影剂注射完毕后再注入30mL生理盐水，降低右心内造影剂浓度。

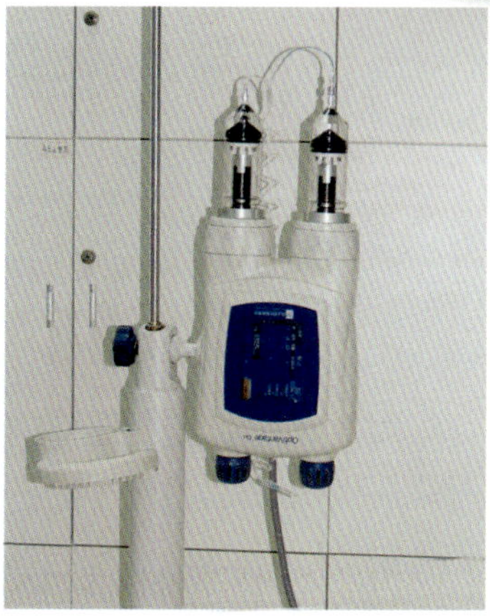

3-2　高压注射器及造影剂

六、重建时相

选择合适的重建时相对于保证冠状动脉成像质量至关重要。有关重建时相的选择文献报道很多，一般认为，心率在70次/min以下，重建时相选择70%较为合适，心率>75次/min时，重建时相选择45%为宜。但由于个体差异、血管行走方向和运动形式的不同以及病理状态下心脏运动的特殊性，导致在不同受检者、不同心率以及冠状动脉的不同分支的最佳重建时相均不尽相同，采用某一固定重建时相，往往难以满足不同受检者的需要，对于同一受检者，也难以同时满意地显示冠状动脉的各分支。为解决这一矛盾，可应用重建时相的预览功能，即在轴位图像中选取一个冠状动脉各主要分支均显示的平面，以5%～10%为间隔，把该平面整个心动周期从0～100%的各时相重建出来，然后根据预览图像，选取目标血管的最佳重建时相进行重建。

第二节　心脏瓣膜及心功能检查技术方法

一、扫描前准备

1．检查前12h禁服含咖啡因饮料及酒精饮料。

2．检查前4h内不吃固体食物并鼓励多饮热水。

3．测量受检者心率及心律，如心率>70次/min，无药物禁忌者，可口服倍他乐克25～50mg，力求将心率控制在50～70次/min，心律不整者，可请临床医生加以控制后才进行检查。

4．扫描前应详细向受检者介绍检查的全过程及注意事项，解除受检者的紧张情绪，并对其进行呼吸训练，使之能充分配合检查。

5．建立静脉通道。

二、受检者体位及心电电极放置

受检者仰卧，双手上举抱头，身体长轴稍左偏，使心脏置于扫描区域中心。心电极分别放置于左锁骨和右锁骨中线下1cm处及左腋中线6～7肋间。确认心电图基线平稳，无干扰，导线不影响检查床移动。

三、扫描范围及参数

扫描范围覆盖气管隆嵴下至膈肌下约1cm处。扫描在患者平静吸气后屏气中完成。①扫描参数：管电压120kV，管电流根据检查部位确定心瓣膜450mA，心功能200mA，容积数据采集范围320排×0.5mm，机架转速0.35s。②增强扫描：采用Sure start软件智能触发扫描，触发点定于扫描野中央层面降主动脉，触发阈值180Hu。扫描在患者平静吸气后屏气中完成，行全心动周期扫描。③造影剂注射方法：应用双筒高压注射器经右侧肘正中静脉以5.0mL/s流率注射65mL造影剂（370mgI/mL），继以相同流率注射生理盐水30mL。

四、图像后处理与分析

采用回顾性心电门控技术重建，包括0、10%、20%、30%、40%、50%、60%、70%、80%和90%等10个时相的容积数据，将10个时相CT图像导入Vitrea工作站（Vitrea Ⅱ fx）（图3-3）。应用心功能分析软件，选定舒张末期和收缩末期，将定位线放于二尖瓣环与心尖，软件将自动勾画出左心室腔内膜面与外膜面，乳头肌包含于血池内，经人工修正后，将获得心功能数据：舒张末期容积（end-diastolic volume，EDV）、收缩末期容积（end-systolic volume，ESV）、每搏输出量（stroke volume，SV；SV=EDV-ESV）、左心射血分数［Ejection-fraction，EF；EF=（EDV-ESV）/EDV］等。可观察心瓣膜在心动周期各时相的形态结构，并可将多期相的图像制作成电影，观察心瓣膜的运动情况。

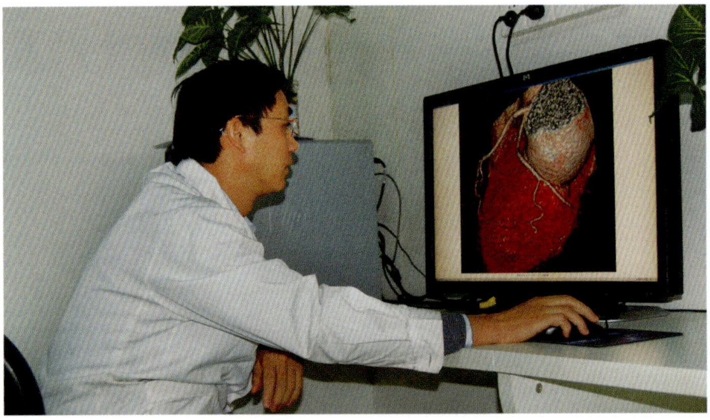

图3-3　后处理工作站

第三节　心肌灌注检查技术方法

扫描前需进行以下准备：

1．检查前12h禁服含咖啡因饮料及酒精饮料。

2．检查前4h内不吃固体食物并鼓励多饮热水。

3．测量受检者心率及心律，如心率>70次/min，无药物禁忌者，可口服倍他乐克25～50mg，力求将心率控制在50～70次/min，心律不整者，可请临床医生加以控制后才进行检查。虽然320排CT已能瞬时冻结心跳，理论上已无须控制心率和心律，但为使图像质量达到更高水平，扫描剂量降到更低，控制两率仍具有重要意义。

4．扫描前应详细向受检者介绍检查的全过程及注意事项，解除受检者的紧张情绪，并对其进行呼吸训练，使之能充分配合检查。

5．使用18～22G套管留置针穿刺右肘正中静脉，建立静脉通道。受检者采取仰卧位，双手举过头顶，常规扫描平面采用心脏短轴面。

6．连接心电门控装置，心电图电极接胸胃导联。心脏扫描采用前瞻性心电门控技术，智能软件跟踪扫描确定扫描的启动及延迟时间。扫描层厚3mm，层距3mm，重建层厚0.5mm，扫描条件：120kV，500mAs，0.35s/rot；矩阵512×512，扫描视野（FOV）180～200mm。

7．平扫后通过高压注射器经肘前静脉团注非离子型对比剂，对比剂总量60～80mL，注射速率3.5～4mL/s，生理盐水20mL，注射速率4.5mL/s。

8．经智能跟踪软件Bolus tracking触发扫描，首次灌注扫描后，延迟3min、5min、7min、10min分别做延迟增强扫描，扫描参数与前相同。

第四节　心脏CT后处理技术方法

一、多平面重建

多平面重建（multiplanar reconstruction，MPR）是利用一系列横断面图像数据在任意平面上重建，获得冠状面、矢状面、斜面等任意平面的两维图像，也包括曲面重建（curve plane reformation，CPR）。CPR为多层面重建的一种特殊形式，可将扭曲、缩短和重叠的血管伸展、拉直，显示在同一个平面上，观察血管的全程。临床上用于补充横断面观察角度的不足，提供冠状动脉纵向形态。

二、最大密度投影

最大密度投影（maximun intensity project，MIP）。成像能真实反映实际组织的CT值，冠状动脉血管MIP成像能与数字血管减影（DSA）造影类似，能反映冠状动脉血管密度值的微小改变，区分血管壁的钙化与管腔内的造影剂密度。在CT血管成像中应用较多，但具有数据缺失、图像易受背景平均密度强度影像及重组伪影影响等缺点。

三、表面成像

表面成像（shaded surface display，SSD）常用于骨、关节创伤，全面了解骨折、脱位情况；也可用于冠状动脉CT血管成像。冠状动脉SSD图像立体感非常强，但其图像上的物体界面并不代表物体本身真正的界面，而是阈值内和阈值外像素接触面的模拟界面，具夸大效应，对冠状动脉较细小血管分支SSD显示较差。

四、容积重建

容积重建（volume rendering，VR）包括黑白和伪彩色图像。VR图像给人以较强的三维立体感。VR图像考虑到了容积数据内所有的像素，可获得真实的冠状动脉血管三维图像。通过切割功能可将影响观察的其他组织切割，并可进行任意角度旋转，可更清楚、直观地显示冠状动脉血管形态及毗邻关系。VR技术重组速度快，是真正的血管三维实时重组技术。VR技术优于其他（MPR、CPR、MIP、SSD）三维后处理技术，且可进行多种模式成像，如仿DSA血管造影模式等，是320排螺旋CT冠状动脉血管三维成像最常用的方法。

五、CT仿真内镜技术

CT仿真内镜技术（CT virtual endoscopy，CTVE）成像基础主要是在螺旋CT连续扫描获得的容积数据基础上通过软件功能调整CT域值及组织透明度，使不需要观察的组织透明度为100%，从而消除其影像；而需要观察的组织透明度为0，从而保留其影像，显示出空腔器官的内壁，再利用计算机模拟导航技术进行腔内观察，并加以人工伪彩及不同的光照亮度，获得类似纤维内镜在空腔脏器所见效果的冠状动脉血管内腔图像。

六、钙化积分分析软件

多层螺旋CT可利用其工作站中CaScoring软件对冠状动脉钙化斑块进行钙化积分定量分析。钙化积分的定量分析方法包括3种：Agatston积分法、容积积分法、质量积分法。通过测量钙化斑块的体积、质量和Agatston积分预测钙化斑块性质、未来发生冠心病的风险。此项检查仅需CT平扫，不需要注入造影剂。

七、心肌灌注成像及计算

通过对冠心病研究组进行连续动态全心扫描采集实时心脏信息，并自动后处理获得的包括心脏冠状动脉形态、管腔、狭窄度及心肌活性、心肌强化（TAC）等信息。技术方法如下：

1. 应用320排螺旋CT具备的心肌灌注软件进行心肌灌注评价，选择缺血心肌显示最大层面作为参考图，在同一层面选择感兴趣区，分别计算缺血心肌中央部分、边缘部分及邻近正常心肌的时间-密度曲线，并分别做出心肌灌注、峰值时间的伪彩图，在图像上计算曲线下面积（area under curve，AUC）、最大峰值时间（time to peak，TTP）以及平均通过时间（mean transit time，MTT）和心肌灌注量（muscle blood volume，MBV）、相对血流量（relative muscle blood flow，rMBF）等数值进行定量评价。

2. 应用320排螺旋CT具备的冠状动脉重建软件对冠状动脉进行重建成像。采用常规冠状动脉成像重建技术包括：①表面成像（SSD）；②容积重建（VR）；③最大密度投影（MIP）；④多平面重建（MPR）等。再加上东芝公司独有的“冠状动脉探针”技术，能全方位显示冠状动脉情况，并由计算机自动血管分析软件（QCT）进行狭窄程度定量分析。

第五节　左心室心肌体积、心肌重量及心肌指数评价技术与方法

一、扫描技术

所有受检者进行扫描前均签署知情同意书。采用回顾性心电门控进行检查。受检者双上肢伸直上举过头，扫描范围为气管隆嵴下方1cm至膈下1cm。于肘部静脉放置5号留置针。对比剂优维显，浓度370mg/mL。结合患者体重，采用双筒高压注射器以流速5.0mL/s经留置针注入对比剂50～65mL，再以同等流速注入等量0.9%氯化钠注射液冲管。于注射开始12s后采用Surestart技术监测降主动脉，触发扫描阈值200Hu，行全心动周期扫描。扫描时间＜5s。根据患者体形，管电压设置100～135kV，管电流350～450mA，视野为FOV-M，转速0.35s，探测准直为320mm×0.5mm。扫描结束后回病房，嘱受检者多进水排尿，有利对比剂排出。

二、测量方法

1．常规CT测量方法：由计算机自动截取单个心动周期数据（R-R），间隔10%截取一个时相，共10个。每个时相重建层厚1.0mm，层距1.0mm图像。传至Vitrea工作站，采用MRP技术获取左心室短轴切面。人工调整10个时相左心室壁心内膜、心外膜轨迹（室脊、肉柱及乳头肌不纳入计算范围），左心室心腔最大时相（舒张末期）用于计算左心室心肌体积（LVMV）、左心室心肌重量（LVM）及左心室心肌重量指数（LVMI）。

2．简化CT测量方法：结合心电回顾采用Cardio imageXact功能，用Half重建模式手动重建舒张末期以及收缩末期时相，舒张末期信息采集范围从P波至R波下降部分与基线交汇处，并向收缩末期尽量靠拢。收缩末期采集范围T波下降部分与基线交汇处稍后。图像层厚1.0mm，层距1.0mm。数据录入Vitrea工作站，采用MRP技术获取左心室短轴切面。由人工手动校正心内膜、心外膜轨迹（室脊、肉柱及乳头肌不纳入计算范围）。计算出LVMV、LVM及LVMI。相比常规测量方法，该方法有以下优点：①结合心电回顾定位所需时相，减少心率失常的影响；②该方法仅须对单一时相进行处理，大量减少人工操作。320排CT简化测量方法是评价左心室LVMV简便、有用的方法。

（李树欣　谭理连）

参考文献

符熙，谭理连，李志铭，等. 2011. 320层螺旋CT冠状动脉成像低剂量扫描方法初步探讨[J]. 放射学实践，26（3）：346-349.

龚艳君，霍勇. 2005. 64排CT冠状动脉成像的临床应用现况[J]. 中国介入心脏病学杂志，13（6）：4161.

黄光亮. 唐炳航. 2009. 宽探测器CT：多层CT技术新进展[J]. 放射学实践，24(2)：215-216.

胡大一，马长生. 2005. 心脏病学实践[M]. 北京：人民卫生出版社：647-654.

李传亭，武乐斌，刘玉清. 缺血性心脏病CT、MRI心肌灌注技术的应用进展[J]. 医学影像学杂志，2003，13（4）：282-284.

李敏，孙钢，彭兆辉，等. 2011. 320排容积CT冠状动脉血管成像前瞻性心电门控最佳重建时相的初步研究[J]. 中华放射学杂志，45（10）：918-923.

綦维维，武靖. 杜湘珂，等. 64层螺旋CT心脏冠状动脉检查质量控制和扫描参数优化研究[J]. 中华放射学杂志，2006，40（12）：1322-1325.

廖火城，钱孝贤. 320排CT心脏成像的最新进展[J]. 国际内科学杂志，2009，36（12）：701-704.

覃杰，刘凌云，孟晓春，等. 320排动态容积CT冠状动脉成像的临床应用[J]. 中国医学影像技术，2009，25（9）：1598-1600.

萧毅，田建明，王培军，等. 2002. 多层螺旋CT冠状动脉造影的扫描技术及临床应用[J]. 中华放射学杂志，36（4）：357-361.

张放，马祥兴，王青，等. 2004. 16层螺旋CT冠状动脉成像最佳重建时相探讨[J]. 医学影像学杂志，14（12）：980-983.

张龙江，包颜明，杨亚英. 2004. 多排螺旋CT血管成像[M]. 昆明：云南科技出版社.

张鹏，刘禄明，田英军，等. 2008. 64排螺旋CT冠状动脉造影技术及成像质量研究[J]. 中国医学影像技术，24（10）：1657-1660.

Achenbach S，Giesler T，Ropers D，et al. 2001. Detection of coronary artery stenoses by contrast-enhanced， retrospectively electrocardiographically-gated，multislice spiral computed tomography[J]. Circulation，103（21）：2535-2538.

Achenbach S，Ulzheimer S，Baum U，et al. 2000. Noninvasive coronary angiography by retrospectively ECG-gated multislice spiral CT[J]. Circulation，102（23）：2823-2828.

Cademartiri F，Nieman K，van Lugt A，et al. 2004. Intravenous contrast material administration at 16-detector row helical CT coronary angiography：test bolus versus bolus-tracking technique[J]. Rodiogy，233（3）：817-823 .

Choi SI，George T，Schuleri KH，et al. 2009. Recent development in wide-detector computed tomography[J]. Int J Cardiovascular Imaging，25（1）：23-29.

Dewey M，Teige F，Rutsch W，et al. 2008. CT coronary angiography：influence of different cardiac reconstruction intervals on imagequality and diagnostic accuracy[J]. Eur Radiol，67（1）：92-99.

Ell Miller JM，Rochitte CE，Dewey M，et al. 2008. Diagnostic performance of coronary angiography by 64-row CT[J]. N Engl J Med，359（22）：2324-2336.

Frydrychowica A，Pache G，Saueressig U，et al. 2007. Comparison of reconstruction intervals in routine ECG-pulsed 64-row-MSCT coronary angiography in frequency controlled patients[J]. Cardiovasc Intervent Radiol，30（1）：79-84.

Gilard M，Pennec PY，Comily JC，et al. 2006. Multi-slice computer tomography of left ventricular function with automated analysis software in comparison with conventional ventriculography[J]. Eur J Radiology，59（2）：270-275.

Hausleiter J，Meyer T，Hadamitzky M，et al. 2006. Radiation dose estimates from cardiac multislice computed tomography in daily practice impact of different scanning protocols on effective dose estimates[J]. Circulation, 113（10）: 1305−1310.

Herzog BA, Husmann L, Burkhard N, et al. 2008. Accuracy of low dose computed tomography coronary angiography using prospective electrocardiogram−triggering: first clinical experience[J]. Euro Heart J, 29（24）: 3037−3042.

Heuschmid M, Kuettner A, Schroeder S, et al. 2005. ECG−gated 16−MDCT of the coronary arteries: assessment of image quality and accuracy in detecting stenoses[J]. AJR, 184（5）: 1413−1419.

Hirai N, Horiguchi J, Fujioka C, et al. 2008. Prospective versus retrospective ECG−gated 64−detector coronary CT angiography: assessment of image quality, stenosis, and radiation dose[J]. Radiology, 248（2）: 424−430.

Hoffmann MH, Shi H, Manzke R, et al. 2005. Noninvasive coronary angiography with 16−detector row CT: effect of heart rate[J]. Radiology, 234（1）: 86−97.

Hong C, Becker CR, Huber A, et al. 2001. ECG−gated reconstructed multi−detector row CT coronary angiography: effect of varying trigger delay on image quality[J]. Radiology, 220（3）: 712−717.

HusmRnn L. Alkadhi H, Boehm T, et al. 2006. Influence of cardiac hemodynamic parameter on coronary artery pacification with 64−slice computed tomography[J]. Eur Radiol, 16（5）: 1111−1116.

Kalm MK, Brady TJ. 2008. Current status and future directions in technical development of cardiac computed tomography[J]. J Cardiovascular Compute Tomography, 2（2）: 71−80.

Kirchner J, Kickuth R, Laufer U, et al. 2000. Optimized enhancement in helical CT: experiences with a real−time bolus tracking system in 628 patients[J]. Clin Radiol, 55（5）: 368−373.

Lee CI, Flaster HV, Haims AH, et al. 2006. Diagnostic CT Scans: institutional informed consent guidelines and practices at academic medical centers[J]. AJR, 187（2）: 282−287

Mei jboom WB, Meijs MF, Schuijf JD, et al. 2008. Diagnostic accuracy of 64−slice computed tomography coronary angiography: a prospective, multicenter, multivendor study[J]. Am Coll Cardiol, 52（25）: 2135−2144.

Mollet NR, Cademartiri F, Krestin Gp, et al. 2005. Improved diagnostic accuracy with 16−row mutislice computed tomography coronary angiography[J]. J Am Coll Cardiol, 45（1）: 128−132.

Mollet NR, Cademartiri F, van Mieghem CA, et al. 2005. High−resolution spiral computed tomography coronary angiography in patients referred for diagnostic conventional coronary angiography[J]. Circulation, 112（15）: 2318−2323.

Mowatt G, Cook JA, Hillis GS, et al. 2008. 64−slice computed tomography angiography in the diagnosis and assessment of coronary artery disease: systematic review and meta−analysis[J]. Heart, 94（11）: 1386−1393.

Nagatani Y, Takahashi M, Takazakura R, et al. 2007. Multidetector−row computed tomography coronary angiography: optimization of image reconstruction phase according to the heart rate[J]. Circulation, 71（1）: 112−121.

Nieman K, Cademartiri F, Lemos PA, et al. 2002. Reliable noninvasive coronary angiography with fast submillimeter multislice spiral computed tomography[J]. Circulation, 106（16）: 2051−2054.

Nieman K, Oudkerk M, Rensig BJ, et al. 2001. Coronary angiography with multislice computed tomography[J]. Lancet, 357（9256）: 599−603.

Raff GL, Gallagher MJ, O Neill WW, et al. 2005. Diagnostic accuracy of noninvasive coronary angiography using 64−slice spiral computed tomography[J]. Am Coll Cardiol, 46（3）: 552−557.

Richard L M, Thomas CG, Cynthia HM. 2003. Radiation dose in computed tomography of the heart [J]. Circulation, 107: 917−922.

Rybicki FJ, Otero HJ, Steigner ML, et al. 2008. Initial evaluation of coronary images from 320−detector row computed tomography[J]. Int Cardiovasc Imaging, 24 (5): 535−546.
Steigner ML, Otero HJ, Cai T, et al. 2009. Narrowing the phase window width in prospectively ECG−gated single heart beat 320−detector row coronary CT angiography[J]. Int J Cardiovascular Imaging, 25 (1): 85−90.
Vogl TJ, Abolmaali ND, Diebold T, et al. 2002. Techniques for the detection of coronary atherosclerosis: multi−detector row CT coronary angiography[J]. Radiology, 223 (1): 212−220.
Wintersperger BJ, Nikolaou K. 2005. Basics of cardiac MSCT: techniques and contrast application[J]. Eur Radio l, 15: 2−9.

第四章　正常心脏320排CT影像解剖

第一节　心脏CT影像解剖常用体位

一、四腔位

四腔位指垂直于室间隔的左心室长轴位，是心脏最常用成像体位。心尖指向前胸壁，与矢状位约呈45°。中间为室间隔、房间隔，将心脏分为左右心，右前方为右心室，右后方为右心房，以三尖瓣分隔；左前方为左心室，左后方为左心房，以二尖瓣分隔。左上方可见卵圆形升主动脉截面（图4–1）。

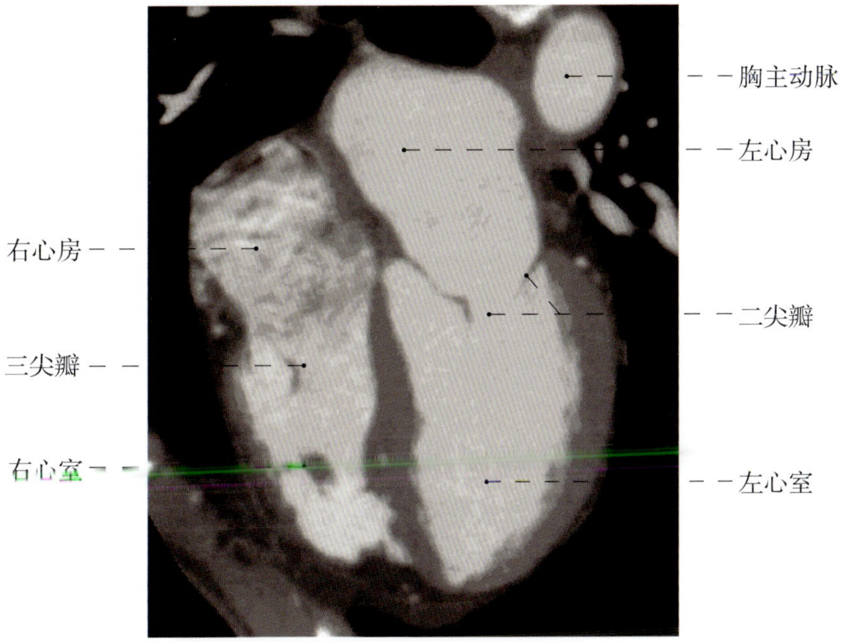

图4–1　四腔位

二、两腔位

两腔位是平行于室间隔的左心室长轴位，后方的左心房及前方的左心室，之间见二尖瓣，左心室内见腱索，左心房边缘见肺静脉开口（图4-2）。

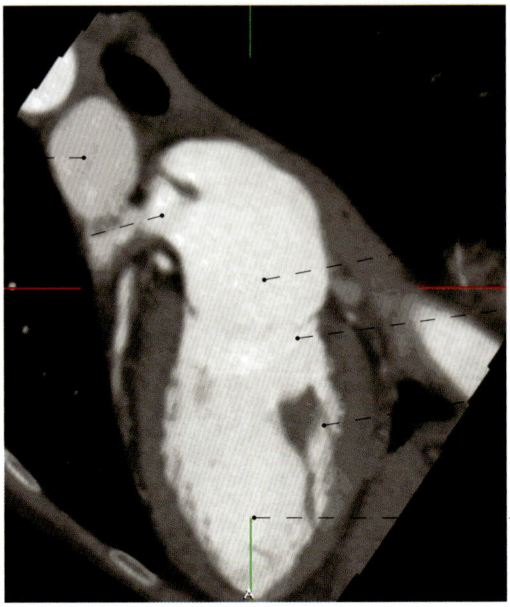

图4-2　两腔位

三、双口位

双口位指垂直于室间隔的左心室长轴位，即左心室流入道（二尖瓣）和流出道（主动脉瓣）在同一层面同时显示，可以观察主动脉瓣的形态及左心室流出道情况（图4-3）。

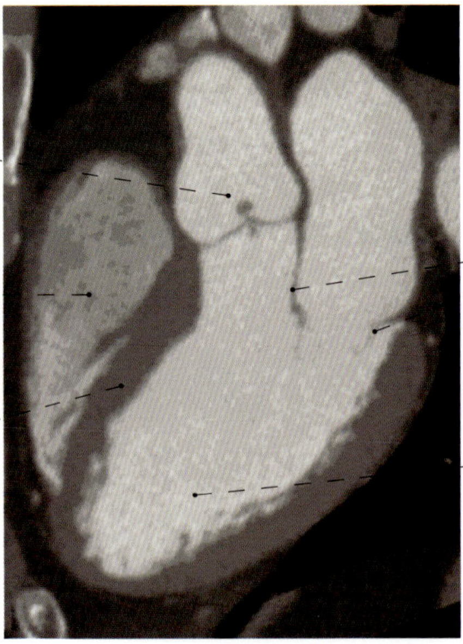

图4-3　双口位

四、心脏短轴位

心脏短轴位指垂直于左侧二尖瓣到心尖连线的层面，可显示左心室心肌等情况，但对瓣膜、左心室流出道及心尖部的观察稍差。心脏短轴位可包括：二尖瓣层面、升主动脉根部层面、左心室体部层面及左心室心尖部层面等（图4-4至图4-7）。

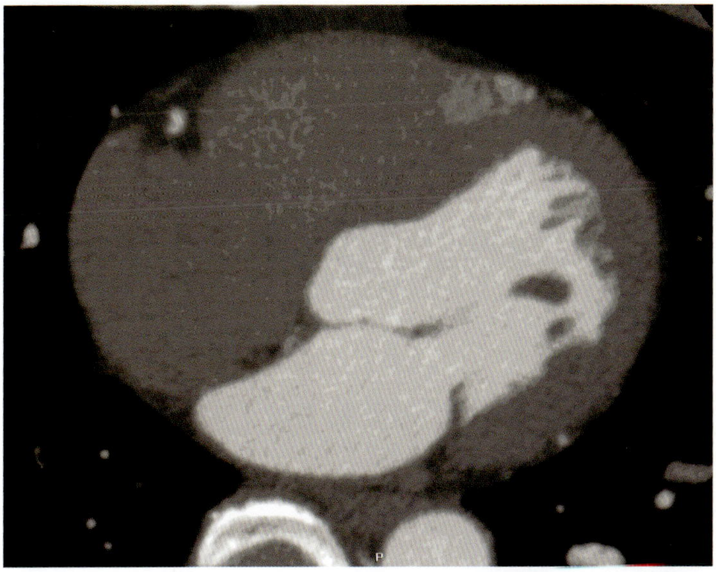

图4-4　心脏短轴位二尖瓣层面

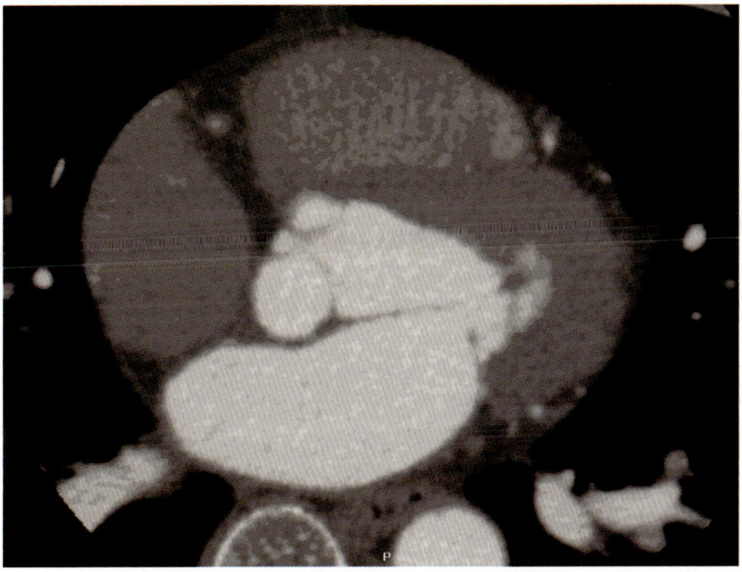

图4-5　心脏短轴位升主动脉根部层面

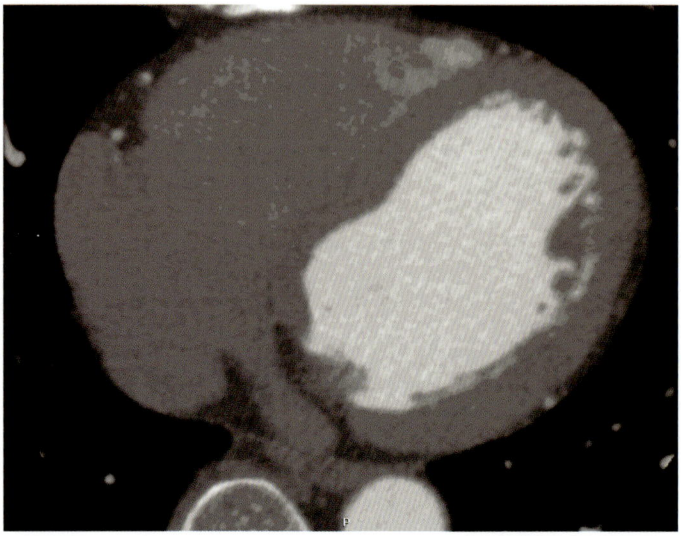

图4–6　心脏短轴位左心室体部层面

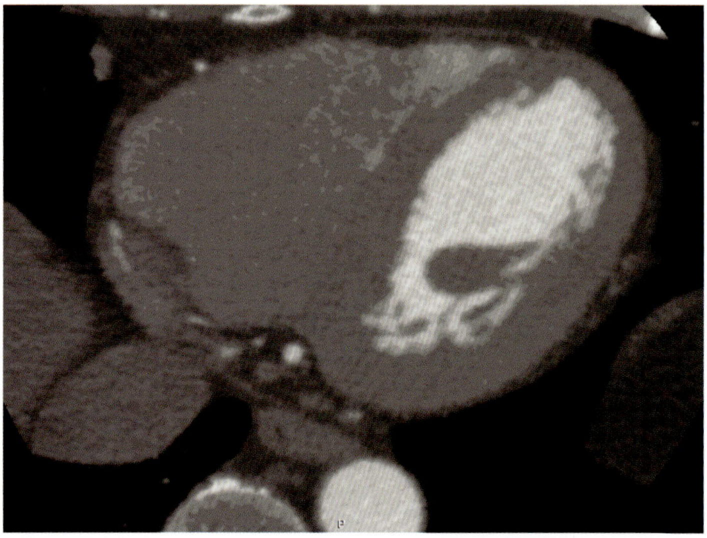

图4–7　心脏短轴位左心室心尖部层面

第二节　冠状动脉CT影像解剖

一、冠状动脉CT正常表现

横断位CT平扫及增强扫描可显示左、右冠状动脉主干及前降支、回旋支等较大冠状动脉血管断面，表现为类圆形，边缘光滑及显著均匀强化。曲面重建（CPR）成像右冠状动脉可为一条较直的血管，边缘光滑锐利，管腔按比例变小；左冠状动脉主干至前降支或回旋支也可显示为一条较直的血管，边缘光滑锐利，管腔按比例变小。容积重建（VR）和表面成像（SSD）重建可很好显示右冠状动脉主干及远端终末支，左冠状动脉主干、前降支、回旋支等较大冠状动脉血管，其中以VR重建显示最好。右冠状动脉多呈“C”字形，左冠状动脉前降支、回旋支、对角支等形似蜘蛛状。VR图像采用7个位置进行显示：

1. 右冠状动脉主干位：由于显示右冠状动脉起始段、肺动脉背侧及右房室沟内近端主干。

2. 右冠状动脉膈面位：用于显示右冠状动脉心脏右后及右心室后下缘段。

3. 左冠状动脉主干位：用于显示左冠状动脉肺动脉主干左后方与左心房前壁之间主干。

4. 左冠状动脉对角支位：用于显示左冠状动脉对角支。

5. 左冠状动脉前降支位：用于显示左冠状动脉前降支。

6. 左冠状动脉回旋支位：用于显示左冠状动脉左房室沟内及近段回旋支主干。

7. 左冠状动脉膈面位：用于显示由前绕向后下的左冠状动脉回旋支。

冠状动脉CT三维成像一般左、右冠状动脉主干及左侧冠状动脉边前降支、回旋支、对角支和右侧冠状动脉圆锥支等较大分支血管显示较好，且表面光滑锐利，形态规则。对冠状动脉比较细小的分支，CT三维成像显示较差（图4-8至图4-19）。

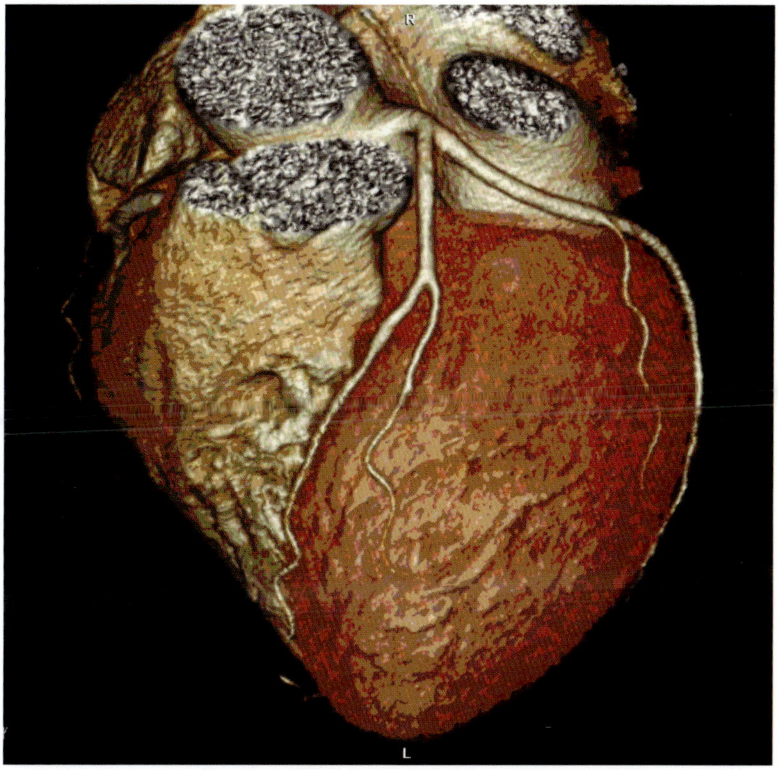

图4-8　正常左冠状动脉前降支及旋支VR成像

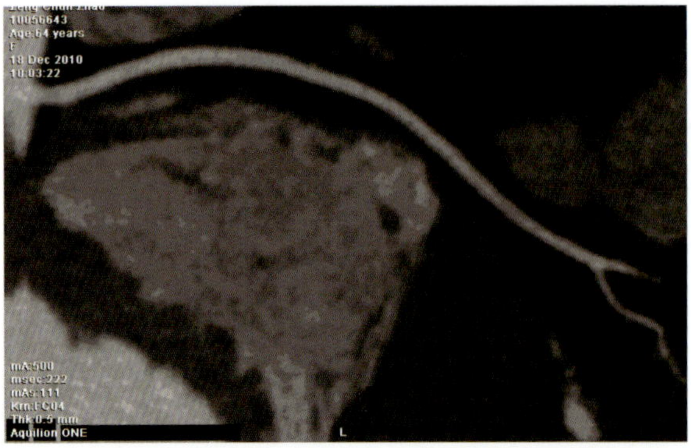

图4-9　同图4-8，右冠状动脉CPR成像

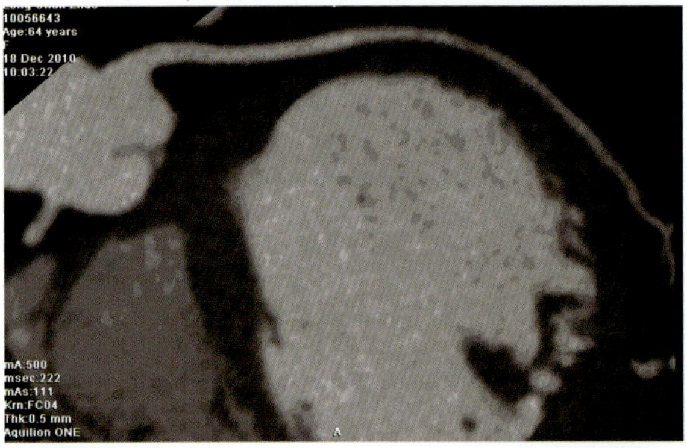

图4-10　同图4-8，左冠状动脉前降支CPR成像

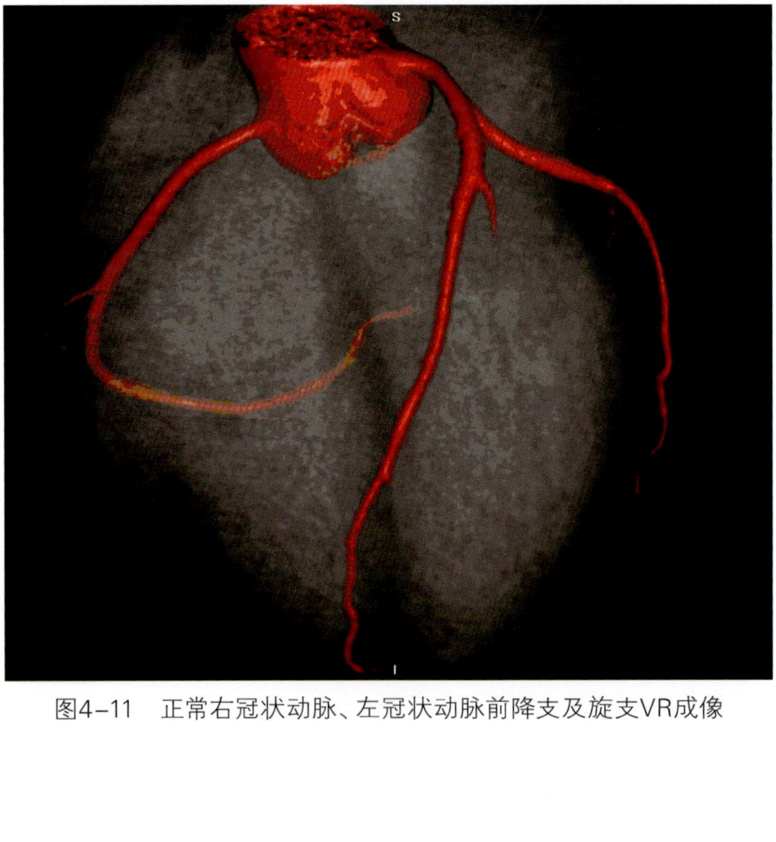

图4-11　正常右冠状动脉、左冠状动脉前降支及旋支VR成像

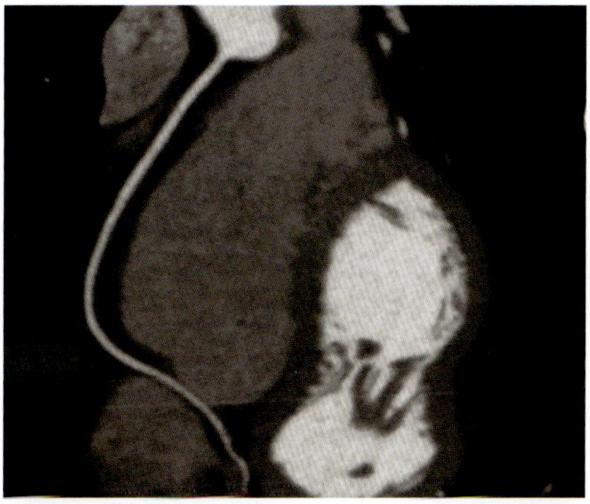

图4-12　同图4-11，右冠状动脉CPR成像

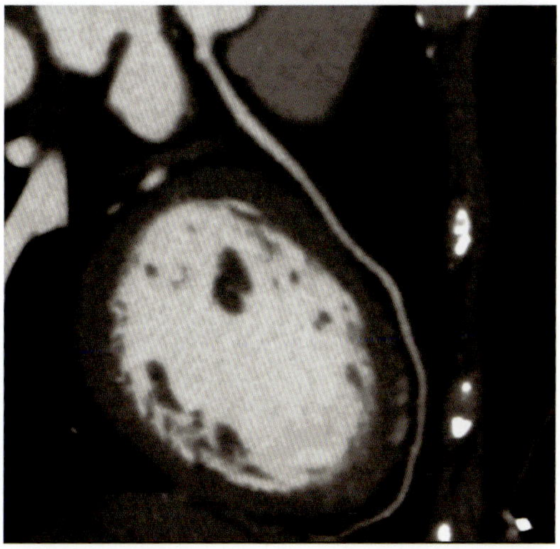

图4-13　同图4-11，左冠状动脉前降支CPR成像

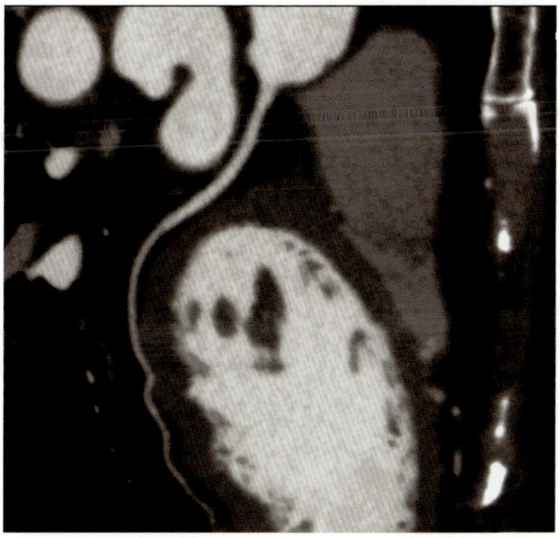

图4-14　同图4-11，左冠状动脉旋支CPR成像

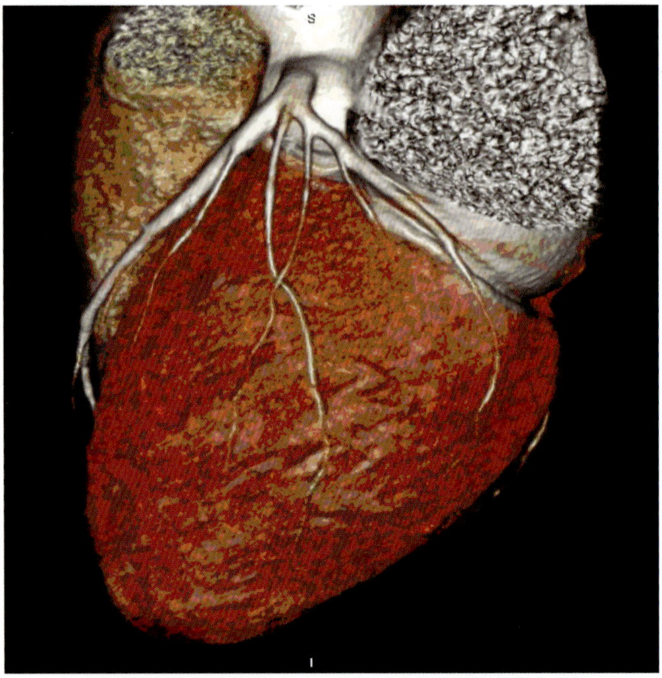

图4-15　正常右冠状动脉、左冠状动脉前降支、对角支及旋支VR成像

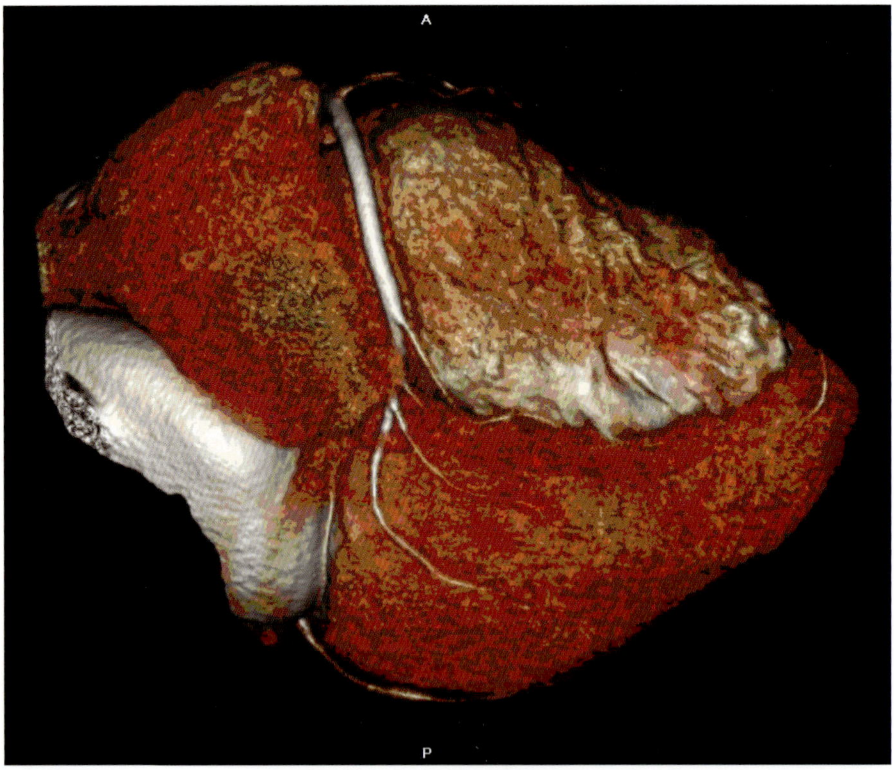

图4-16　同图4-15，右冠状动脉及远处分支VR成像

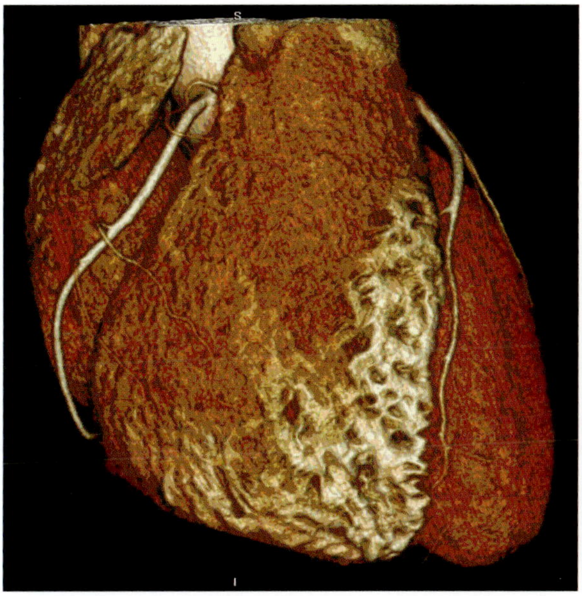

图4-17　正常右冠状动脉VR成像

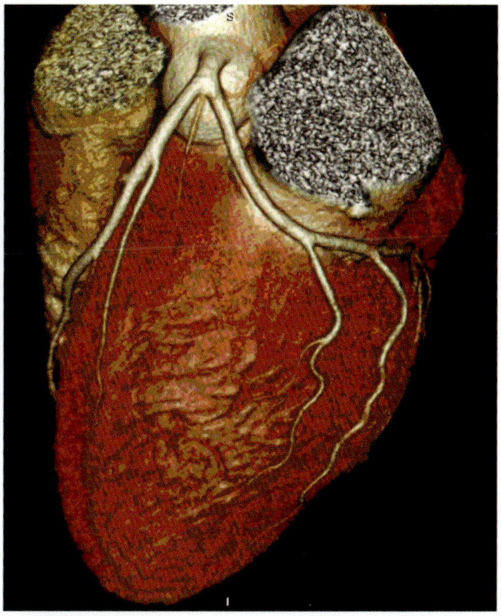

图4-18　同图4-17，左冠状动脉前降支及旋支VR成像

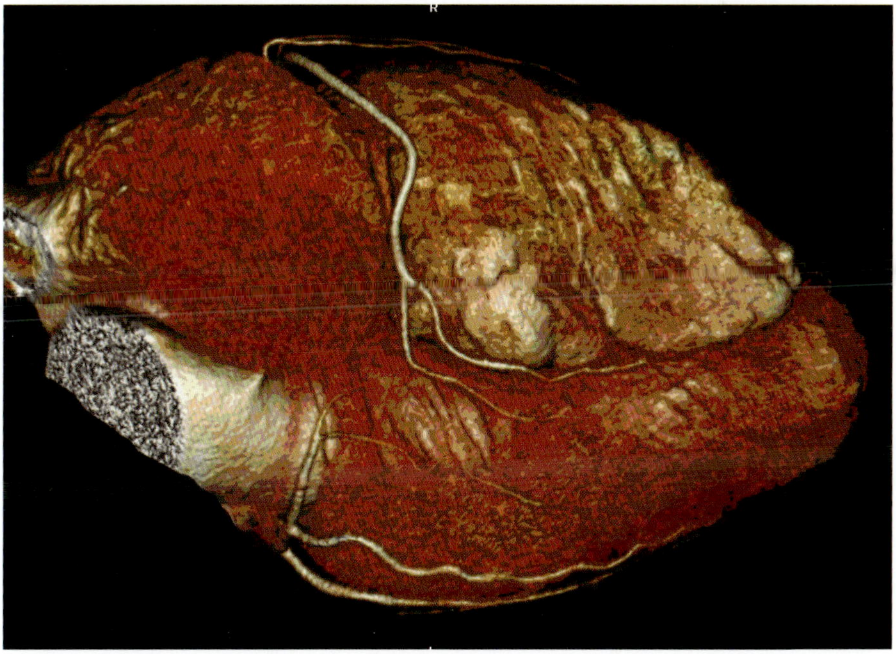

图4-19　同图4-17，右冠状动脉及旋支心底远处分支VR成像

左、右冠状动脉在心脏胸肋面的分布范围变化不大，但在心脏膈面的分布范围因左、右冠状动脉的发育程度不同而出现较明显差异。CT显示左、右冠状动脉在膈面分布区域的大小可分为3型：

1. 右优势型。右冠状动脉在心室膈面的分布范围较大，除右心室膈面外，还越过房室交点以及后心室间沟，分布于左心室膈面的一部分或全部，后室间支来自右冠状动脉，此型最多见，占65.7%左右。

2. 均衡型。左、右心室的膈面各由本侧的冠状动脉供应，左、右冠状动脉的分布区互不越过房室交点。后室间支为左或右冠状动脉的末梢支，或同时来自于左、右冠状动脉，此型约占28.7%。

3. 左优势型。左冠状动脉较粗大，除发出分支供应左心室膈面外，分支还越过房室交点，供应右心室膈面的一部分或全部，包括后室间支和房室结动脉均发自左冠状动脉，此型约占5.6%。

二、冠状动脉先天性变异及畸形

冠状动脉起源、数量及行程等可有一些变异与畸形，包括双冠状动脉、冠状动脉起源异常、右冠状动脉与左冠状动脉连通、左冠状动脉旋支缺失、冠状动脉细小等（图4-20至图4-31）。

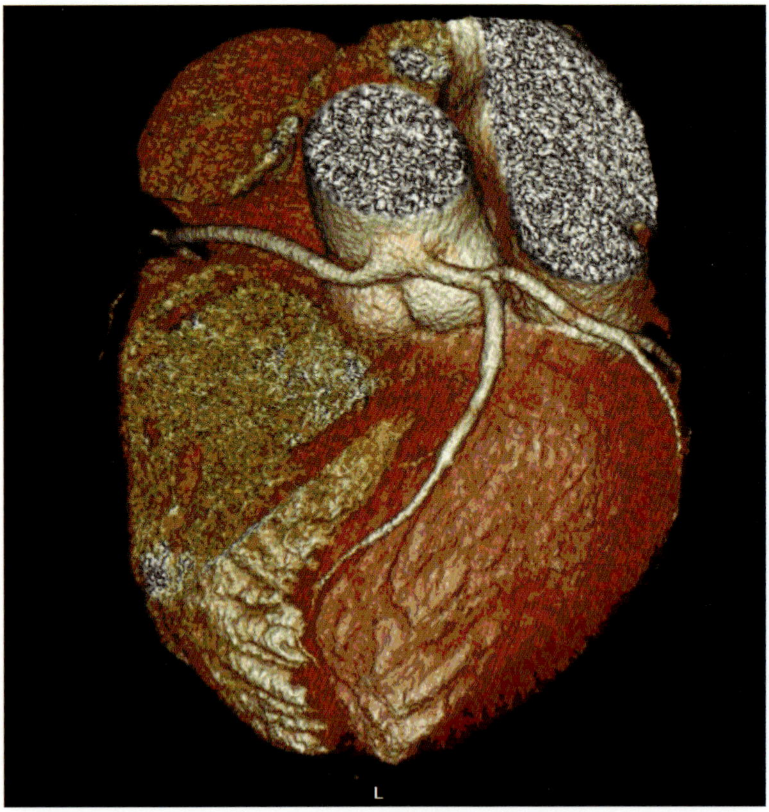

图4-20 右冠状动脉开口于左冠状窦

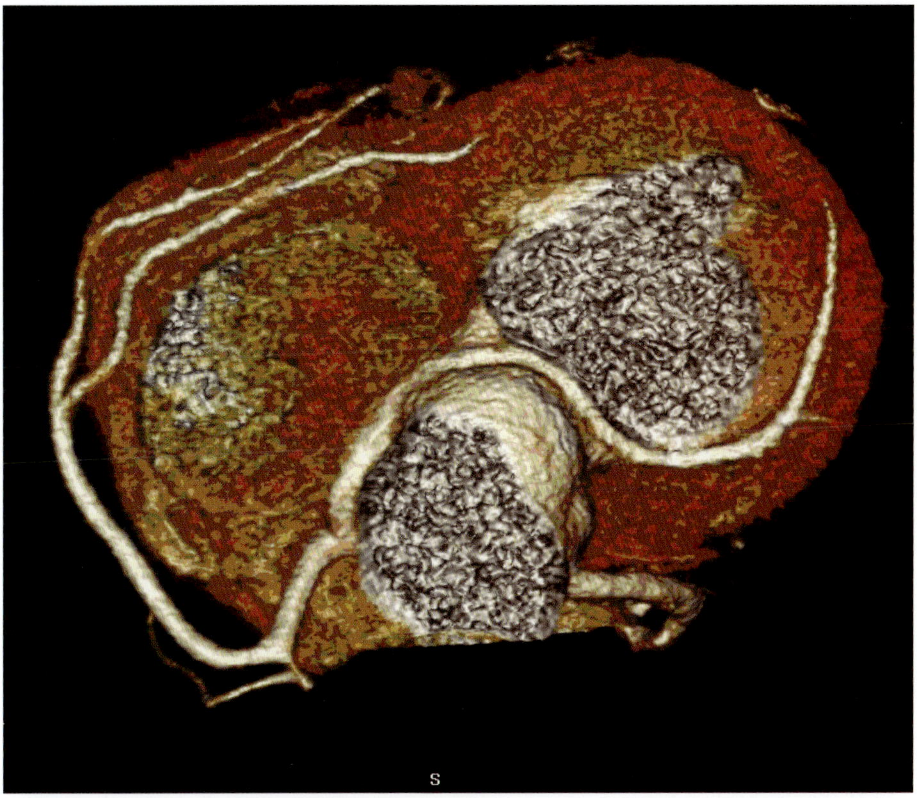

图4-21　左冠状动脉回旋支开口于右冠状窦，走行于升主动脉后缘与肺动脉之间

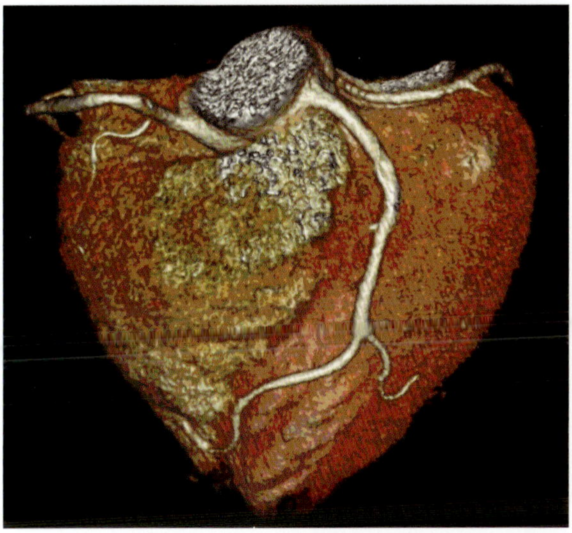

图4-22　同图4-21，左冠状动脉前降支开口于正常左冠状窦

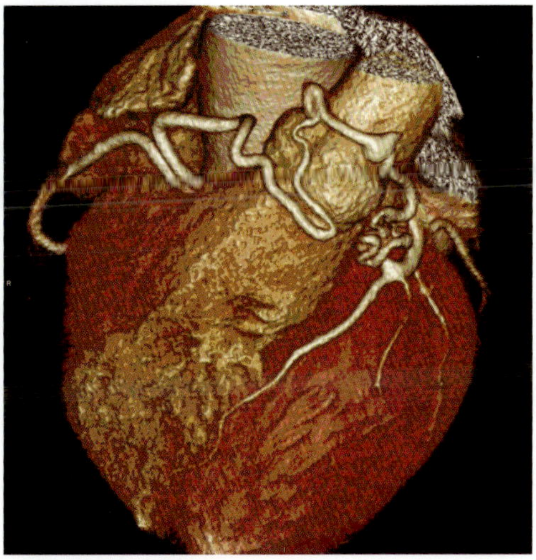

图4-23　右侧2条右冠状动脉，其中一条与左前降支相连

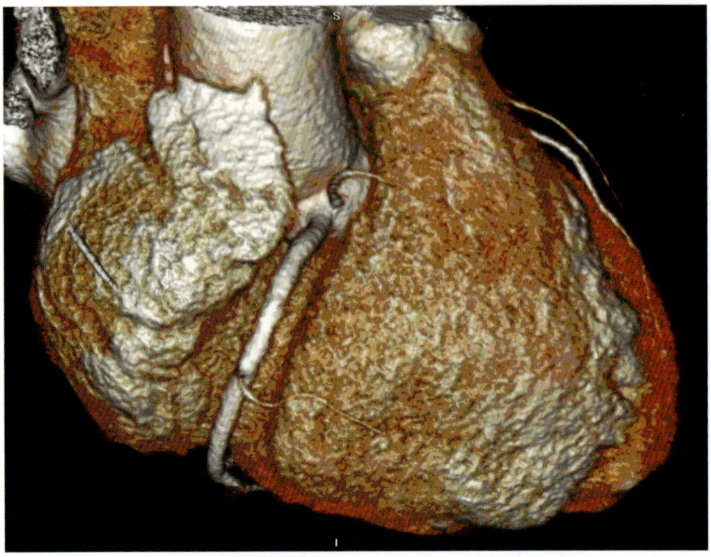

图4-24　右侧2条右冠状动脉，其中一条细小

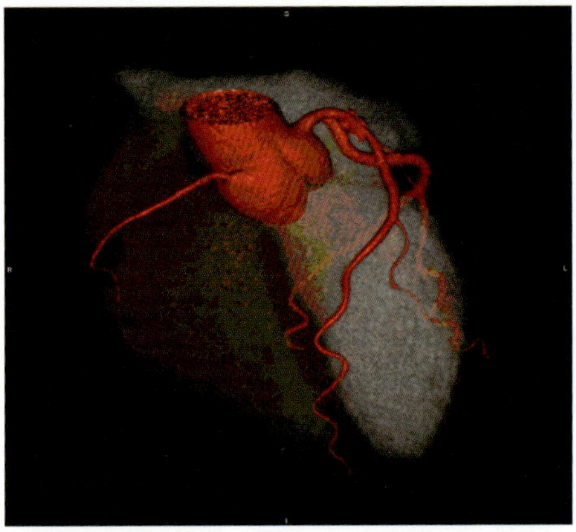

图4-25　右冠状动脉细小

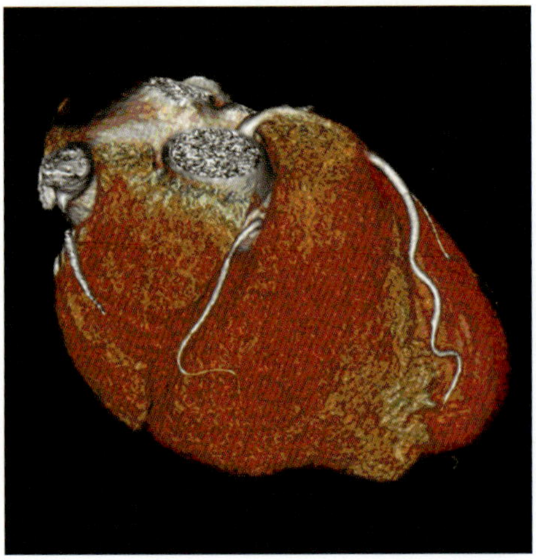

图4-26　同图4-25，显示右冠状动脉细小

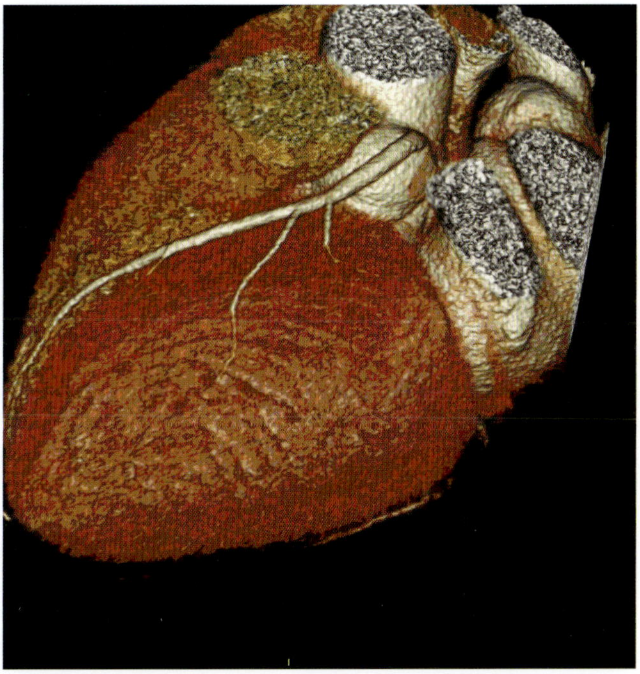

图4-27　左冠状动脉回旋支缺失

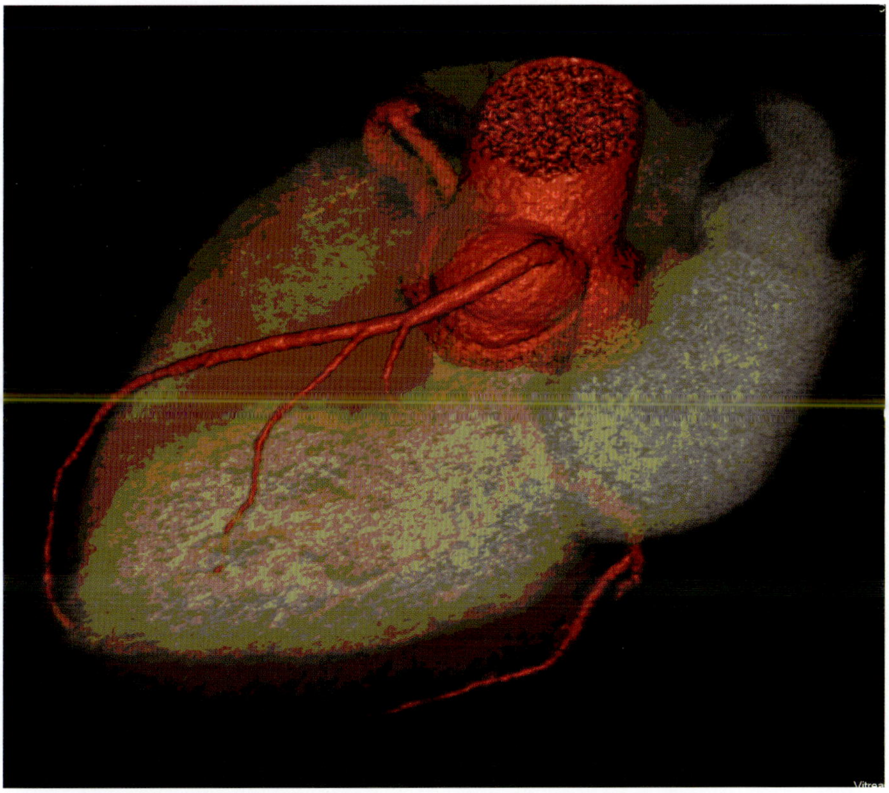

图4-28　同图4-27，左冠状动脉回旋支缺失

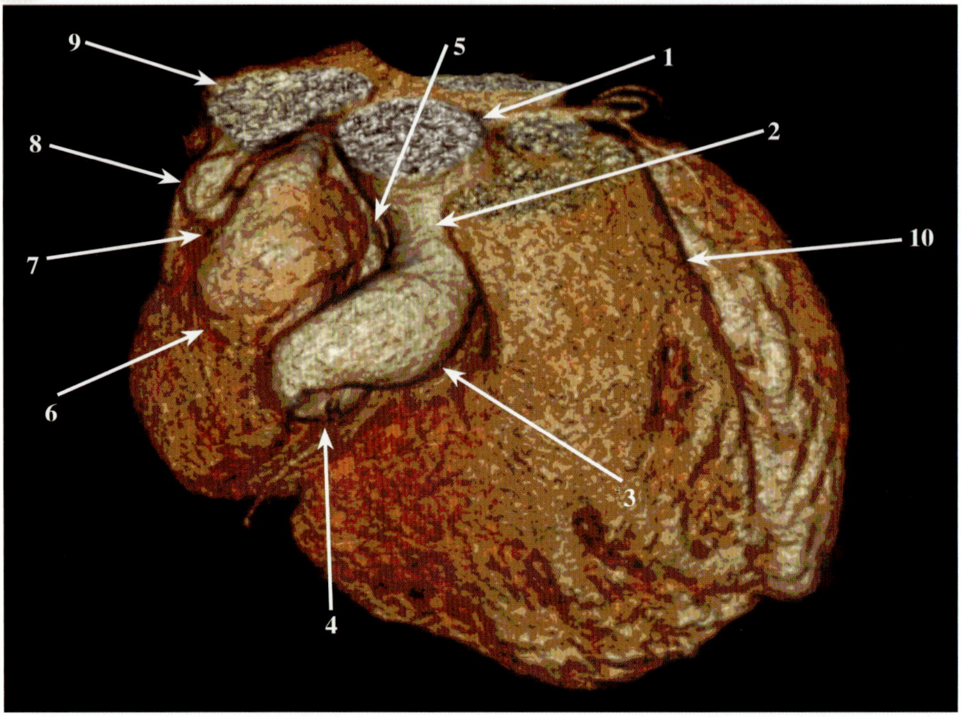

图4–29a　心脏VR成像示主动脉（箭头1）与上腔静脉（箭头9）连通，二者之间见一粗大扭曲异常交通血管（箭头2、3、4、5、6、7、8）

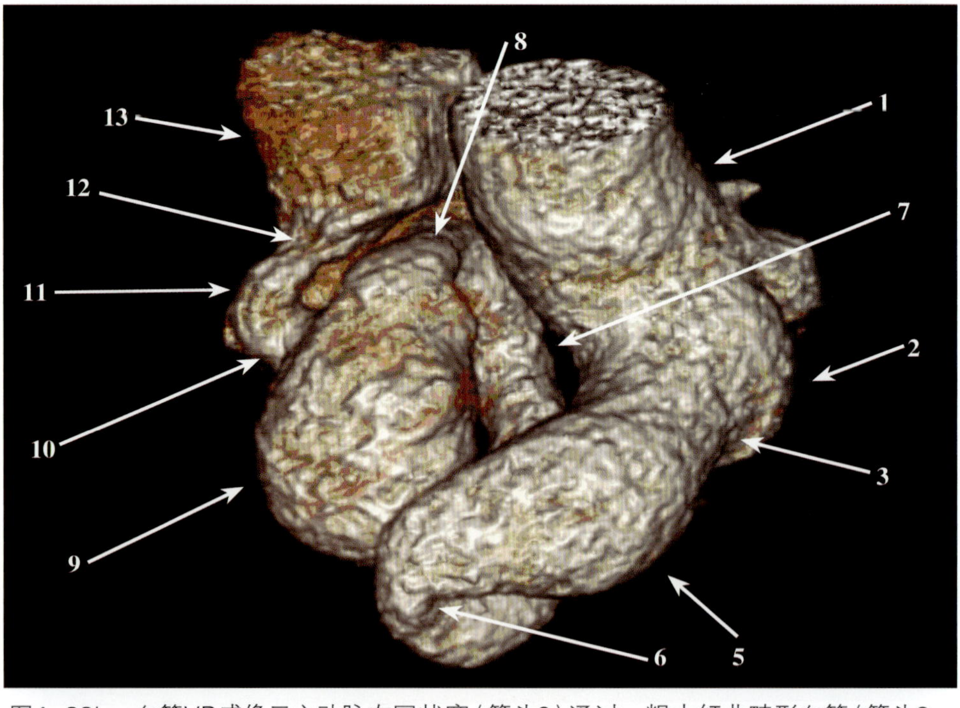

图4–29b　血管VR成像示主动脉右冠状窦（箭头2）通过一粗大纡曲畸形血管（箭头3、5、6、7、8、9、10、11、12）与上腔静脉（箭头13）连通

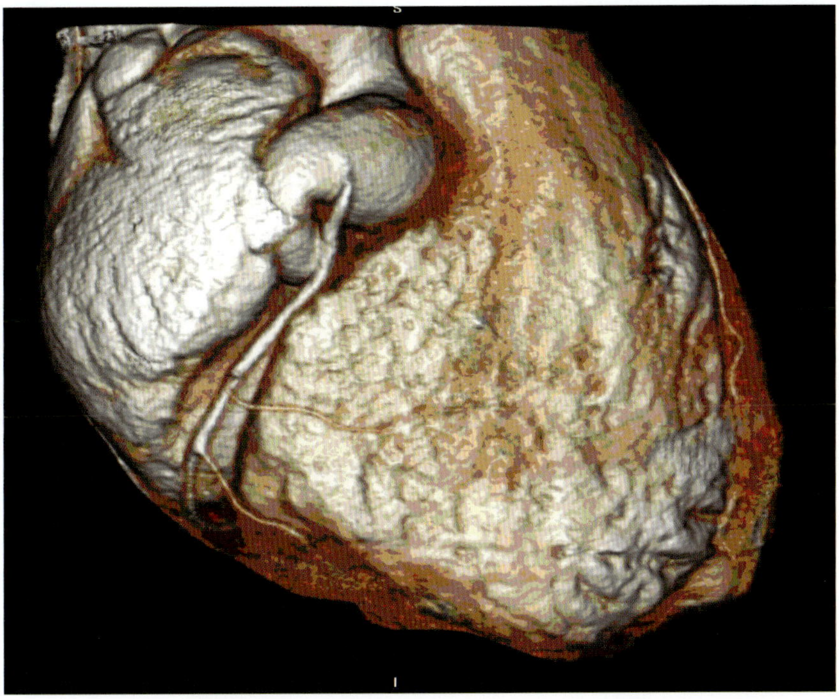

图4-30　同图4-29，右冠状动脉开口于粗大扭曲异常交通血管

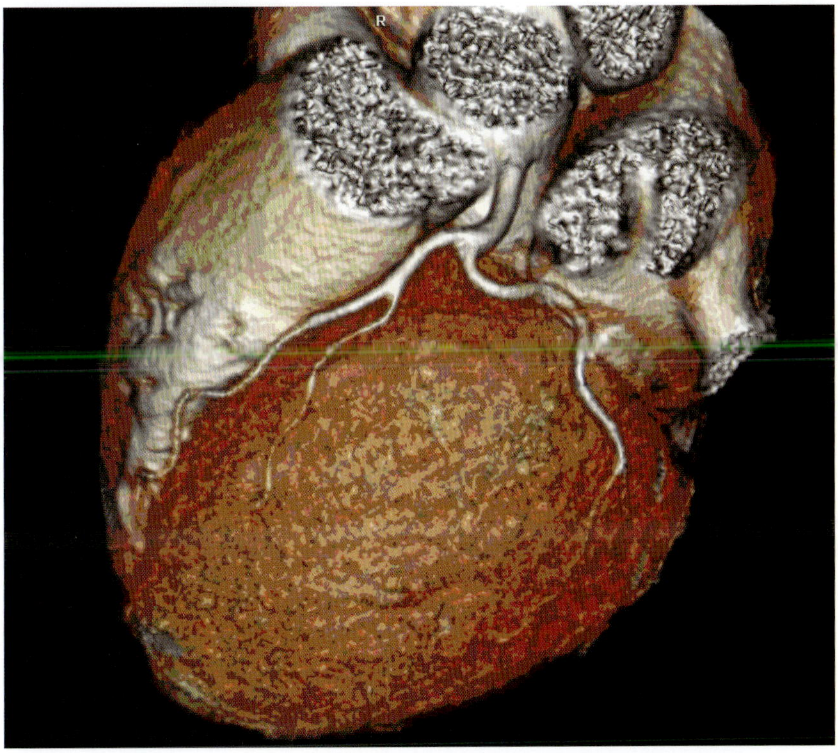

图4-31　同图4-29，左冠状动脉开口于正常左冠状窦

第三节　心脏瓣膜CT正常表现

一、二尖瓣CT正常表现

（一）二尖瓣320排CT常用观察体位

1．四腔位：此为观察二尖瓣瓣叶及其开放角度、腱索及乳头肌形态最常用的体位（图4–32），类似于B超四腔位心（图4–33）。

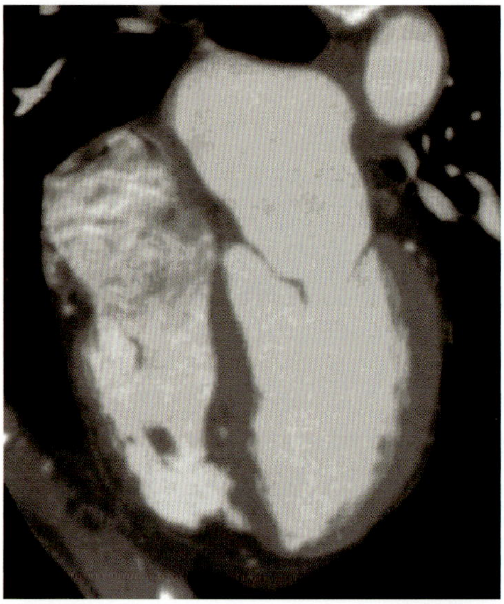

图4–32　四腔位心观察二尖瓣瓣叶

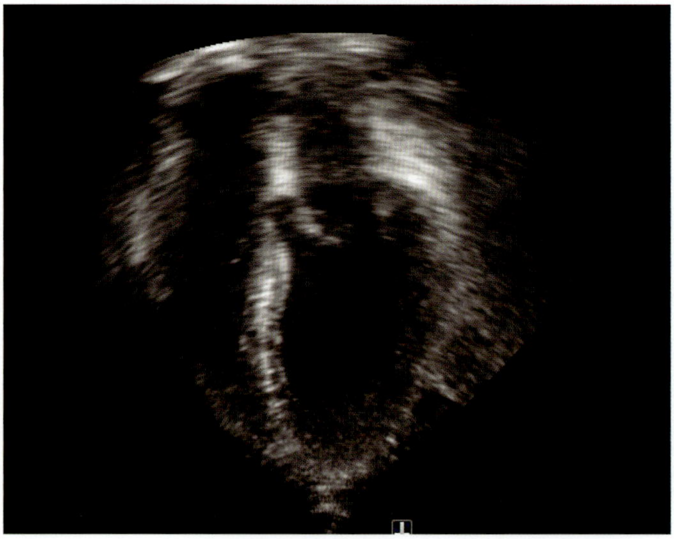

图4–33　同图4–32，B超四腔位心观察二尖瓣瓣叶

2．双口位：观察二尖瓣形态，并同时显示左心室流出道及流入道情况（图4-34），类似于B超双口位心（图4-35）。

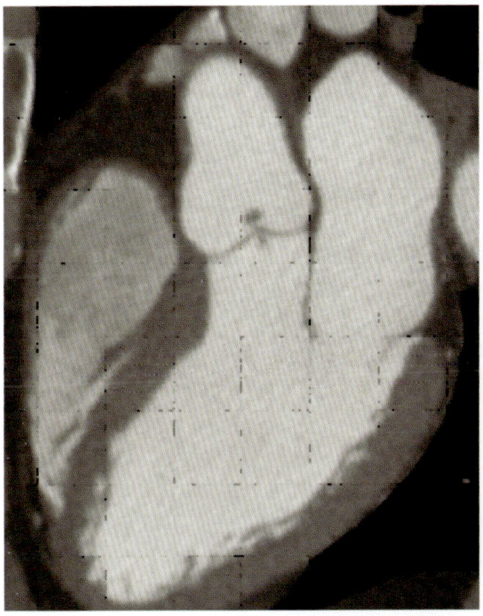

图4-34 双口位心脏，观察二尖瓣形态、左心室流出道及流入道

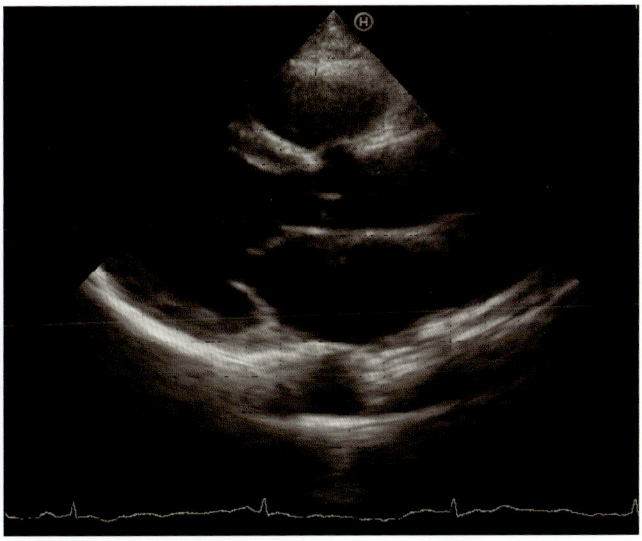

图4-35 同图4-34，B超双口位心，观察二尖瓣形态、左心室流出道及流入道

3．横轴位二尖瓣根部层面：观察二尖瓣瓣口开放、关闭情况，并且也是测量二尖瓣口面积的最佳层面（图4-36），类似于B超左心室短轴位心（图4-37）。

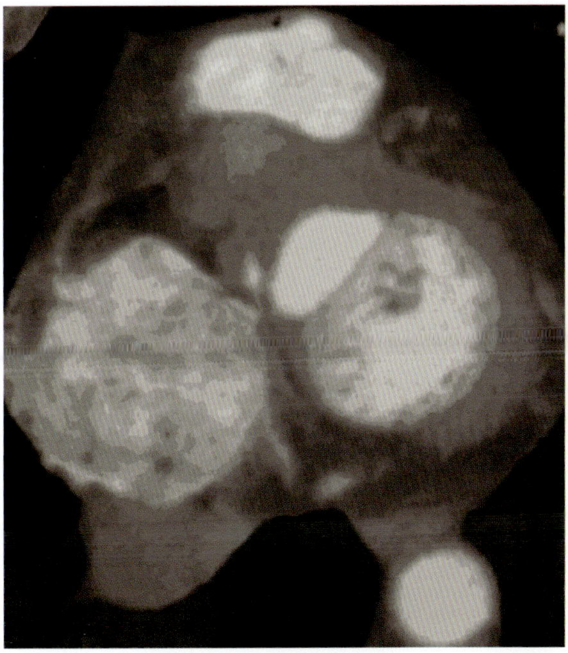

图4-36 横轴位二尖瓣根部层面观察二尖瓣瓣口开放情况

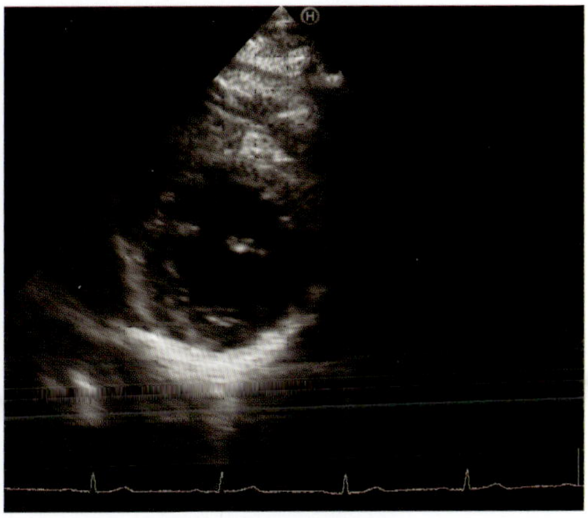

图4-37 同图4-36，B超左心室短轴位心观察二尖瓣瓣口开放情况

（二）二尖瓣形态结构与测量

二尖瓣结构由瓣叶、瓣环、腱索及乳头肌构成。正常的二尖瓣瓣叶根部附着在二尖瓣瓣环上，瓣叶的下缘垂入左心室并出现切迹，将二尖瓣分为前瓣和后瓣，心脏收缩时二尖瓣瓣叶对合，二尖瓣瓣口关闭，心脏舒张时，瓣叶分离，瓣口张开。在320排CT图像后处理时，可选择不同的期相进行重建。选择心动周期中70%左右的时相（相当于心脏舒张期，二尖瓣处于开放状态）进行重建，可以很好地观察二尖瓣的解剖形态，而选择20%左右的时相（相当于心脏收缩期，二尖瓣处于关闭状态）进行重建，可以观察瓣叶开放时瓣口的情况。在320排CT图像上除了能够显示二尖瓣瓣环及瓣叶外，还可以清晰地显示出腱索及乳头肌的形态结构。垂直于室间隔的左心室长轴，可测量二尖瓣长度（图4-38）、二尖瓣口、瓣环直径（图4-39）。左心室短轴可测量二尖瓣口面积（图4-40）。320排CT还可测量二尖瓣厚度（图4-41）、开放角度（图4-42）及二尖瓣前后缘长度（图4-43）。

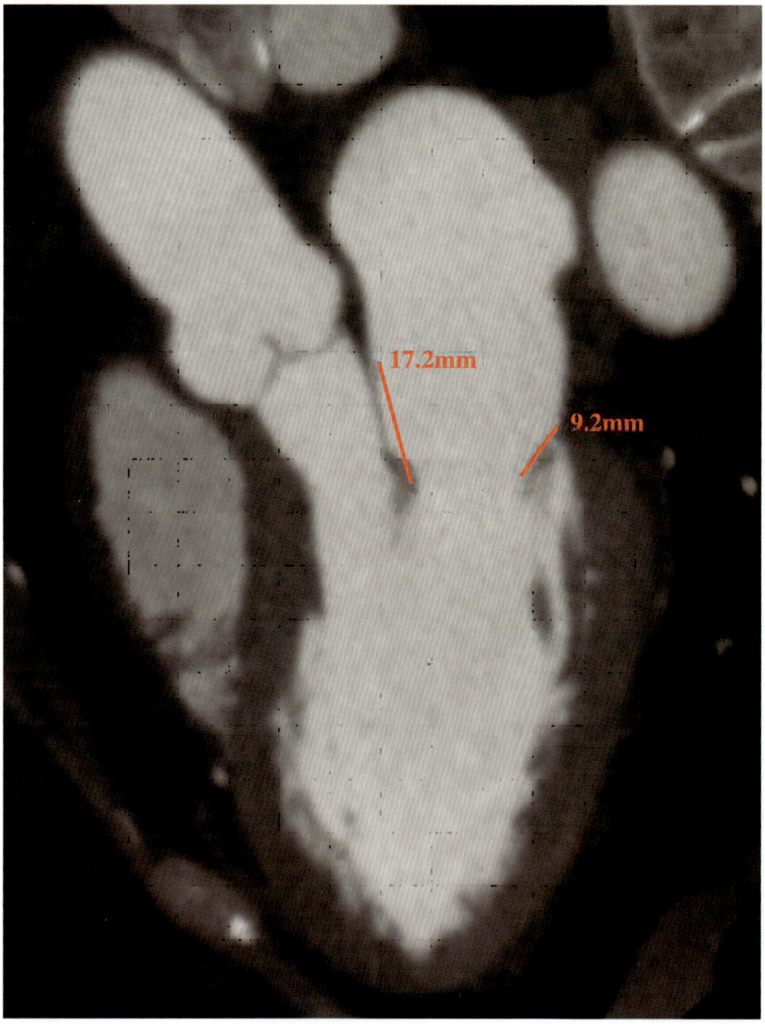

图4-38　垂直于室间隔的左心室长轴，测量二尖瓣长度

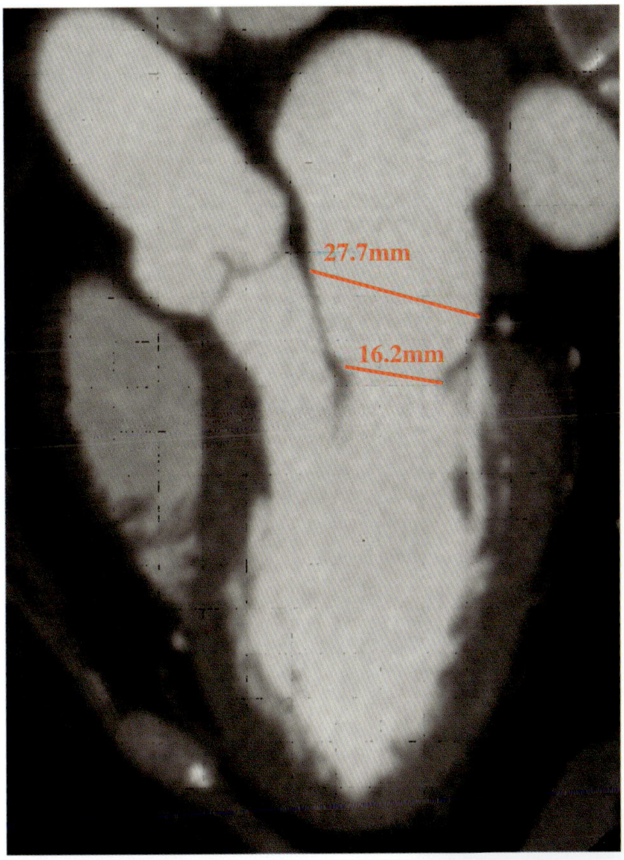

图4-39　垂直于室间隔的左心室长轴，测量二尖瓣口、瓣环直径

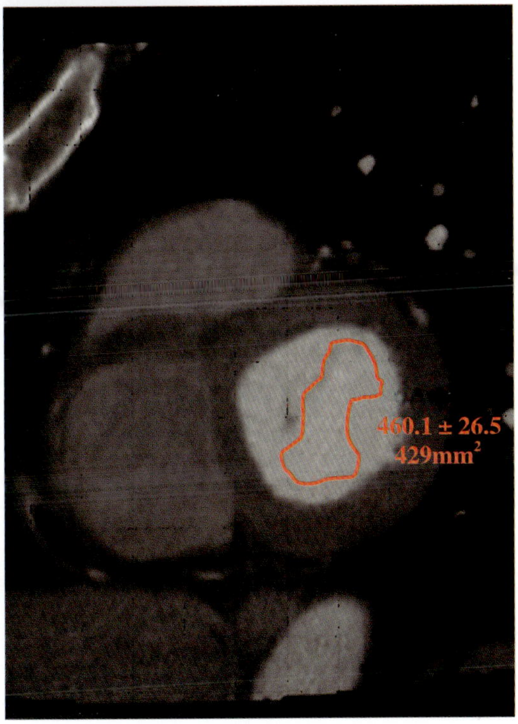

图4-40　左心室短轴测量二尖瓣口面积

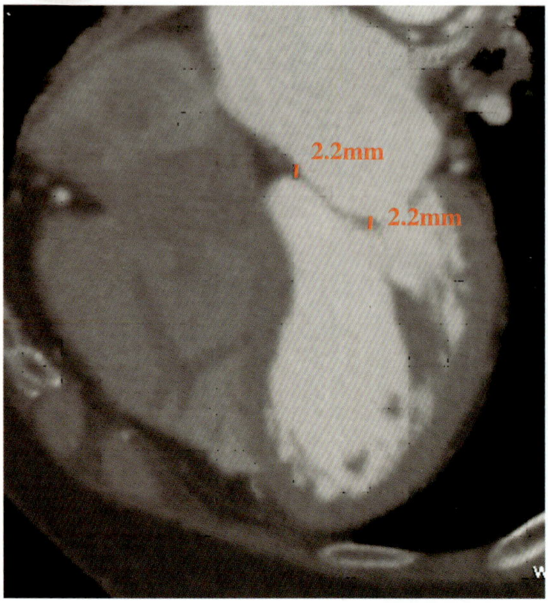

图4-41　320排CT测量二尖瓣厚度

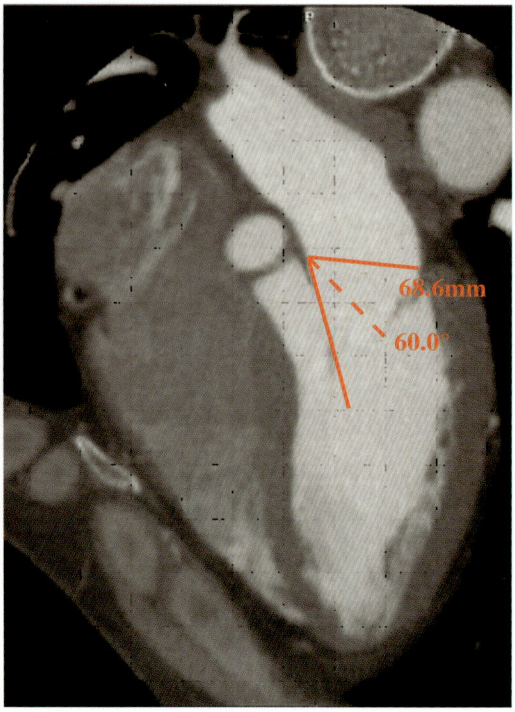

图4-42　320排CT测量二尖瓣开放角度

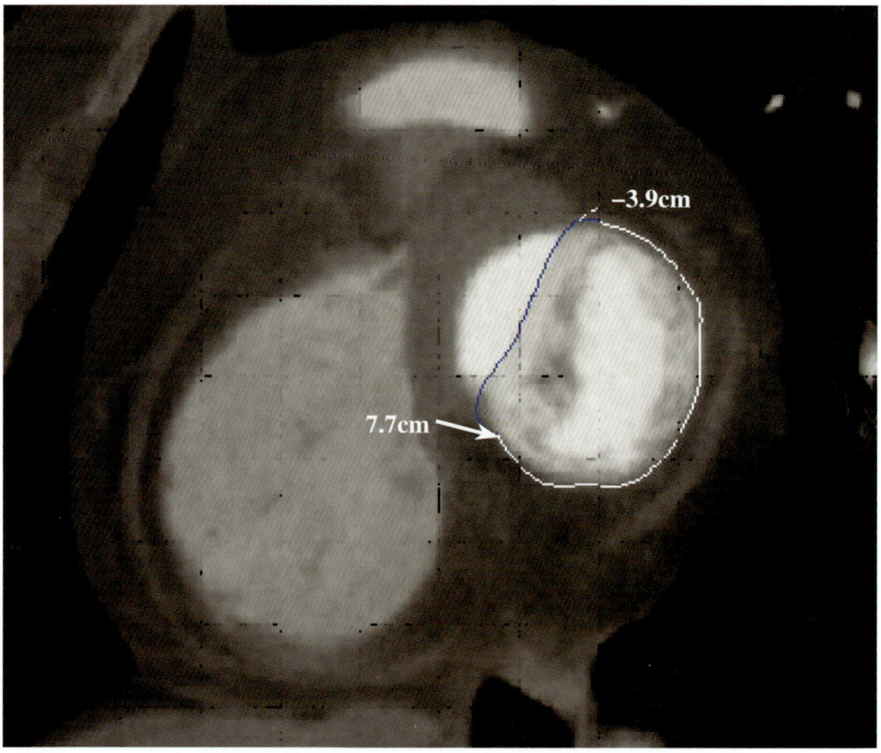

图4-43　320排CT测量二尖瓣前后缘长度

（三）电影CT观察二尖瓣

320排CT图像后处理中，选择与二尖瓣垂直及平行的切面，可将多期相的图像制作成电影，可清晰地对瓣叶开放及关闭过程中的形态变化进行动态观察。

二、主动脉瓣320排CT正常表现

（一）主动脉瓣常用观察体位

1．主动脉短轴位：平行于主动脉瓣环并垂直于升主动脉成像可观察主动脉窦及主动脉瓣的形态和个数（图4–44），类似B超图像（图4–45）。

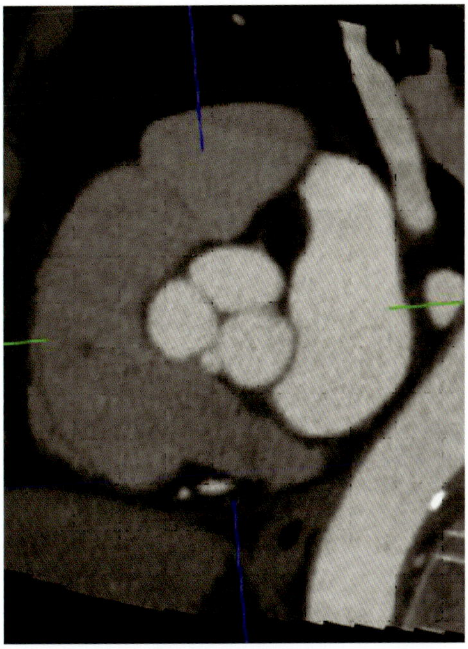

图4–44　主动脉短轴位观察舒张期主动脉瓣关闭

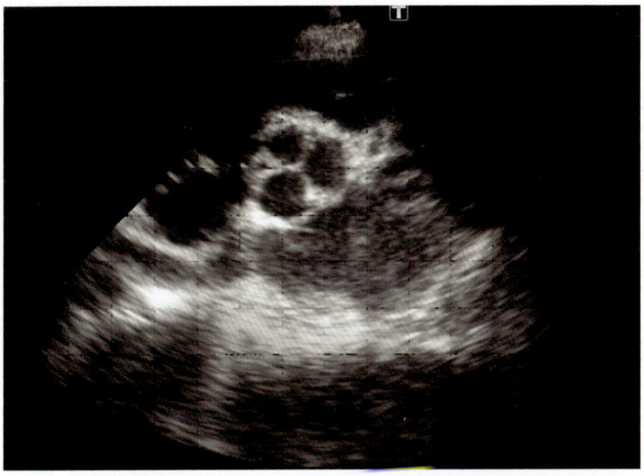

图4–45　同图4–44，B超主动脉短轴位观察舒张期主动脉瓣关闭

2．心脏双口位：垂直于室间隔的左心室长轴，即左心室流入道（二尖瓣）和流出道（主动脉瓣）在同一层面同时显示，可以观察主动脉瓣的形态及左心室流出道情况（图4–46）。

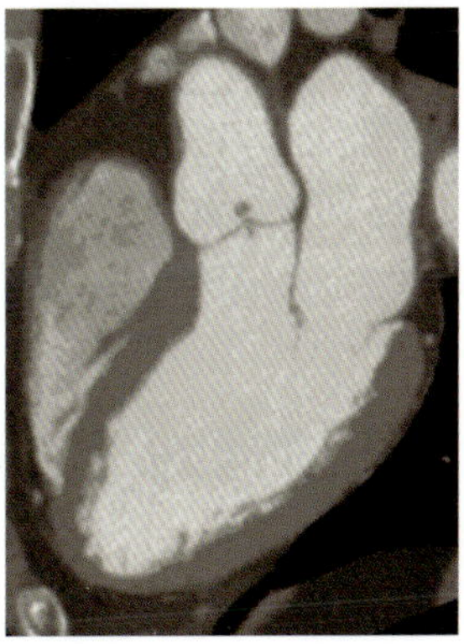

图4–46　心脏双口位，观察主动脉瓣的形态、左心室流出道及流入道

（二）主动脉瓣膜形态结构及测量

320排CT空间分辨率高，各向同性，增强扫描可以获得高对比及高质量的心脏瓣膜图像。主动脉瓣由主动脉瓣叶及瓣环构成，包括左冠瓣、右冠瓣、无冠瓣。正常的主动脉瓣叶基底部附着在弧形弯曲的主动脉瓣环上，为3个半月形膜片，大小相同，位置等高，其游离缘互相接触，心脏收缩时瓣口开放，瓣叶贴附于窦内，心脏舒张时瓣叶游离缘互相密接以防止血液反流。在进行320排CT图像后处理时，可选择不同的期相进行重建以观察主动脉瓣。选择心动周期中70%左右的时相（相当于心脏舒张期，主动脉瓣处于关闭状态）进行重建，从左斜矢状位、冠状位及轴位可以很好地观察主动脉瓣的解剖形态，主动脉瓣呈“Y”字形（图4–47）。而选择20%左右时相（相当于心脏收缩期，主动脉瓣处于开放状态）进行重建，可以观察瓣叶开放时瓣口的情况，主动脉瓣呈三角形（图4–48）。垂直于室间隔的左心室长轴位可测量主动脉瓣右冠瓣、无冠瓣（图4–49），与B超测量相似（图4–50）。主动脉短轴位可以测量主动脉瓣的开放面积（图4–51）及瓣环直径，分别与B超测量相似（图4–52、图4–53、图 4–54）。

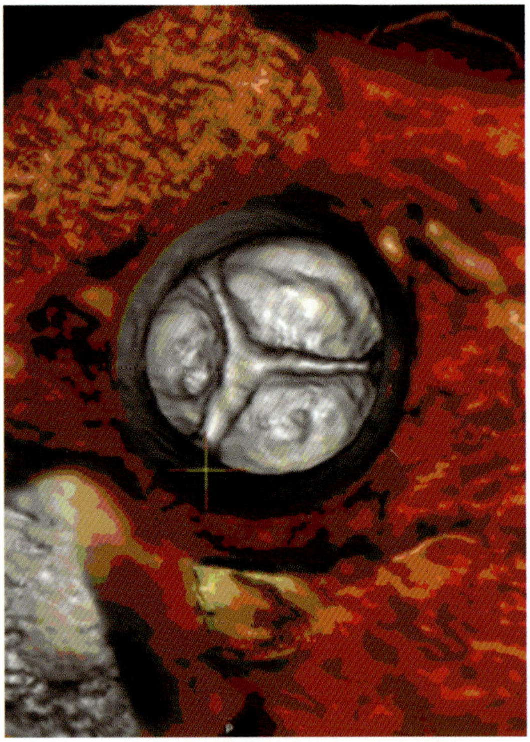

图4–47　心脏舒张期短轴位VR成像，主动脉瓣关闭呈“Y”字形

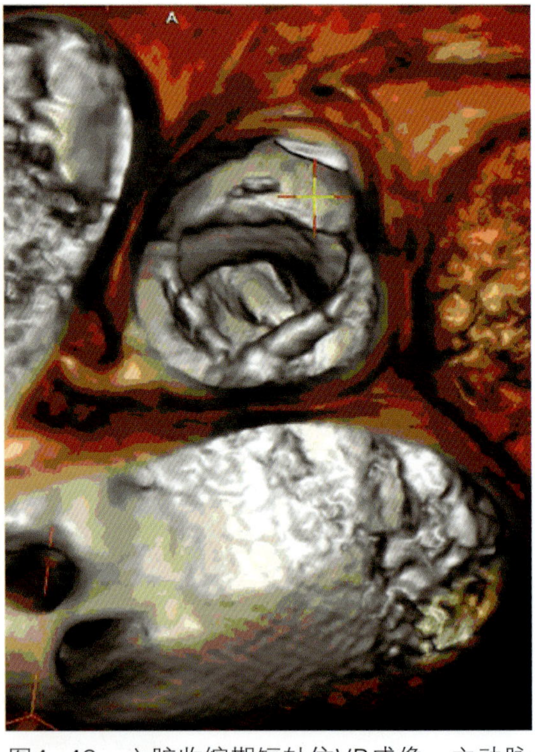

图4–48　心脏收缩期短轴位VR成像，主动脉瓣开放呈三角形

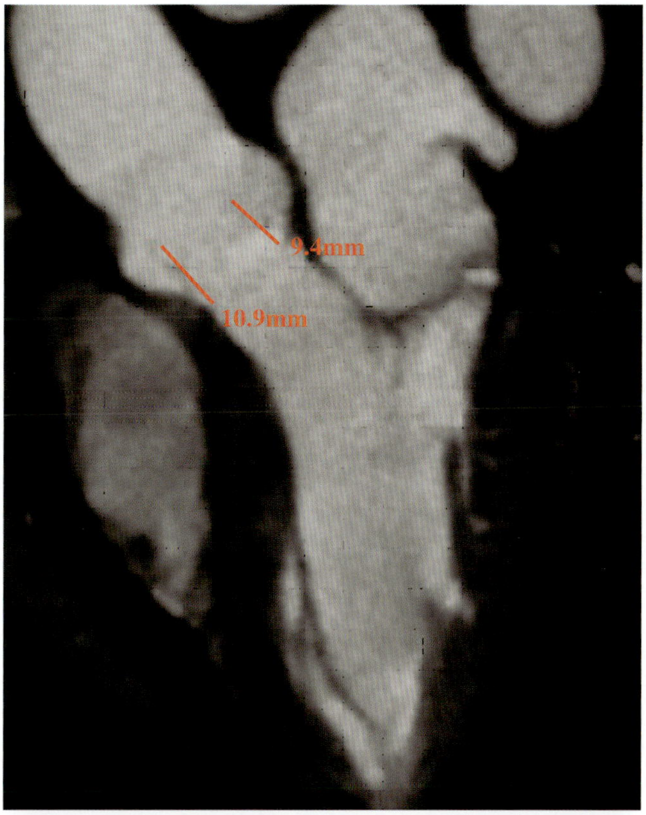

图4-49　垂直于室间隔的左心室长轴位测量主动脉瓣右冠瓣、无冠瓣

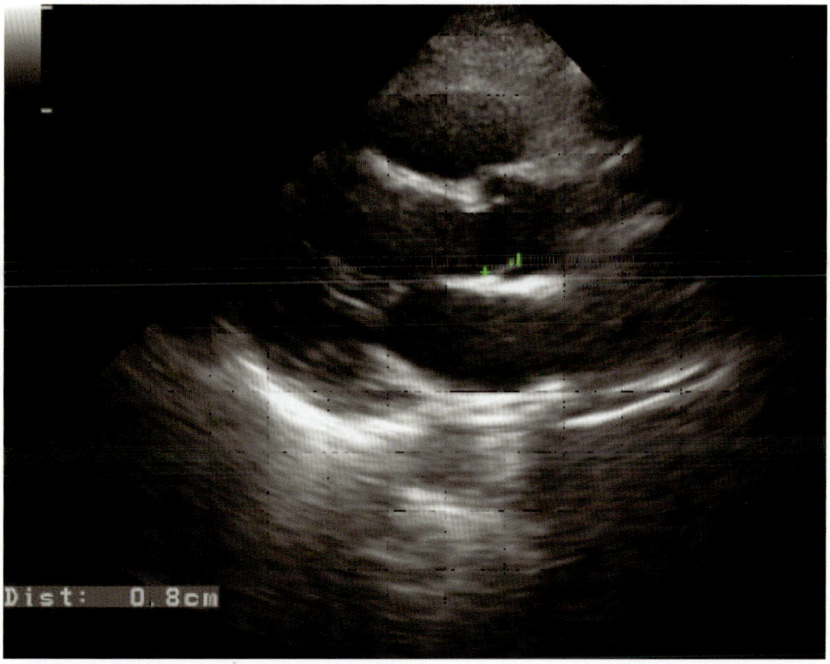

图4-50　同图4-49，B超垂直于室间隔的左心室长轴位测量主动脉瓣右冠瓣

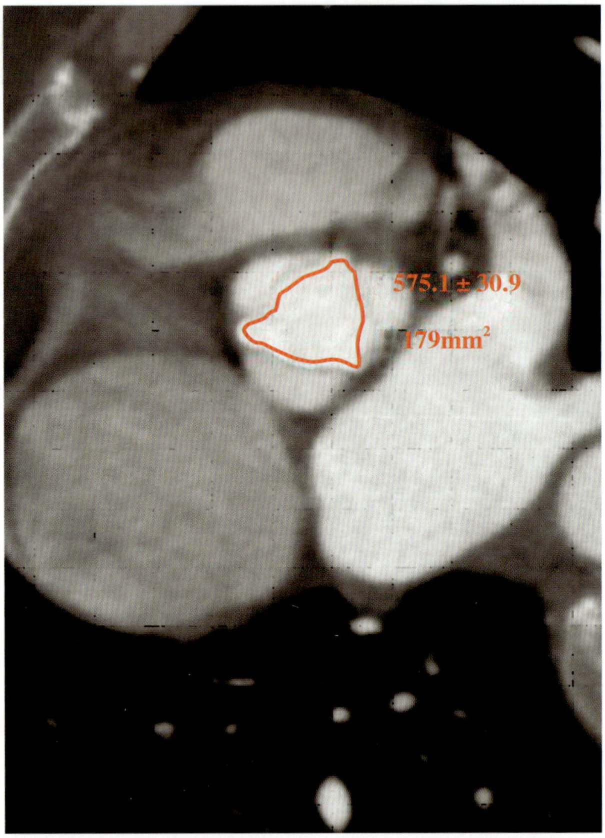

图4-51　主动脉短轴位测量主动脉瓣口面积

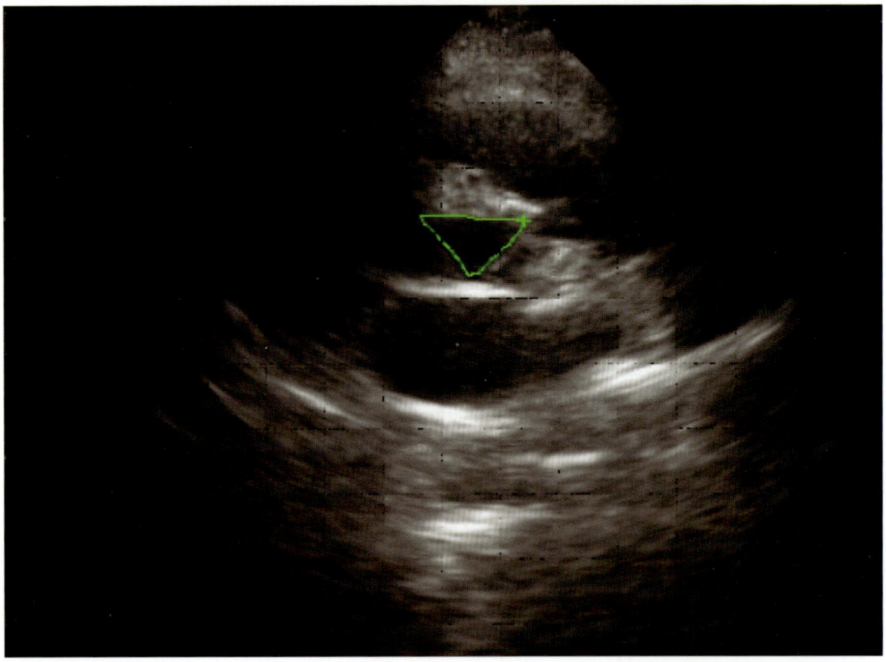

图4-52　同图4-51，B超主动脉短轴位测量主动脉瓣口面积

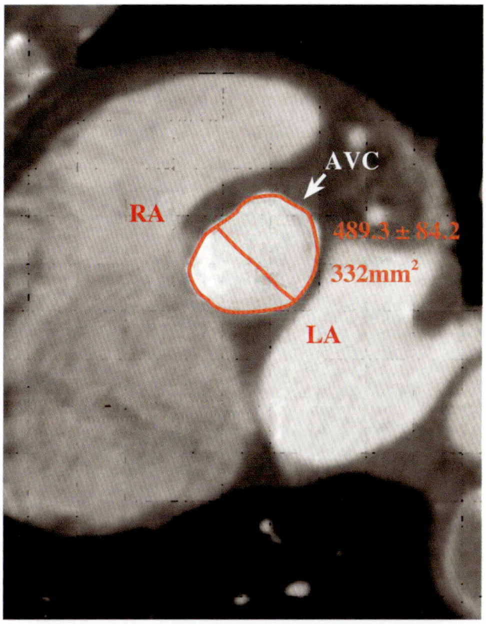

图4-53　主动脉短轴测量主动脉瓣环直径

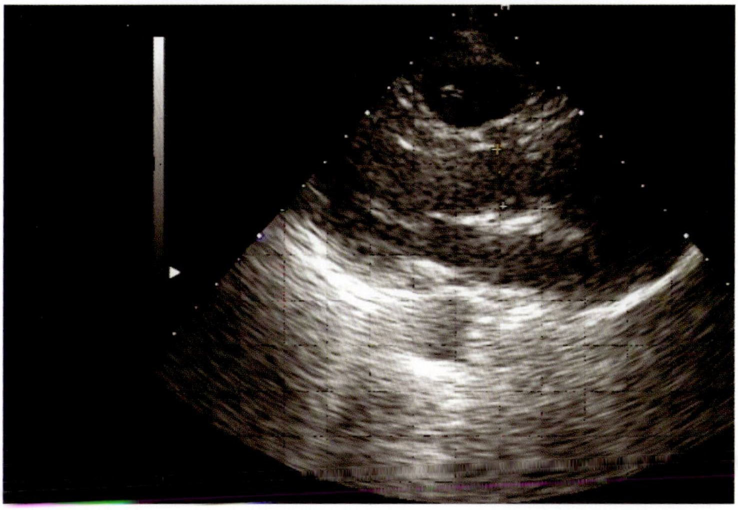
图4-54　同图4-53，B超主动脉短轴位测量主动脉瓣环直径

（三）电影CT观察主动脉瓣

320排CT图像后处理中，选择与主动脉瓣垂直及平行的切面，可将多期相的图像制作成电影，可清晰地对瓣叶开放及关闭过程中的形态变化进行动态观察。

三、肺动脉瓣320排CT正常表现

（一）肺动脉瓣常用的观察体位

1．短轴位肺动脉根部层面：可观察肺动脉瓣的形态和个数。

2. 矢状位连接主动脉弓与心尖的连线：可观察肺动脉瓣的形态及右心室流出道情况。

3. 冠状位平行于室间隔的右心室长轴位：可观察肺动脉瓣形态及右心室流入道、右心室流出道情况。

（二）肺动脉瓣膜形态结构

肺动脉瓣的瓣叶厚度较主动脉瓣薄，因此在320排CT成像中，对肺动脉瓣的显示差于主动脉瓣。肺动脉瓣由肺动脉瓣叶及瓣环构成，为3个半月形膜片，大小相同，位置等高，其游离缘互相接触，心脏收缩时瓣口开放；心脏舒张时，瓣叶游离缘互相密接以防止血液反流。

（三）电影 CT观察肺动脉瓣

320排CT图像后处理中，选择与肺动脉瓣环垂直及平行的切面，将不同期相的图像制作成电影，用以动态观察肺动脉瓣开放及关闭过程中的形态变化。

四、三尖瓣320排CT正常表现

由于对比剂由四肢大静脉注入，对比剂到达右心房的时间短，对比剂尚未与血液充分融合，导致右心房内的对比剂不均匀，从而造成的严重伪影，且三尖瓣本身瓣叶的厚度较薄，因此CT观察三尖瓣受到一定的限制，很难清晰地显示出三尖瓣的形态结构，只能于四腔心层面及近于右心室二腔心层面大致观察三尖瓣。有待进一步研究，改进造影、扫描方法，以期能较好地显示三尖瓣的形态并对其进行动态观察。

第四节　心包CT正常表现

一、心包常用CT观察体位

1. 横轴位：为观察心包最常用的位置。
2. 矢状位和冠状位：辅助显示心包脏层和壁层转折及心包窦。

二、心包形态结构的显示

心包为锥形纤维浆膜囊，包裹心和出入心的大血管根部，分内层和外层，外层称纤维心包，内层称浆膜心包。纤维心包是坚韧的结缔组织囊，上方与大血管的外膜相续，下方与隔中心腱相连。浆膜心包分脏层和壁层，紧贴心和大血管根部表面的浆膜为脏层（心表面的浆膜即心外膜），它在大血管根部移行为壁层，贴衬于纤维心包内面。脏层和壁层之间的腔隙称心包腔，内含少量浆液，起润滑作用。在心包腔内，浆膜心包脏层和壁层折转处的间隙称心包窦。位于升主动脉、肺动脉干后方与上腔静脉、左心房前方之间的间隙称心包横窦。在左心房后方与心包后壁之间的间隙称心包斜窦，其两侧界是左肺静脉、右肺静脉和下腔静脉。横窦和斜窦在心外科中有实用意义。此外，心包腔前下部即心包胸肋部与膈部转折处的间隙称心包前下窦，在直立时位置较低，经左剑肋角行心包穿刺可较安全地进入此窦。心包的主要功能包括膜功能和机械功能。前者为搏动心提供一个光滑的活动面；后者可防止心过度扩张并使心固定于正常位置，同时作为一个屏障使胸腔内器官和膈下感染不致蔓延到心。

320排CT密度分辨率、空间分辨率高，横断面上组织结构无重叠，为准确显示心包的结构提供了可靠的非创伤性检查手段。CT所显示的心包实际上包括了脏层和壁层及心包腔内的少量滑液，由于心包液分布不均，在心室水平和主动脉根部心包液较多，因而显示较厚（图4-55至图4-57）。

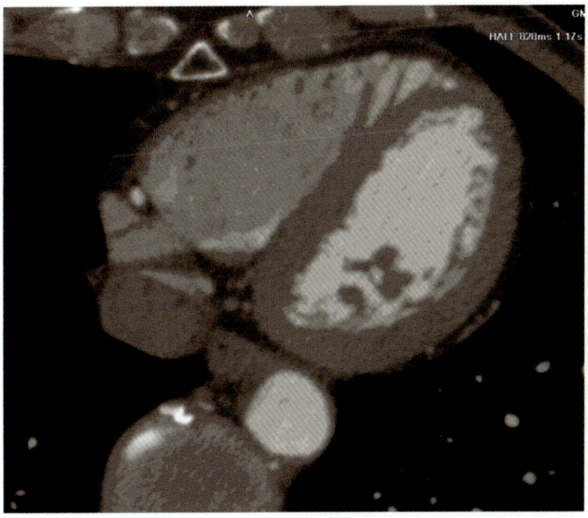

图4-55　320排CT横断位显示心包

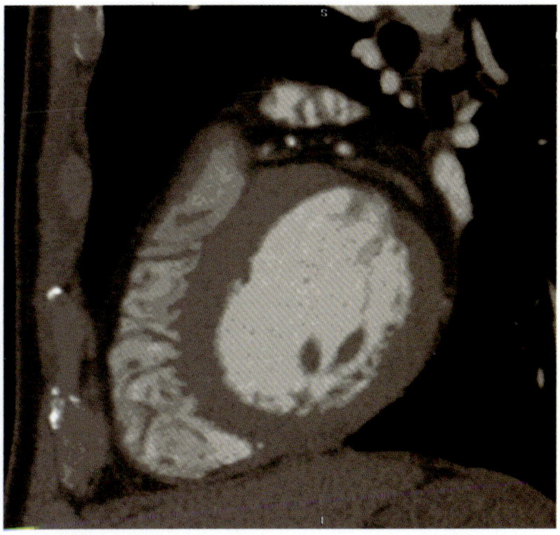

图4-56　320排CT矢状位显示心包

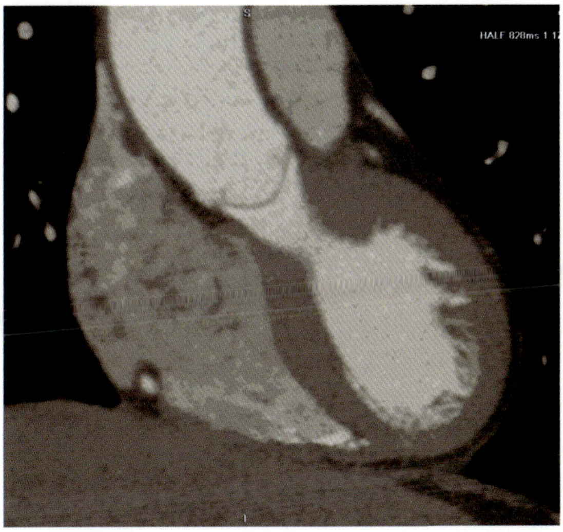

图4-57　320排CT冠状位显示心包

（付熙　谭理连　何伟红）

参 考 文 献

戴汝平. 2000. 心血管CT诊断学[M]. 北京：人民卫生出版社：33−49.

刘庚年. 1998. X线解剖学[M]. 北京：北京医科大学中国协和医科大学联合出版社：180−182.

刘玉清. 2005. 心血管病影像诊断学[M]. 合肥：安徽科学技术出版社：2−10.

席芊，吴元佐，唐俊军. 2004. 成人正常心包的CT观察及临床意义[J]. 中国医学影像技术，20：56−57.

Deibler AR，Kuzo RS，Vohringer M，et al. 2004. Imaging of congenital coronary anomalies with multislice computed tomography[J]. Mayo Clinic Proceedings，79（8）：1017−1023.

Rybicki HJ，Steigner ML. 2008. Initial evaluation of coronary images from 320−detector row computed tomography[J]. Int J Cardiovascular Imaging，24（5）：535−546.

Shi H，Aschoff AJ，Brambs，et al. 2004. Multislice CT imaging of anomalous coronary arteries[J]. Eur Radiol，14（12）：2172−2181.

第五章　冠　心　病

第一节　冠心病诊断与评价

一、冠心病概述

冠心病又称为冠状动脉粥样硬化性心脏病，是一种最常见的心脏病，是指因冠状动脉狭窄、供血不足而引起的心肌功能障碍和（或）器质性病变，故又称缺血性心肌病。本病病因至今尚未完全清楚，但认为可能与年龄、性别、高血压、高脂血症、肥胖、糖尿病、吸烟、饮食、寒冷刺激、内分泌功能低下及遗传等因素有关。在单个或多个危险因素作用的情况下，冠状动脉血管内膜增生、管壁变硬、管腔变小狭窄，同时由于动脉弹性减弱，脆性增加，易于破裂。病理上冠状动脉粥样硬化的形成是一个复杂的过程，细胞分子生物学研究显示，动脉粥样硬化病变具有平滑肌细胞增生，大量胶原纤维、弹力纤维和蛋白多糖等结缔组织基质形成以及细胞内外脂质积聚的特点。冠状动脉粥样硬化的斑块好发于前降支上、中1/3和右冠状动脉中1/3，其次为旋支。左冠状动脉主干常在病理晚期出现较严重的粥样硬化性狭窄。冠状动脉粥样硬化可发生于单支冠状动脉血管，也可发生于多支，多数呈节段性分布，局限性狭窄，也可广泛分布于一个或多个分支。

二、冠心病的320排CT表现

320排CT具有160mm宽探测器，能够实现宽探测器平台下非螺旋单次全器官容积扫描，通过对比剂增强扫描及三维重建可以清楚地显示冠状动脉管腔的大小、形态改变及直接评价冠状动脉有无明显的狭窄。其主要表现：

1．管壁不规则，欠光滑或呈“虫咬状”。

2．管壁单发或多发不规则钙化。

3．管壁不规则软组织软斑块影或不伴有钙化。

4．管腔局限性对称或偏心狭窄，多节段狭窄。

5．冠状动脉管腔完全闭塞及侧支开放。

目前国际上统一采用血管直径法来评估冠状动脉狭窄程度及其分级。血管狭窄的程度=（狭窄端近或远心段正常血管直径－狭窄处直径）÷（狭窄端近或远心段正常血管直径）×100%。

冠状动脉狭窄按其狭窄程度分为4级：Ⅰ级：轻度，冠状动脉狭窄<50%；Ⅱ级：中度，冠状动脉狭窄≤50%～75%；Ⅲ级：重度，冠状动脉狭窄>75%；Ⅳ级：完全闭塞，冠状动脉狭窄=100%。一般认为冠状动脉狭窄程度>50%时才有临床意义。

320排CT拥有亚毫米级的高分辨率，可很清楚地显示冠状动脉斑块，并可根据CT值来测定斑块的类型。冠状动脉斑块分为软斑块（平均CT值20Hu）、纤维斑块（平均CT值84Hu）、钙化斑块（平均CT值>130Hu）。可较好地显示斑块的形态和密度以及与血管壁的关系（图5-1a至图5-12c）。

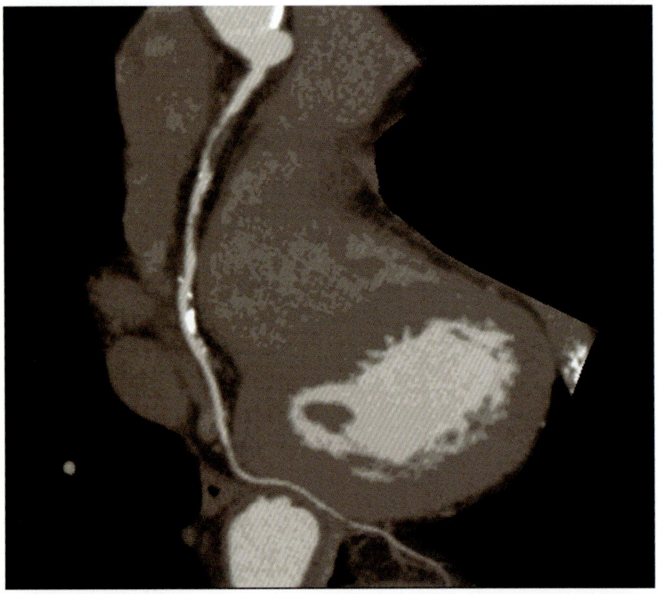

图5-1a　曲面重建（CPR）成像，右冠状动脉近中段低密度软斑块及钙化，相应管腔狭窄

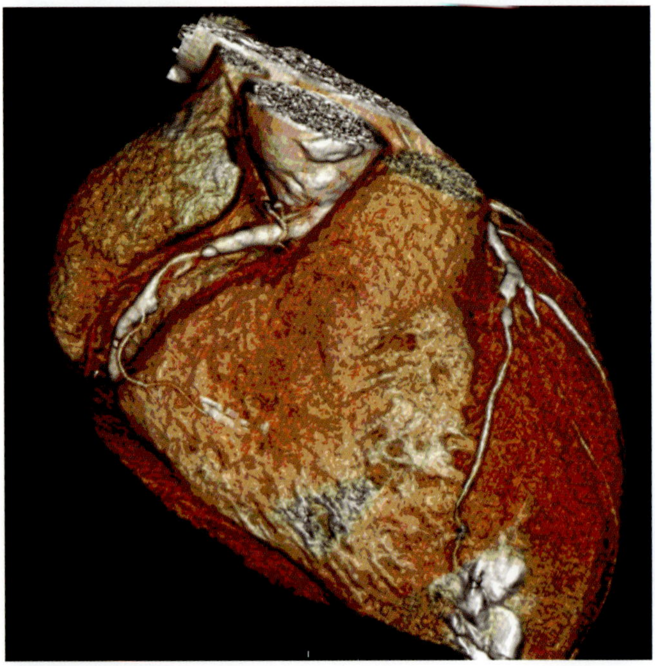

图5-1b　容积重建（VR）成像，右冠状动脉近中段管壁不规则及狭窄

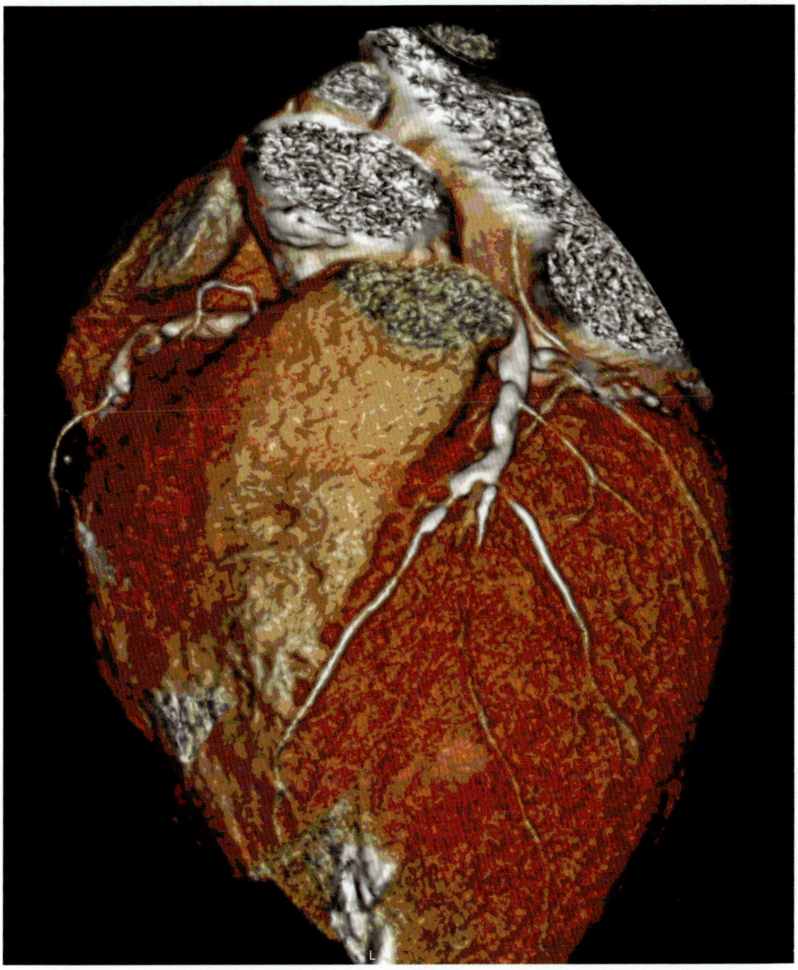

图5-1c VR成像，左冠状动脉前降支也见管壁不规则及狭窄

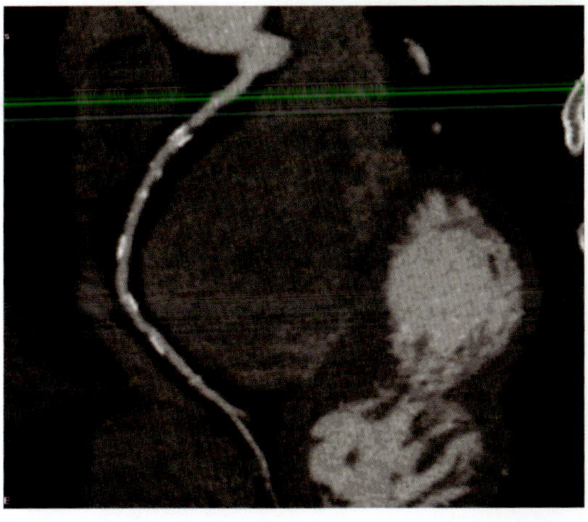

图5-2a CPR成像，右冠状动脉管壁不规则及钙化

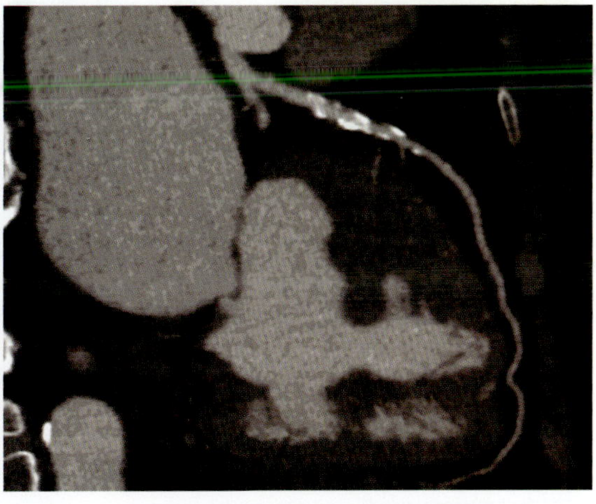

图5-2b CPR成像，左冠状动脉前降支管壁不规则及钙化

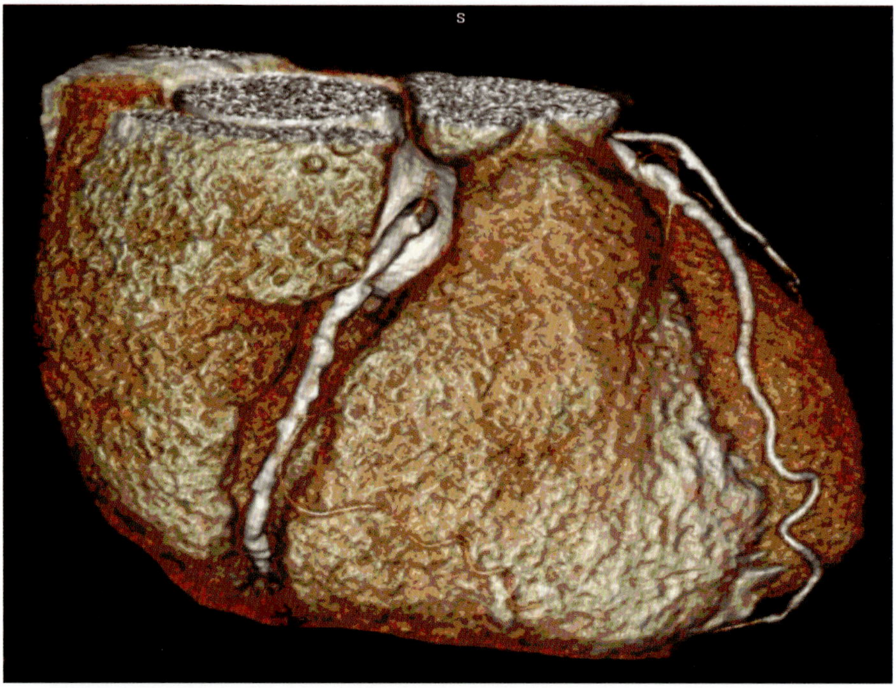

图5-2c　VR成像，右冠状动脉管壁不规则及狭窄

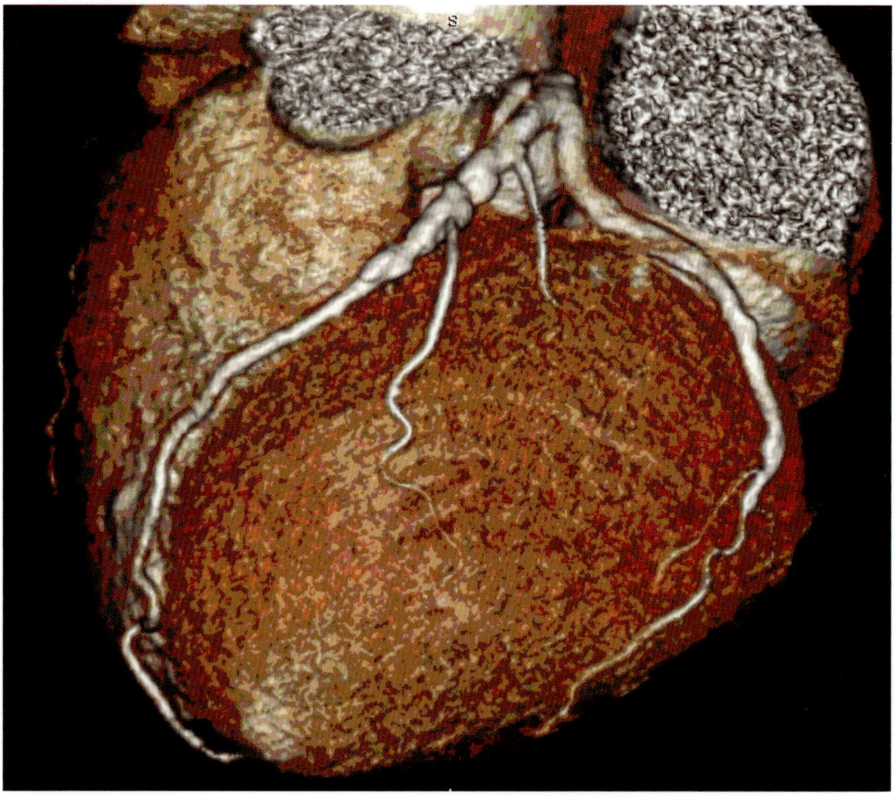

图5-2d　VR成像，左冠状动脉前降支近段管壁不规则及狭窄

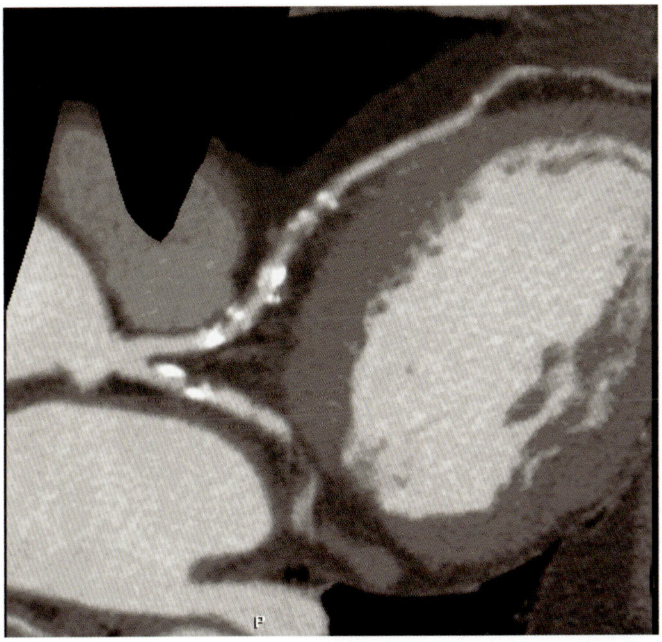

图5-3a CPR成像，左冠状动脉前降支及旋支管壁见低密度软斑块及钙化

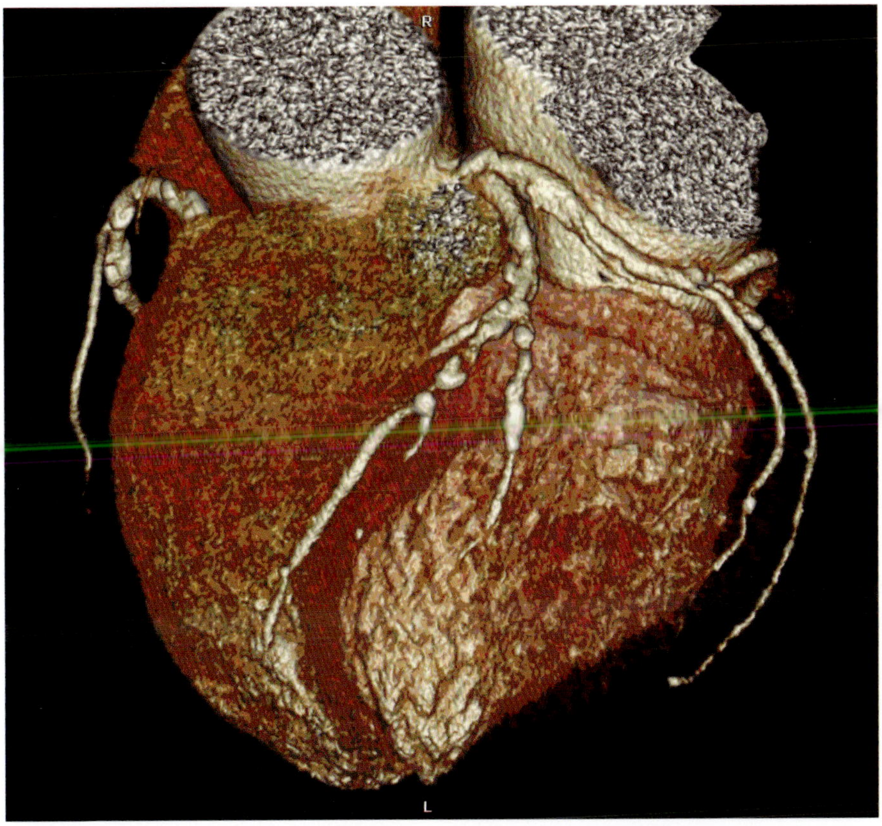

图5-3b VR成像，左冠状动脉前降支、旋支及右冠状动脉管壁钙化及不规则狭窄

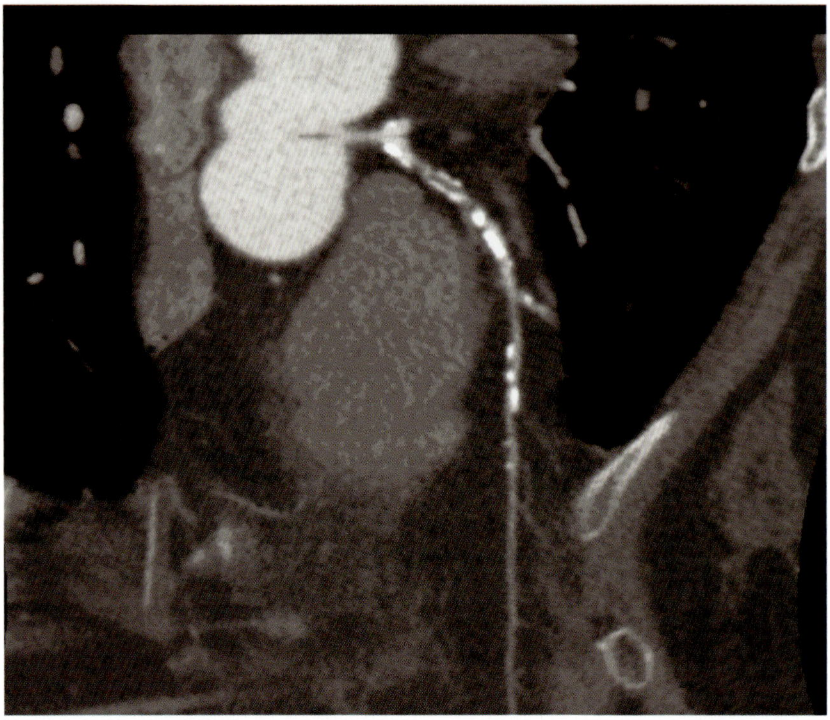

图5-4a　CPR成像，左冠状动脉前降支见低密度软斑块及多发钙化

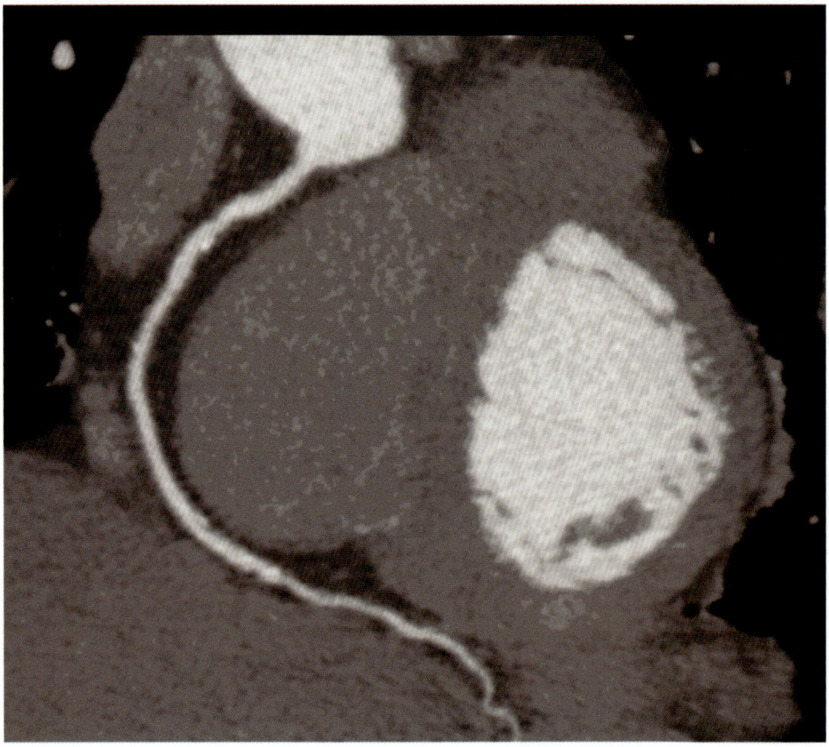

图5-4b　CPR成像，右冠状动脉少量钙化

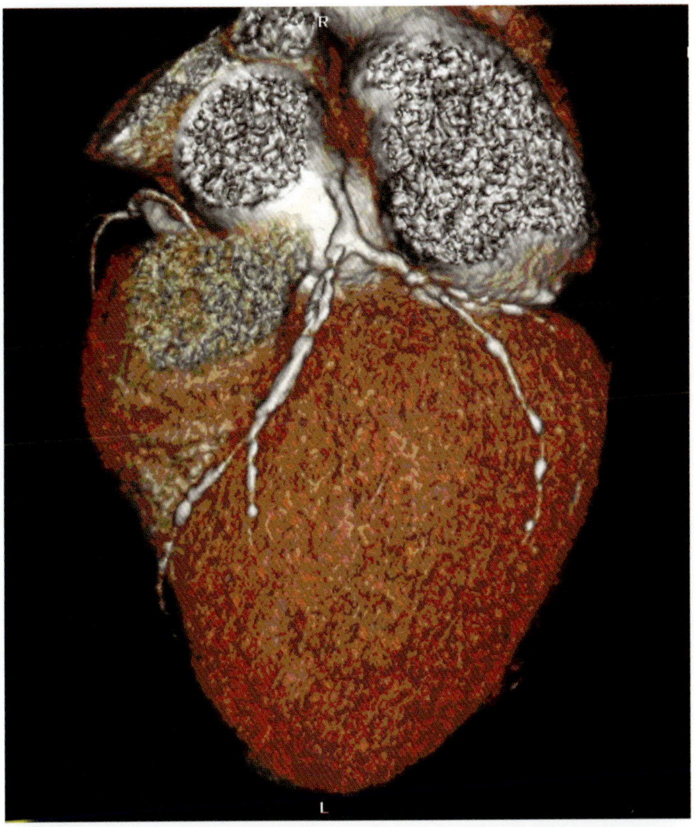

图5-4c VR成像，左冠状动脉前降支、旋支不规则狭窄

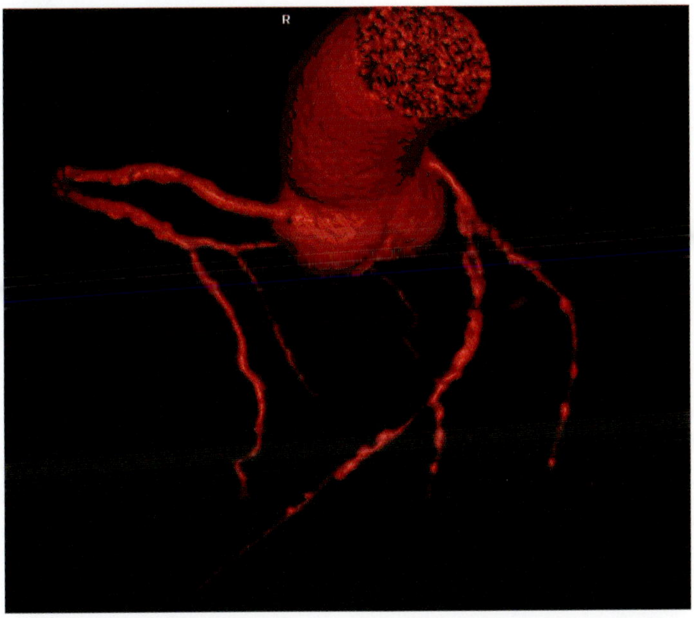

图5-4d VR成像，左冠状动脉前降支及旋支多发不规则狭窄，右冠状动脉不规则

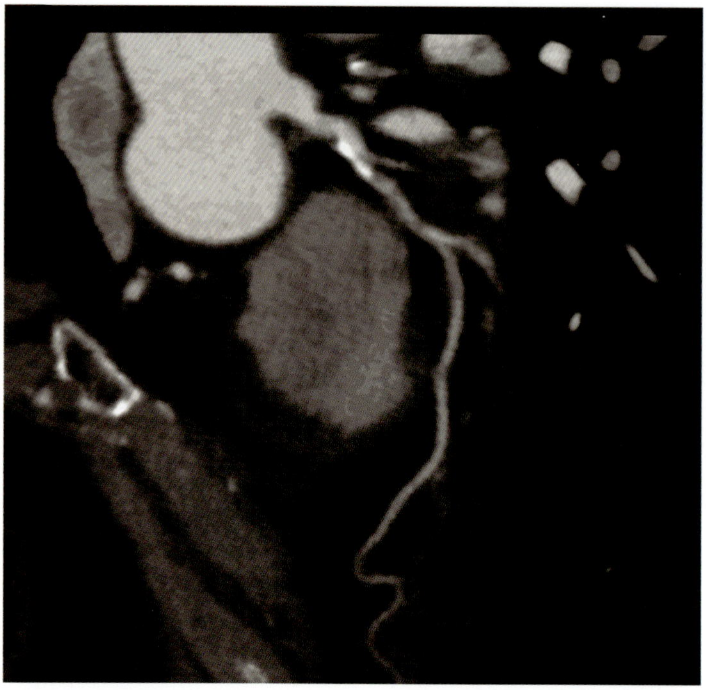

图5-5a　CPR成像，左冠状动脉前降支近段见低密度软斑块及钙化

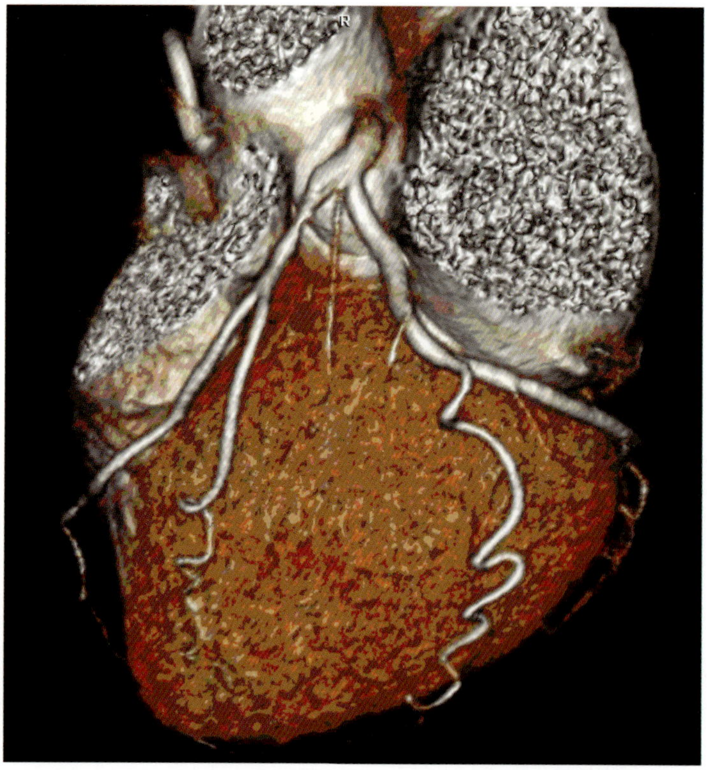

图5-5b　VR成像，左冠状动脉前降支近段不规则狭窄

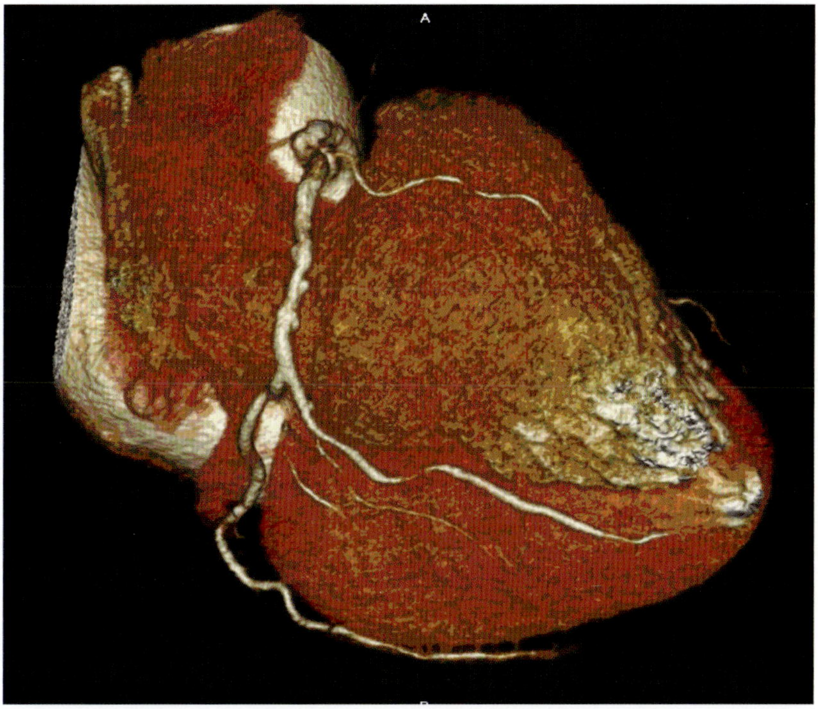

图5-6a VR成像，右冠状动脉中段不规则狭窄

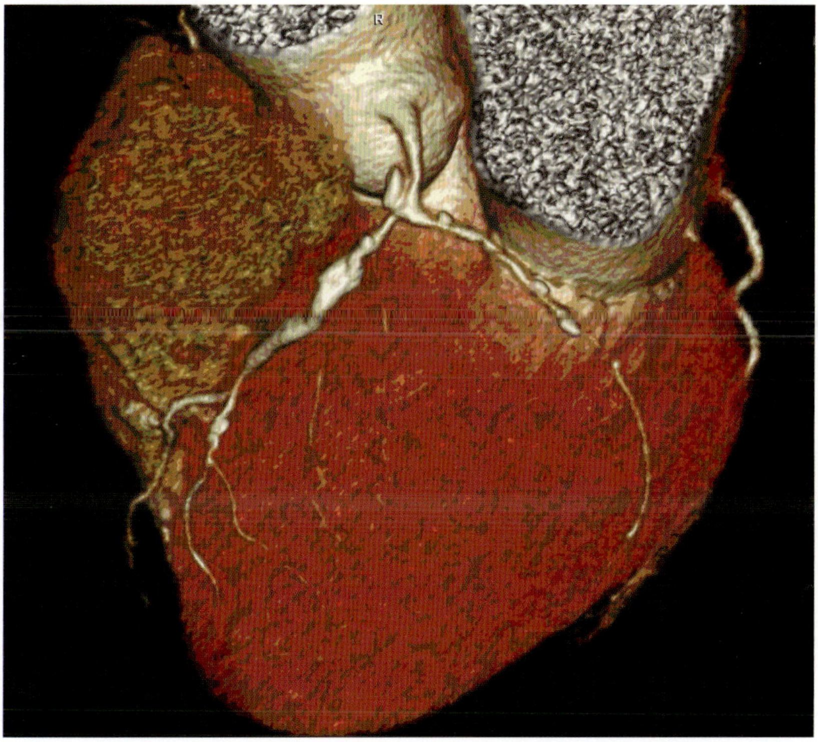

图5-6b VR成像，左冠状动脉前降支及旋支不规则狭窄

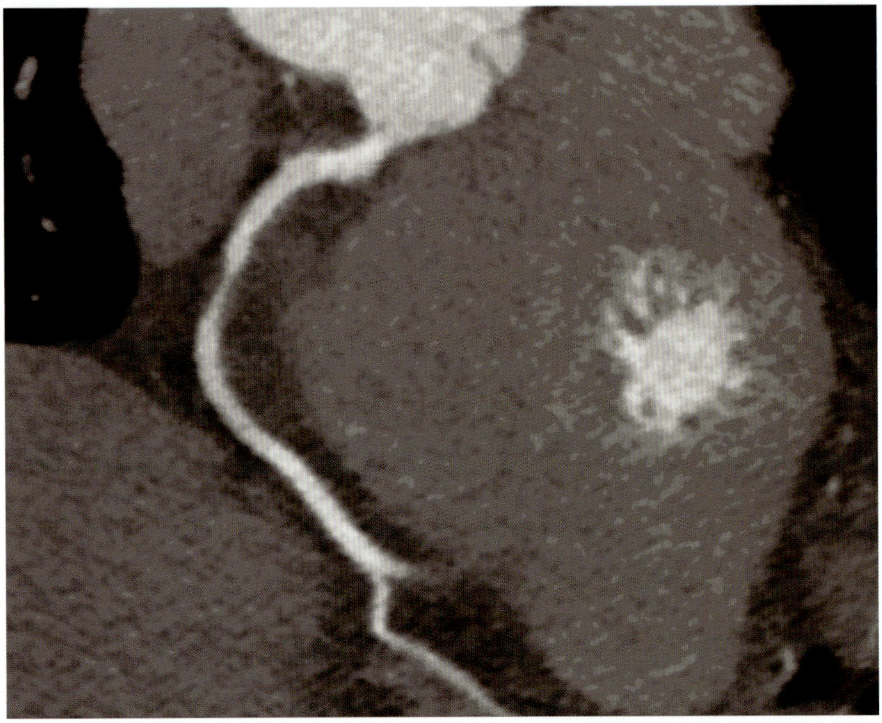

图5-7a　CPR成像，右冠状动脉中段见低密度软斑块

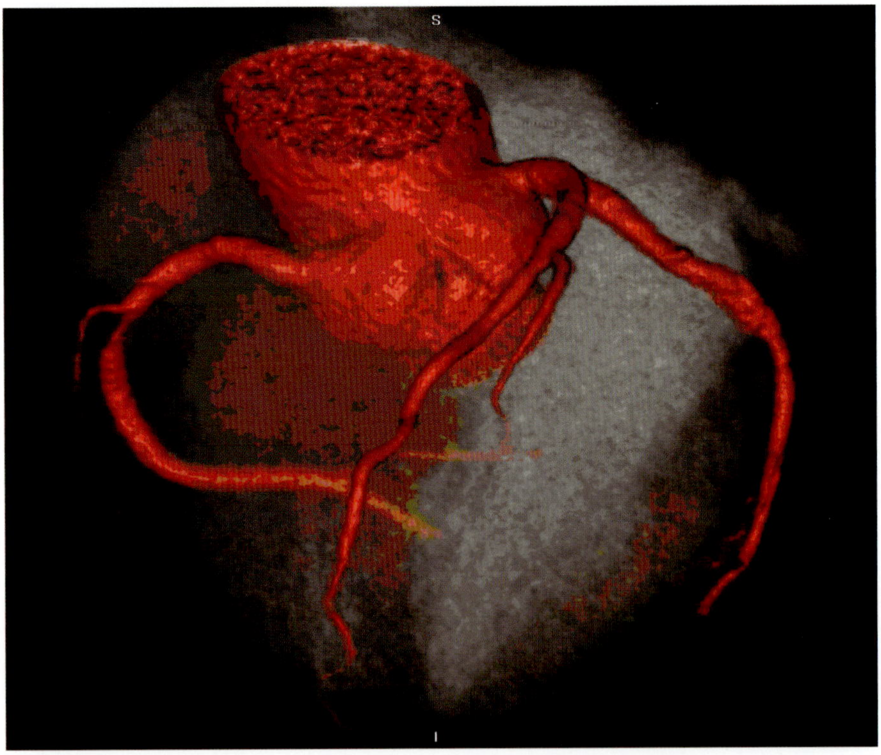

图5-7b　VR成像，右冠状动脉中段局部狭窄

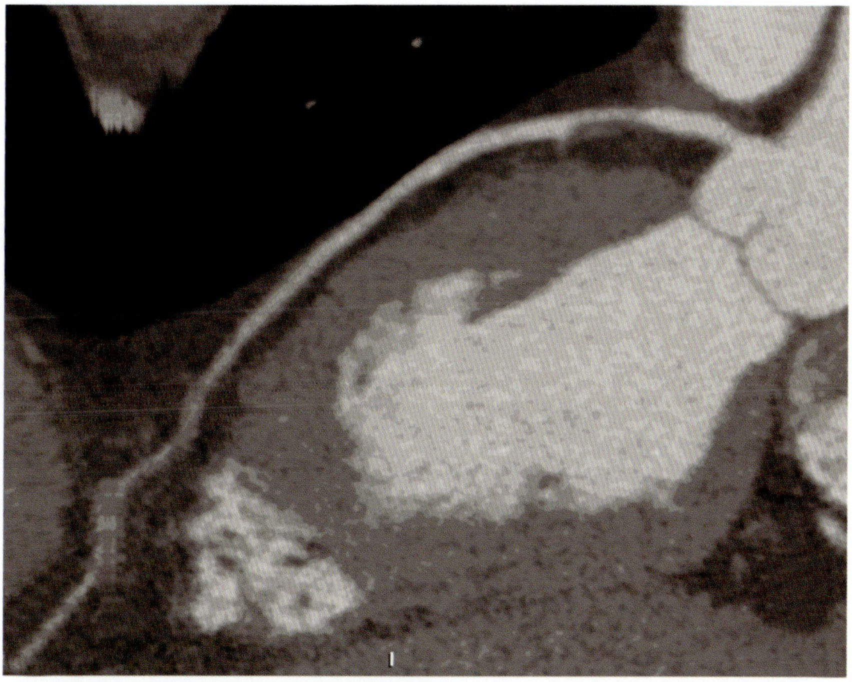

图5-8a CPR成像，左冠状动脉前降支近端见一低密度软斑块，管腔变窄

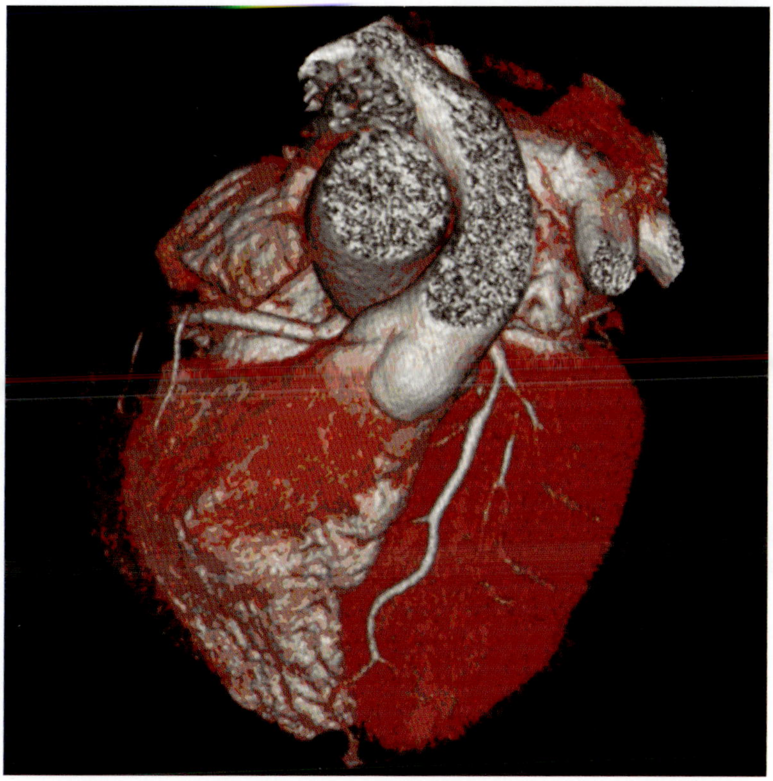

图5-8b VR成像，左冠状动脉前降支近端局部不规则狭窄

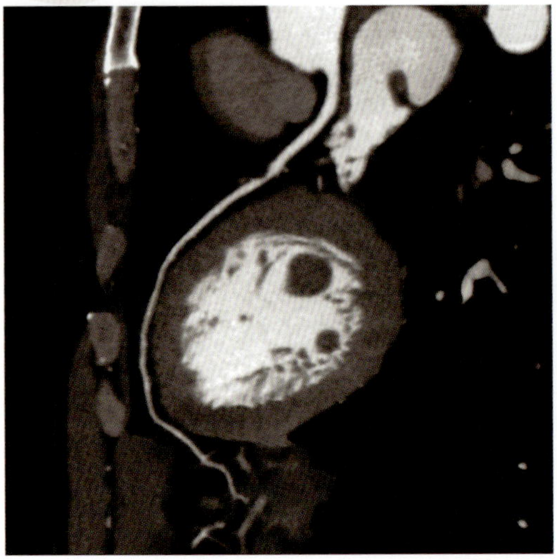

图5-9a　CPR成像，左冠状动脉前降支近段局限性低密度软斑块，管腔狭窄

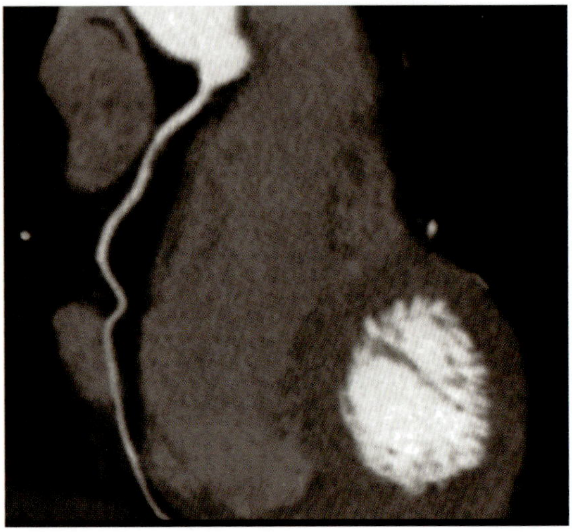

图5-9b　CPR成像，右冠状动脉近段局限性低密度软斑块，管腔轻度狭窄

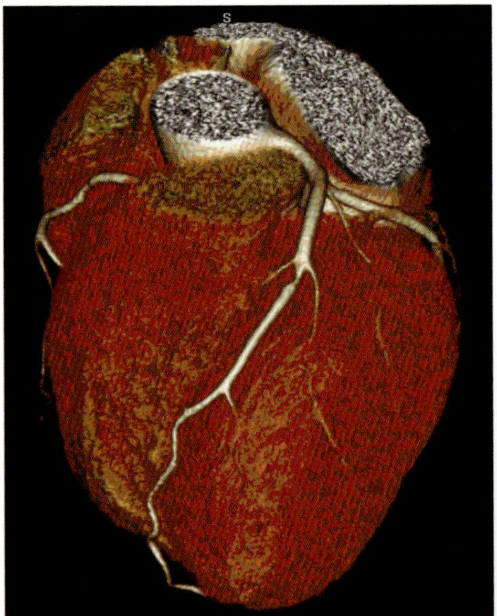

图5-9c　VR成像，左冠状动脉前降支近段局限性狭窄

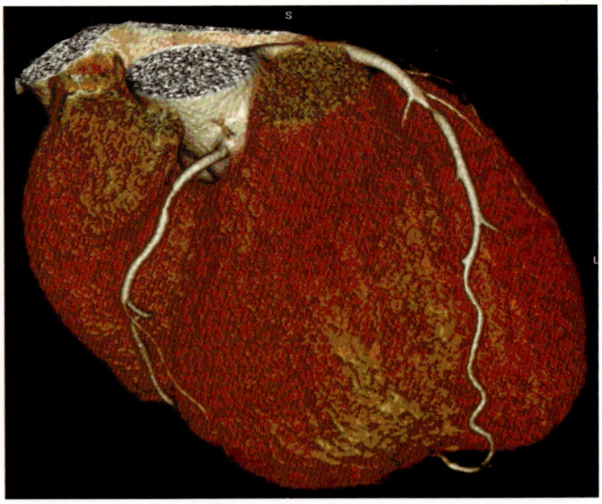

图5-9d　VR成像，右冠状动脉近段局限性狭窄

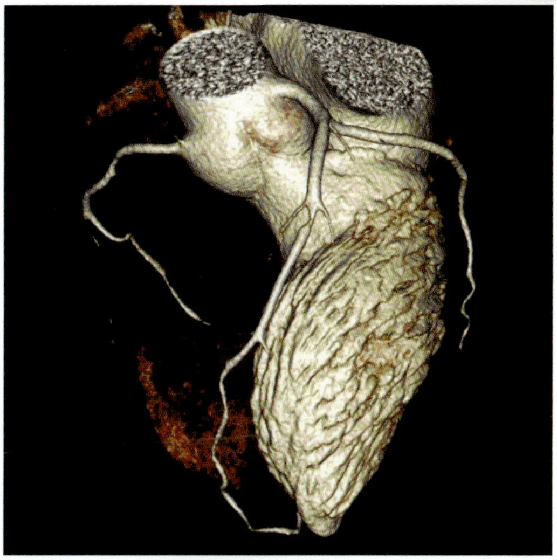

图5–9e　VR成像，右冠状动脉及左冠状动脉前降支近段局限性狭窄

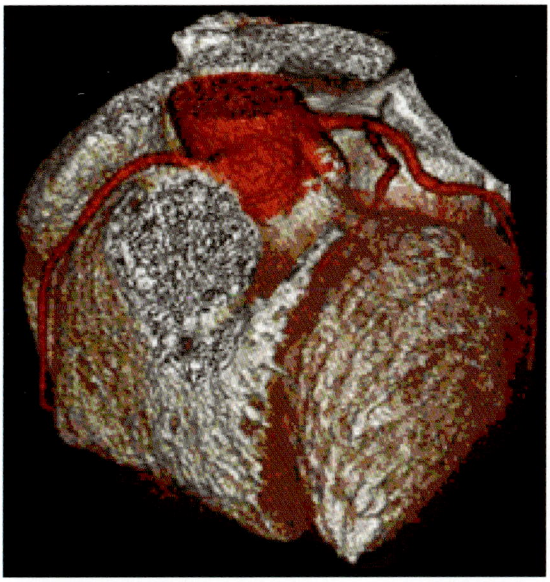

图5–10a　VR成像，左冠状动脉前降支狭窄，狭窄约55%

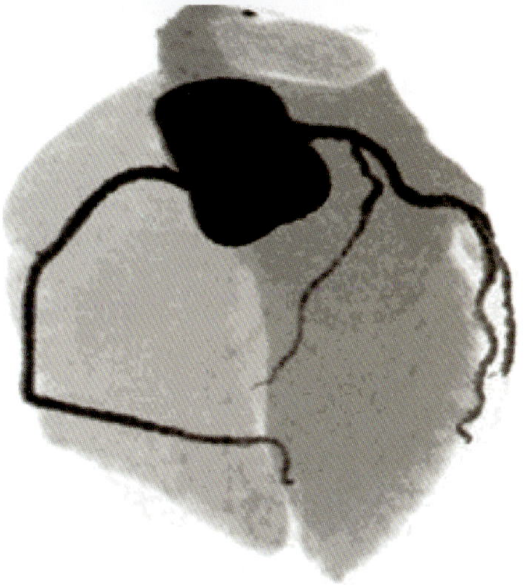

图5–10b　VR仿数字减影血管（DSA）成像，左冠状动脉前降支狭窄，狭窄约55%

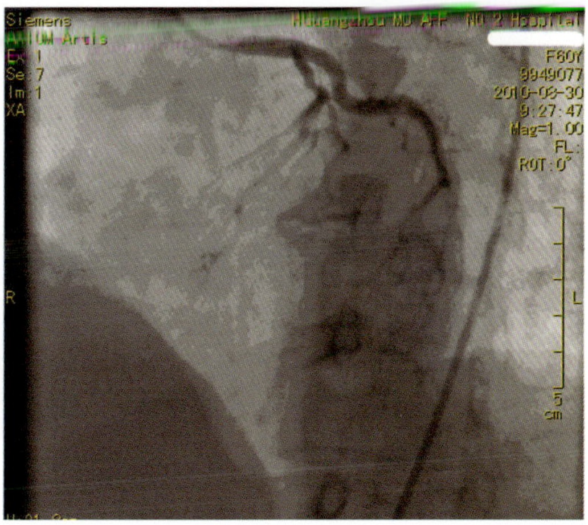

图5–10c　冠心病冠状动脉DSA，左冠状动脉前降支狭窄，狭窄约55%，与图5–10a、图5–10b基本相似

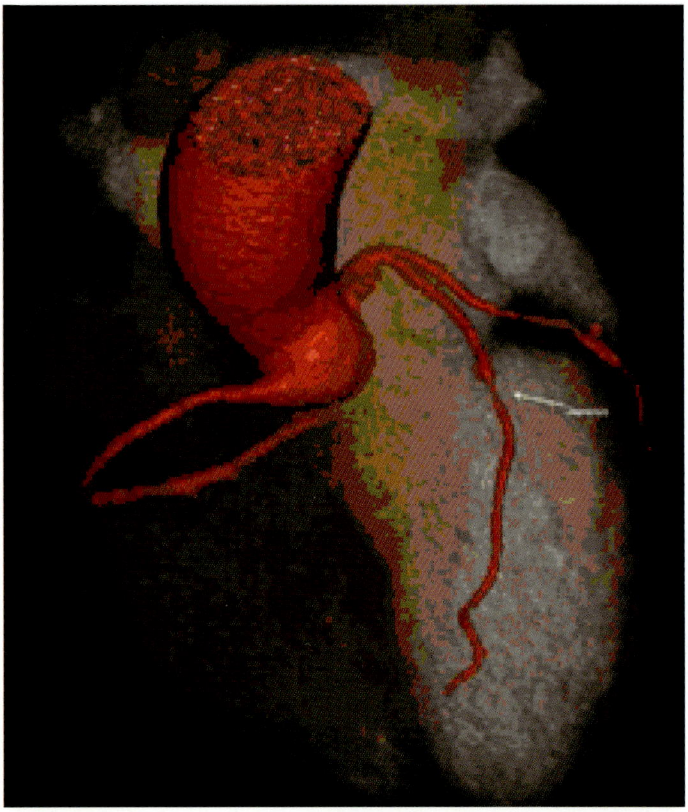

图5-11a　VR成像，左冠状动脉前降支狭窄，狭窄约80%

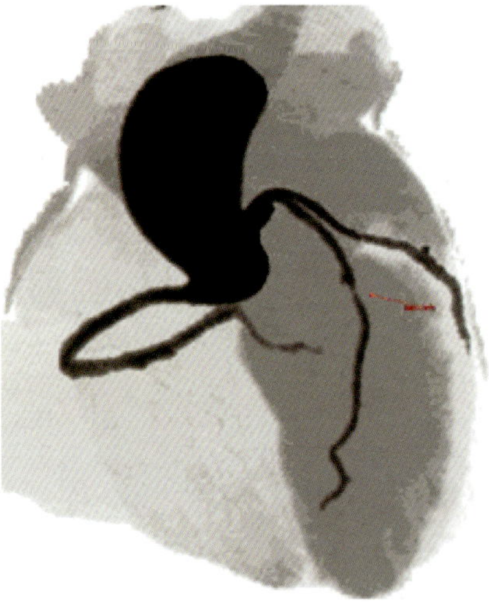

图5-11b　VR仿DSA成像，左冠状动脉前降支狭窄，狭窄约80%

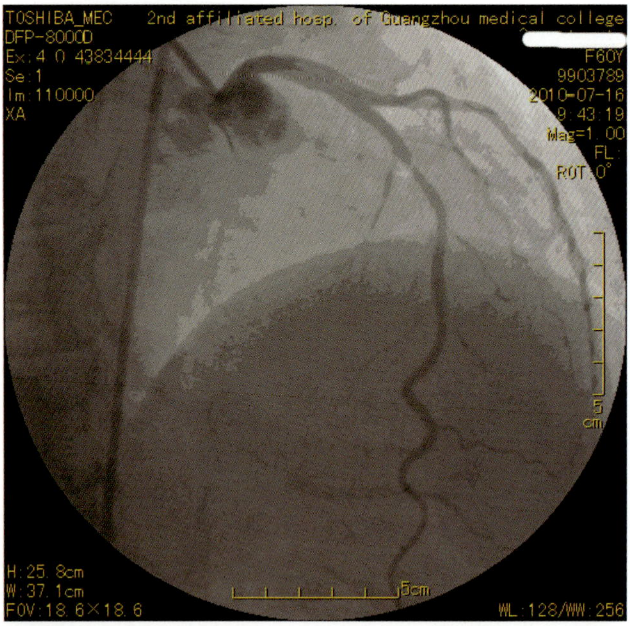

图5-11c　冠心病冠状动脉DSA，左冠状动脉前降支狭窄，狭窄约78%，与图5-11a、图5-11b基本相似

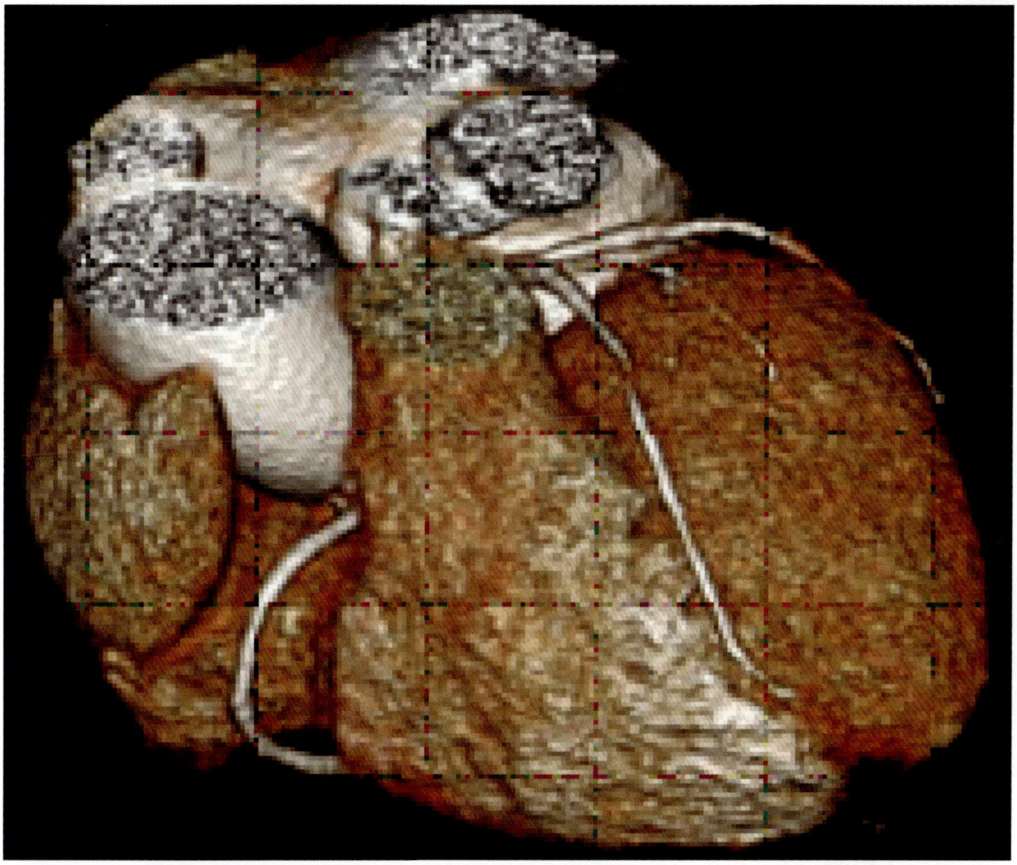

图5-12a　VR成像，左冠状动脉前降支近段狭窄，狭窄约75%

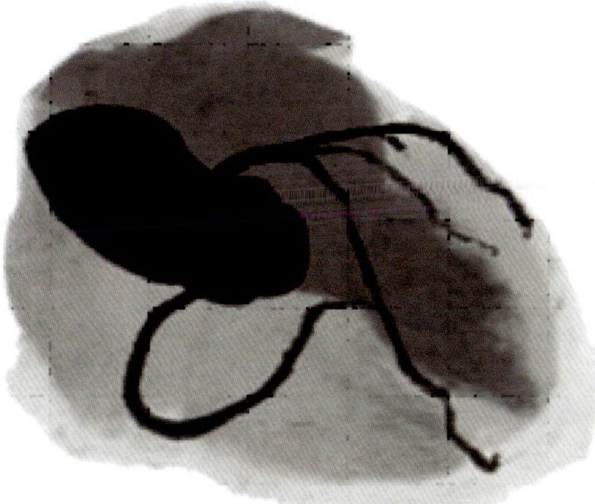

图5-12b　VR仿DSA成像，左冠状动脉前降支狭窄

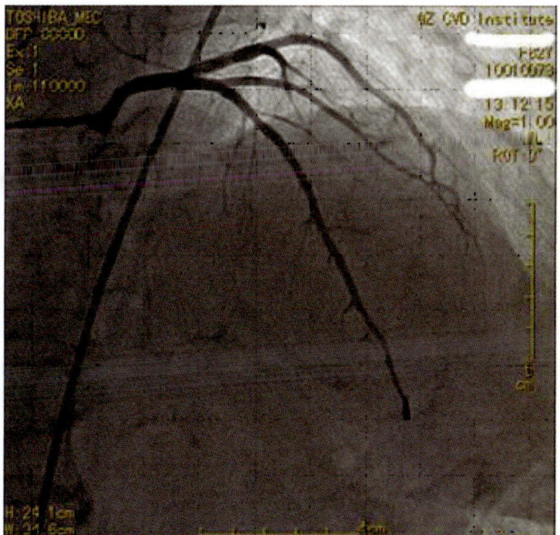

图5-12c　冠心病冠状动脉DSA，左冠状动脉前降支狭窄，与图5-12a、图5-12b基本相似

三、320排CT诊断冠心病优点

320排CT一次扫描即可获得心脏容积图像，同时因为是在非螺旋平台下扫描，无须移动扫描床，避免了螺旋扫描带来的阶梯伪影，明显提高了时间分辨力和空间分辨力，使冠状动脉的CT图像质量和狭窄诊断准确率明显提高（图5-13a至图5-13c）。可以清晰显示冠状动脉主干与2～3级分支、管腔通畅程度及壁外的情况，还可以直接观察测量冠状动脉直径大小，判断狭窄的程度、性质及形态特征。与冠状动脉造影比较，具有无创、价廉、对比剂用量少而且操作简便等优势，同时亦可保持较高的敏感性、特异性、阳性预测价值、阴性预测价值，有助于避免冠状动脉正常或不需要介入治疗（冠状动脉狭窄≤50%）的患者做有创的冠状动脉造影检查，基本能够满足冠状动脉狭窄介入治疗的筛选需要。特别是可同时进行心功能及心肌灌注诊断与评价，一次扫描实现形态影像学与功能影像学的诊断与评价。

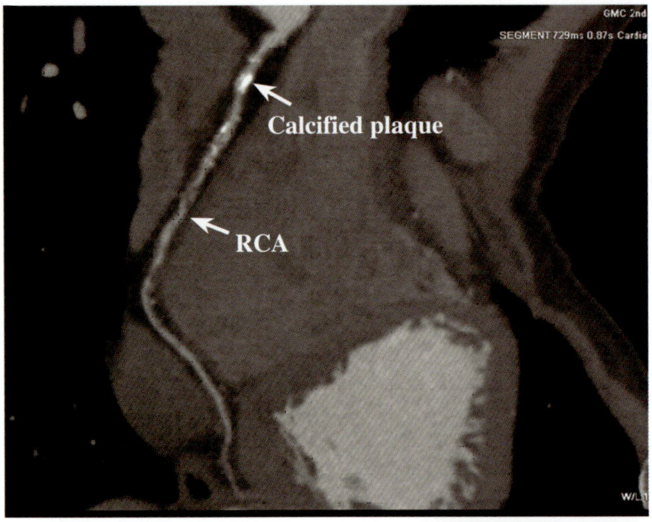

图5-13a　冠心病并心律不齐，心率为60～160次/min，320排CT右冠状动脉CPR成像较好显示右冠状动脉并见血管壁软斑块和钙化

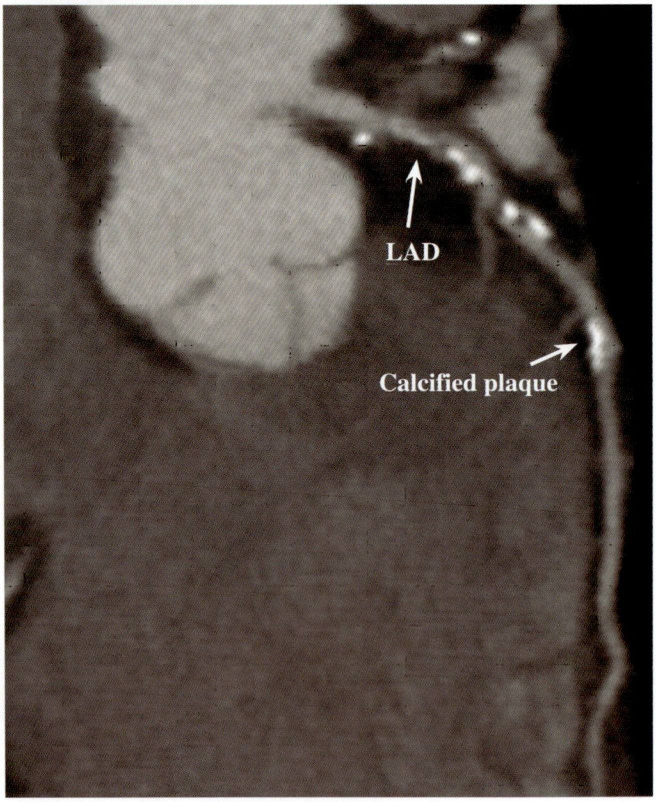

图5-13b　冠心病并心律不齐，心率为60～160次/min，320排CT左冠状动脉CPR成像较好显示左冠状动脉前降支并见血管壁软斑块和钙化

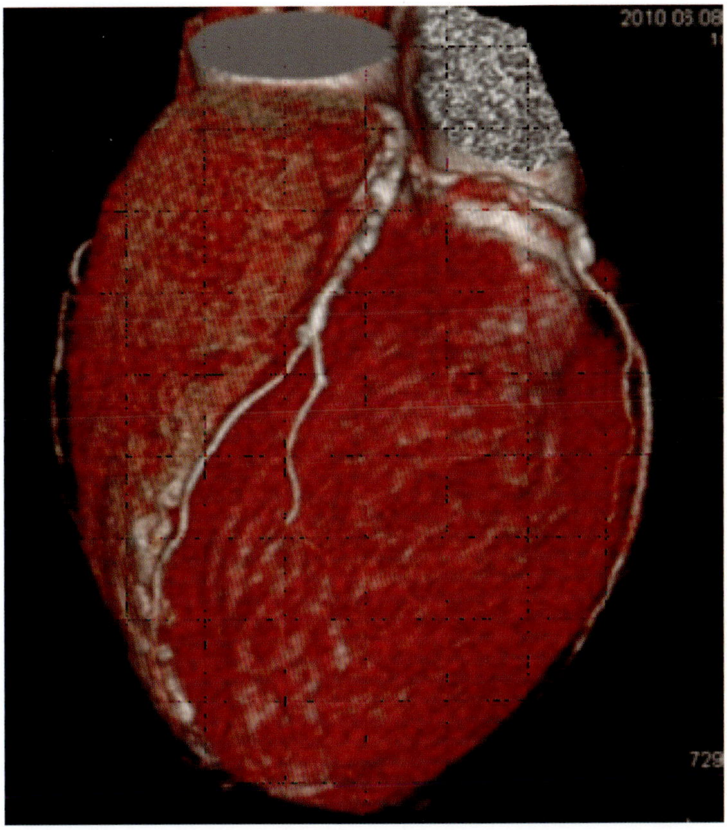

图5-13c　冠心病并心律不齐，心率为60～160次/min，VR成像较好显示左冠状动脉前降支、旋支并见管壁不规则狭窄

第二节　冠心病冠状动脉搭桥术后诊断与评价

一、冠状动脉搭桥的概述

冠状动脉搭桥术是冠心病冠状动脉狭窄患者血流再建的一种有效的治疗方法，是取病人自身的血管（如胸廓内动脉、胃网膜右动脉、下肢的大隐静脉等）或者血管替代品，在升主动脉或胸廓内动脉、锁骨下动脉等部位，建立体循环系统与冠状动脉狭窄病变远端血管之间的旁路供血通路。冠状动脉搭桥术使主动脉血液通过桥血管绕过狭窄的部分，到达缺血的部位，以改善或恢复相应心肌的血液供应，进而达到改善心肌缺血、缺氧状态，缓解心绞痛症状，改善心脏功能，提高患者生活质量及延长寿命的目的。冠状动脉搭桥术是目前冠心病最常用的血管再通技术之一，随着冠状动脉搭桥术的成熟，越来越多的冠心病患者接受了外科手术治疗。但术后狭窄和闭塞率较高，狭窄和闭塞可发生于桥血管或吻合口。因此，如何观察和评价术后桥血管的状况正日益受到重视。

二、320排CT冠状动脉搭桥的诊断与评价

根据不同位置的血管可将搭桥血管分为：左冠状动脉前降支桥（LAD桥）、左冠状动脉旋支桥（LCX桥）、右冠状动脉桥（RCA桥）等。每组桥血管又可分为近端吻合口、桥血管本身及远端吻合口。320排CT冠状动脉血管成像可以很好地显示搭桥血管及其连接关系，能很好地显示搭桥血管的来源、吻合口情况、行程、狭窄或阻塞及与心脏空间关系，图像直观，较之选择性冠状动脉造影或DSA更具立体形象。桥血管受心脏搏动的影响较自身的冠状动脉小，对桥血管的显示优于与其相连接的自身冠状动脉，但冠状动脉搭桥术所采用的金属夹等可造成桥血管评价困难。血管狭窄分类方法：①正常；②轻度狭窄25%～50%；③中度狭窄50%～75%；④重度狭窄或闭塞≥75%。320排CT血管成像图像的评价分以下两个方面：

1．图像质量评价：包括桥血管近远端吻合口、桥血管本身、桥血管远端吻合血管以及除吻合血管以外冠状动脉的评价。桥血管不同部分受心脏搏动伪影影响大小不同，可将桥血管分为近、中、远3段评价图像质量。除与桥血管吻合分支以外，根据美国心脏协会15段分段法对冠状动脉进行分段，评价每段冠状动脉图像质量能否用于诊断。

2．血管狭窄评价分析：包括桥血管近远端吻合口、桥血管本身（分3段）、桥血管远端吻合血管以及除吻合血管以外冠状动脉狭窄的评价。桥血管在横轴位图像和VR图像上未显影者为闭塞。于桥血管横断面测量其管径，以狭窄处两侧无扩张段桥血管的管径的平均值为参考，当管径的平均值缩小≥25%，诊断为狭窄。以近吻合口处桥血管无明显狭窄或扩张处的管径做参考，判断吻合口有无狭窄（图5–14）。

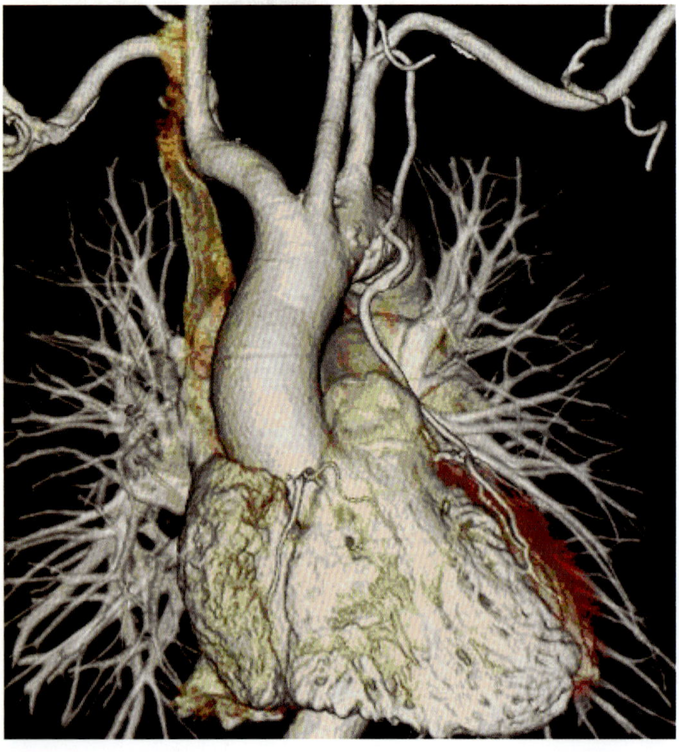

图5–14　冠心病冠状动脉搭桥术后VR成像，显示桥血管来自左锁骨下动脉

三、320排CT诊断与评价冠状动脉搭桥的优点

冠状动脉造影术是诊断和评价冠状动脉搭桥术后疗效的“金标准”，但因其有创伤、费用相对较高，不易为患者普遍接受。虽然电子束CT已较早应用于桥血管的显示，其诊断通畅的敏感性为80%~98%，特异性为82%~91%，但其空间分辨力不足，对桥血管的狭窄显示不清。磁共振（MR）评价桥血管的敏感度为88%~98%，特异度为72%~100%，但由于邻近金属伪影（止血夹和胸骨金属线）、钙化、心包增厚和少量积液以及移植桥血管血流速度减慢等的影响，磁共振对桥血管远端吻合口和桥血管狭窄的评价仍有困难。320排CT在时间分辨力及空间分辨力方面都有了明显的飞跃，在图像数据的处理方法上也有了较大的改进，对桥血管的显示更加准确。同时由于采用的是宽探测器平台下非螺旋单次全器官容积扫描，完全消除了阶梯伪影，心率要求也相对宽松，使得桥血管的诊断与评价更加准确，且费用相对较低，可作为评价显示冠状动脉搭桥术后桥血管狭窄病变和吻合口情况的一种简便的复查手段。

第三节　冠心病冠状动脉支架诊断与评价

一、320排CT对冠状动脉支架的诊断与评价

冠状动脉支架植入术是临床较常采用的治疗冠心病的方法之一，手术成功较高。但近20%~30%的患者会出现支架内再狭窄，因此及时正确评价术后是否发生支架再狭窄有重要的临床意义。320排CT冠状动脉血管成像可以用不同的成像方式很好地显示冠状动脉支架的位置、长度，有无血栓形成和内膜增生、再狭窄和闭塞，支架边缘夹层，冠状动脉瘤等状况。虽然有时由于支架的高密度伪影和部分容积效应而不能很好地显示支架处的管腔，但依其远端血管显影可间接判断支架的通畅性。VR图像能立体直观地显示冠状动脉支架的位置、长度及其全貌。最大密度投影（MIP）图像可显示支架的形态、位置，薄层MIP图像能显示支架腔内的情况，同时可清晰地显示支架近端和远端的情况，判断其狭窄程度，在评价支架腔内的情况具有明显的优势。CPR在冠状动脉支架术后的评价中具有独特的优越性，其能清晰地显示支架腔内的情况，判断其内有无斑块再形成，评价管腔有无再狭窄（图5-15a至图5-20b）

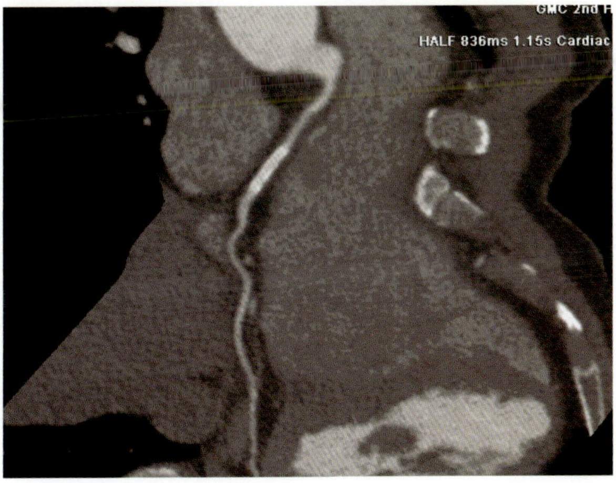

图5-15a　右冠状动脉支架植入术后CPR成像，右冠状动脉近段支架通畅

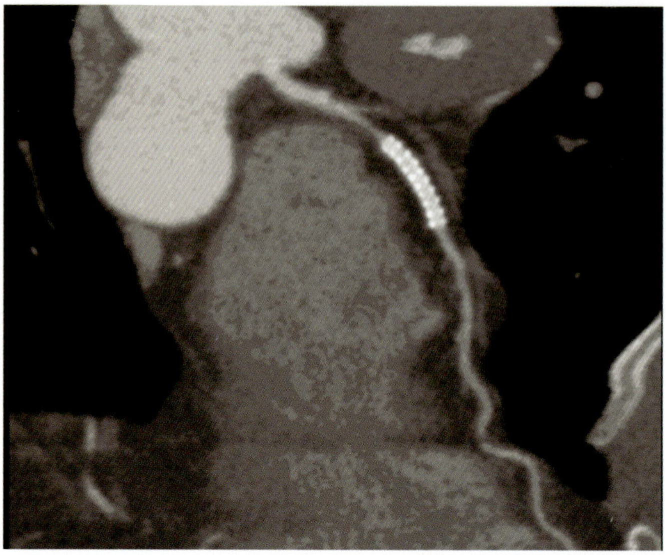

图5-15b　左冠状动脉前降支近段也见一植入支架，CPR成像显示支架通畅，支架近端前降支管腔稍狭窄，远端前降支管腔正常

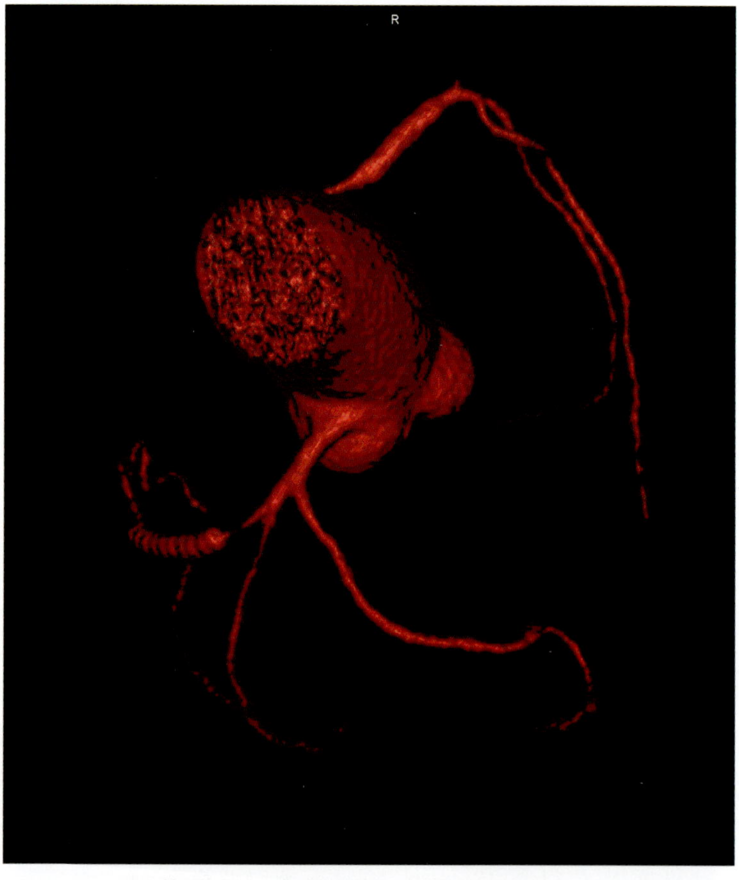

图5-15c　冠状动脉VR成像显示右冠状动脉及左冠状动脉前降支支架通畅，支架近端左冠状动脉前降支管腔狭窄

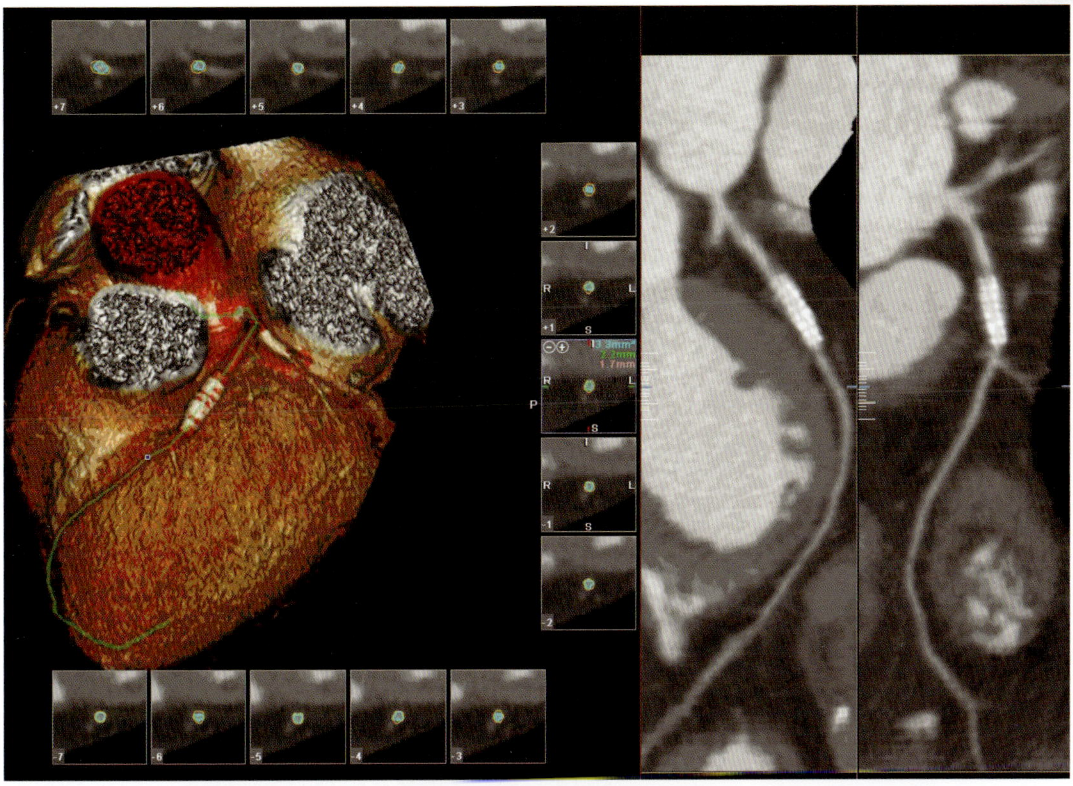

图5-16　左冠状动脉前降支近段支架植入术后，后处理工作站可进行多种成像对支架进行评价。显示左冠状动脉前降支近段支架形态正常、管腔通畅

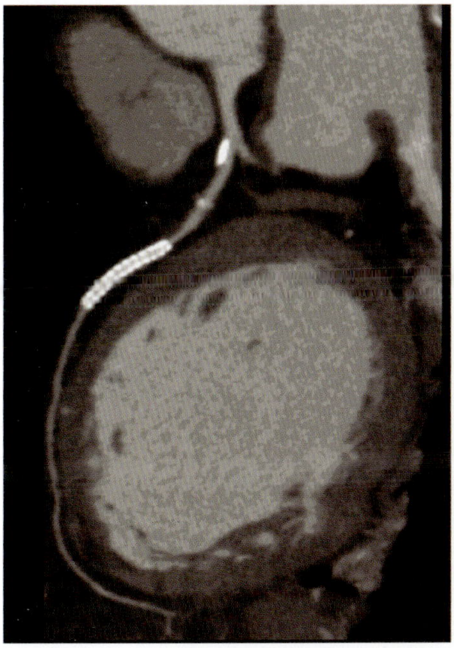

图5-17a　左冠状动脉前降支见一植入支架，CPR成像显示支架通畅，形态正常

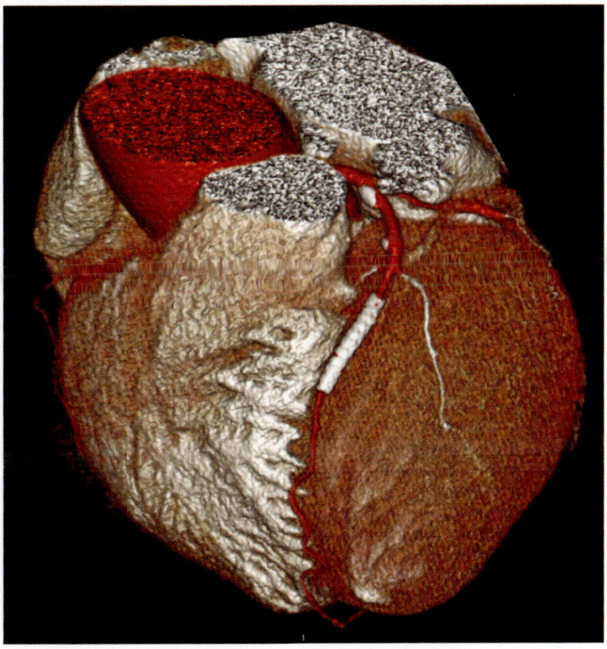

图5-17b　VR成像显示左冠状动脉前降支支架通畅，形态正常

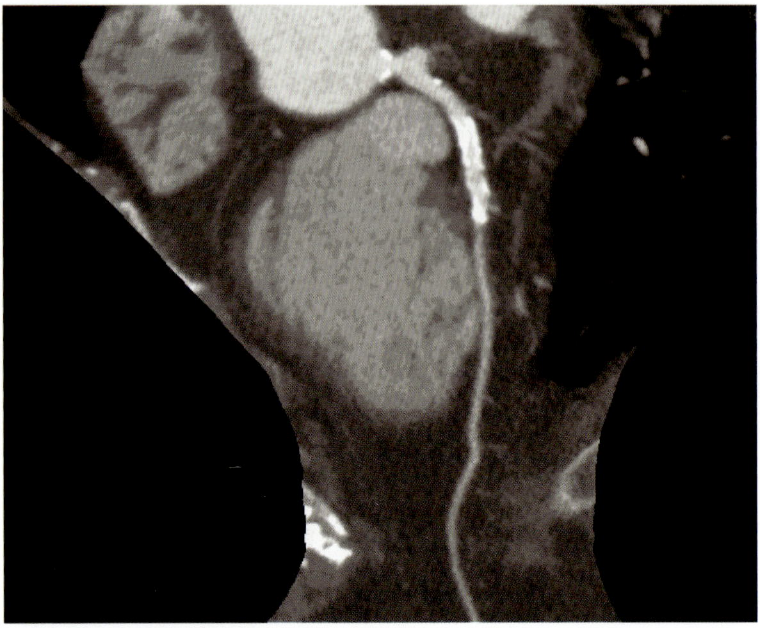

图5-18a　左冠状动脉前降支见一植入支架，CPR成像显示支架通畅，但可见支架边缘、形态不规则

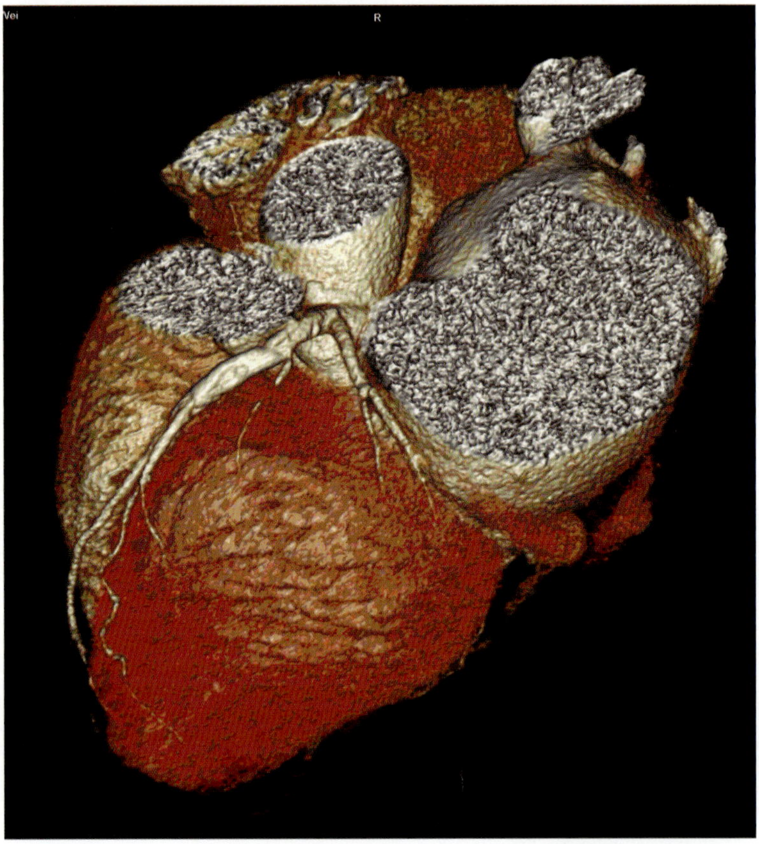

图5-18b　VR成像显示左冠状动脉前降支支架通畅、变形

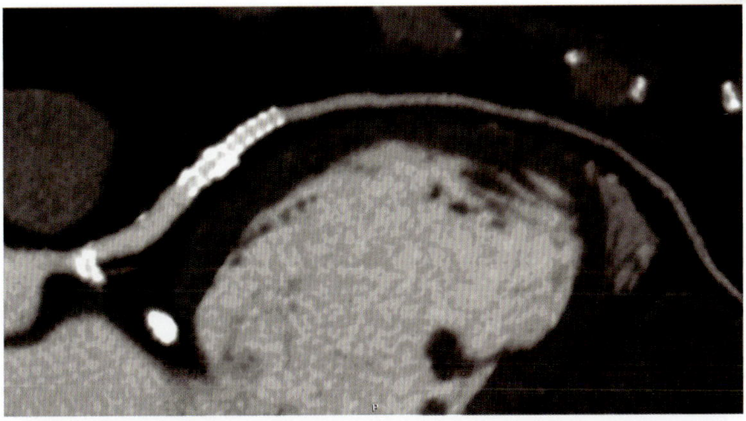

图5-19a　左冠状动脉前降支见一植入支架，CPR成像显示支架通畅，但可见支架近端边缘、形态不规则

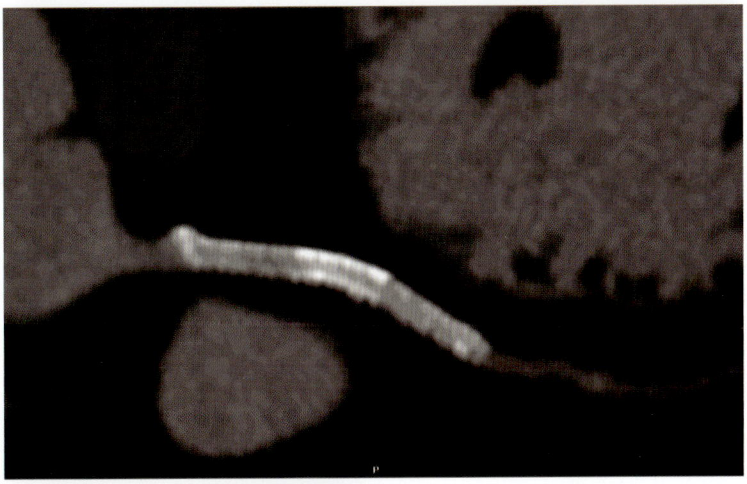

图5-19b　左冠状动脉旋支见一植入支架，CPR成像显示支架通畅，形态规则

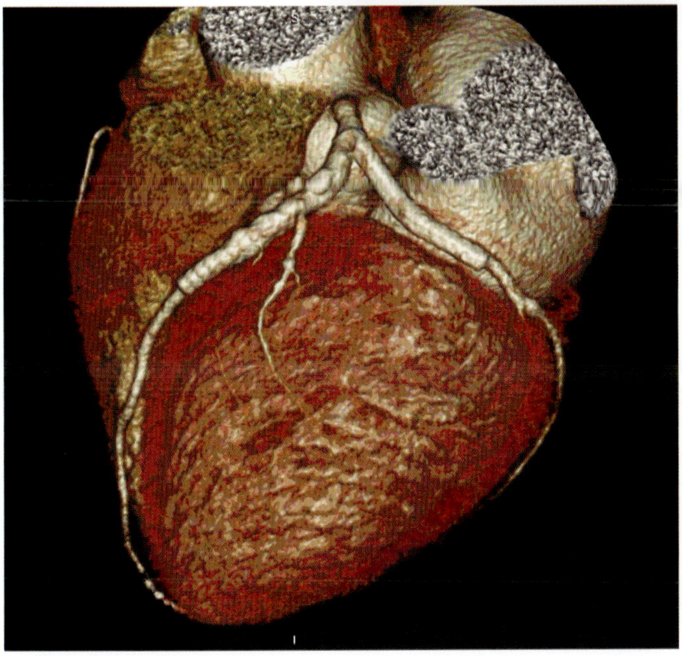

图5-19c　VR成像显示左冠状动脉前降支支架通畅、变形，旋支支架通畅、形态规则

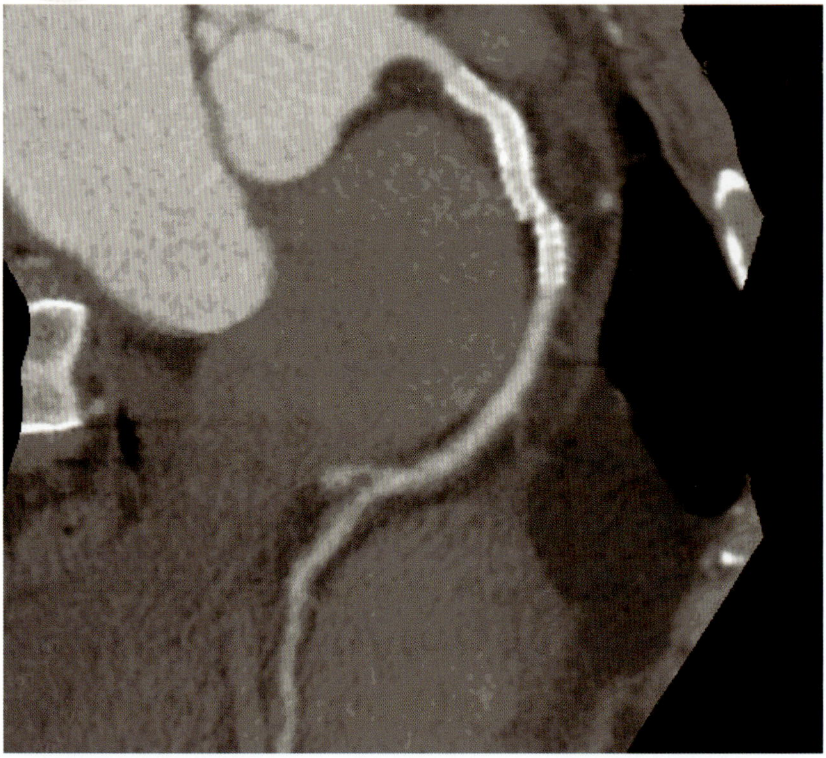

图5-20a 右冠状动脉近段见一植入支架，CPR成像显示支架通畅，支架远端断裂移位

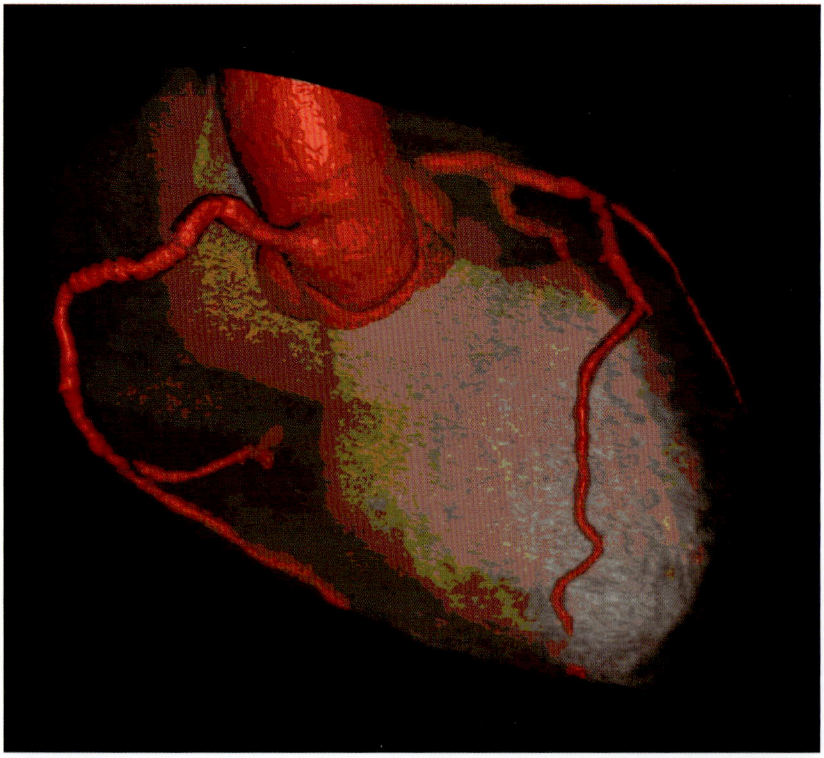

图5-20b VR成像显示右冠状动脉支架通畅，支架远端断裂移位

二、320排容积CT评价冠状动脉支架的影响因素

1．受空间分辨率的限制和支架金属伪影的干扰，320排容积CT图像质量与支架直径密切相关。虽然320排螺旋CT对直径3.0mm以下的冠状动脉支架也能有效分析，但支架直径仍然是图像质量的制约因素。

2．320排容积CT对钙化的敏感度极高，钙化伪影仍是320排CT成像的重要干扰因素之一。当显著的钙化伪影使320排CT无法判断管腔内情况时，只能借助支架远端冠状动脉充盈情况来间接提示支架内是否通畅。

3．支架金属伪影。金属支架产生CT伪影可影响支架评价。

4．心律不齐及心率较快的支架植入术后患者行此方法检查效果不理想。

三、320排CT评价冠状动脉支架的优点

320排CT采用160mm大面积量子探测器，时间分辨率0.35s，只需一圈不动床扫描即可完整覆盖心脏，获得整个心动周期的体积数据，可使图像采集与心跳同步进行，避免了心脏搏动伪影，从而得到心脏和周围结构更清晰的图像。320排CT可通过多种图像后处理技术更好地显示冠状动脉支架的位置和形态结构，可评价支架有无明显变形及再狭窄。可作为冠心病冠状动脉支架植入术后评价主要手段。

第四节　心肌桥血管诊断与评价

一、心肌桥的概述

冠状动脉及其分支一般行走于心脏表面心外膜下的脂肪中或心外膜深面，若冠状动脉主干或其分支的一段走行于心肌内则称为壁冠状动脉（MCA），覆MCA的心肌组织称为心肌桥（MB）。心肌桥可引起心肌缺血、室间隔破裂、急性冠状动脉综合征、心律失常、心绞痛、心肌梗死、左心功能不全、变异性房室传导阻滞，甚至可引起心搏骤停造成猝死。

二、320排CT心肌桥的诊断与评价

心肌桥好发于前降支中、远段，其次为对角支、右冠状动脉及左冠状动脉旋支。心肌桥多位于由心底走向前室间沟中远1/3处，长度为0.2～2.0cm，管腔形态可为圆形、椭圆形、心形、不规则形或线性，厚度为2～4mm。可单发、多发，多个心肌桥有时可累及心脏的一条血管，也可累及不同血管或其分支。心肌桥320排CT表现：①“台阶”征，肌桥血管在心肌内走行一段距离后又浅露于心肌表面；②肌桥血管略细于邻近两端正常走行的血管，边缘稍模糊；③心肌桥覆盖于肌桥血管上，与心肌呈等密度。以壁冠状动脉位于浅表的心肌中的厚度为界，可将心肌桥分为浅表型和纵深型，浅表型较常见，约占75%，是指壁冠状动脉位于浅表的心肌中，厚度不超过2mm；纵深

型是指壁冠状动脉位于较深的心肌之中，厚度在2mm以上（图5-21a至图5-26d）。

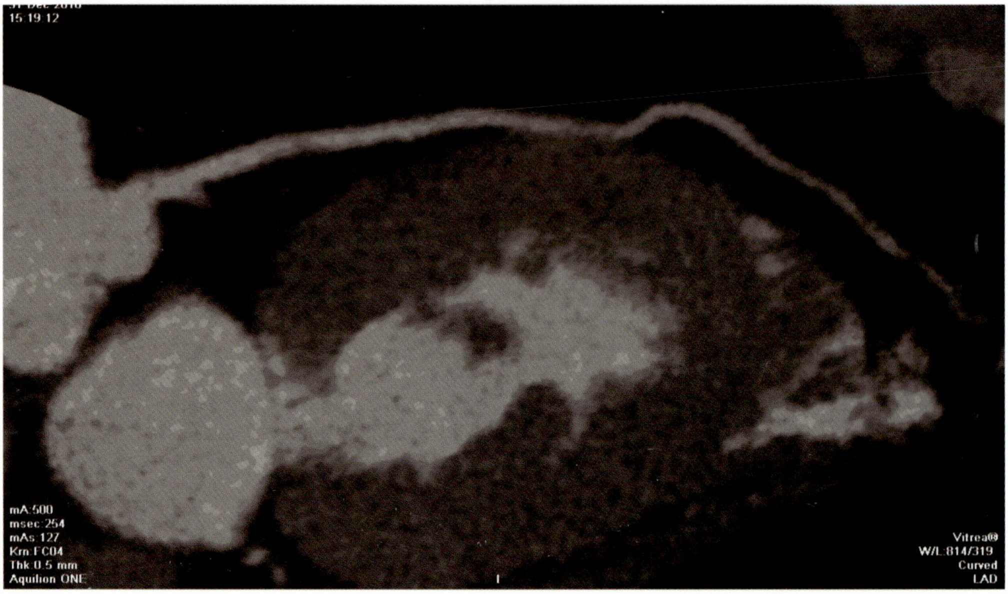

图5-21a　CPR成像显示左冠状动脉前降支心肌桥（浅表型）

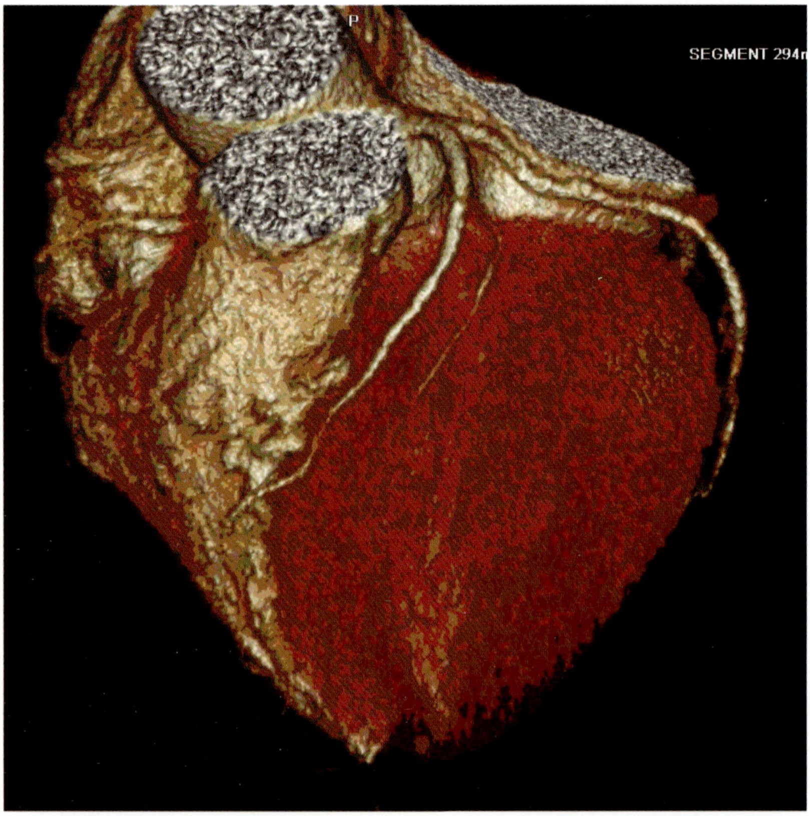

图5-21b　VR成像显示左冠状动脉前降支心肌桥（浅表型）

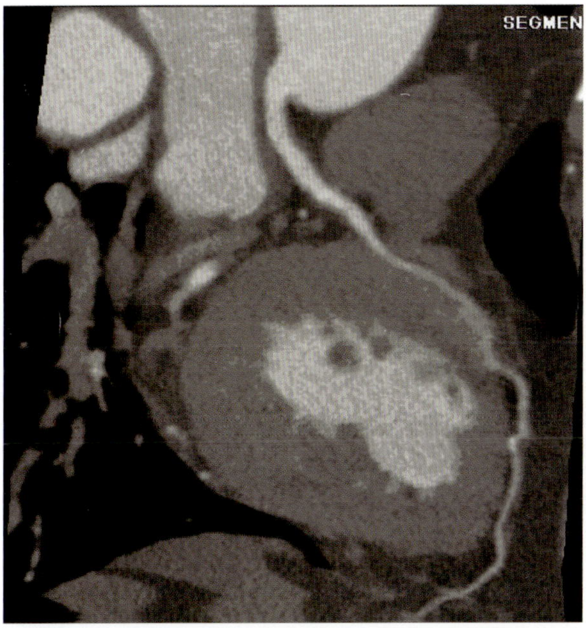

图5-22a CPR成像显示左冠状动脉前降支心肌桥（浅表型）

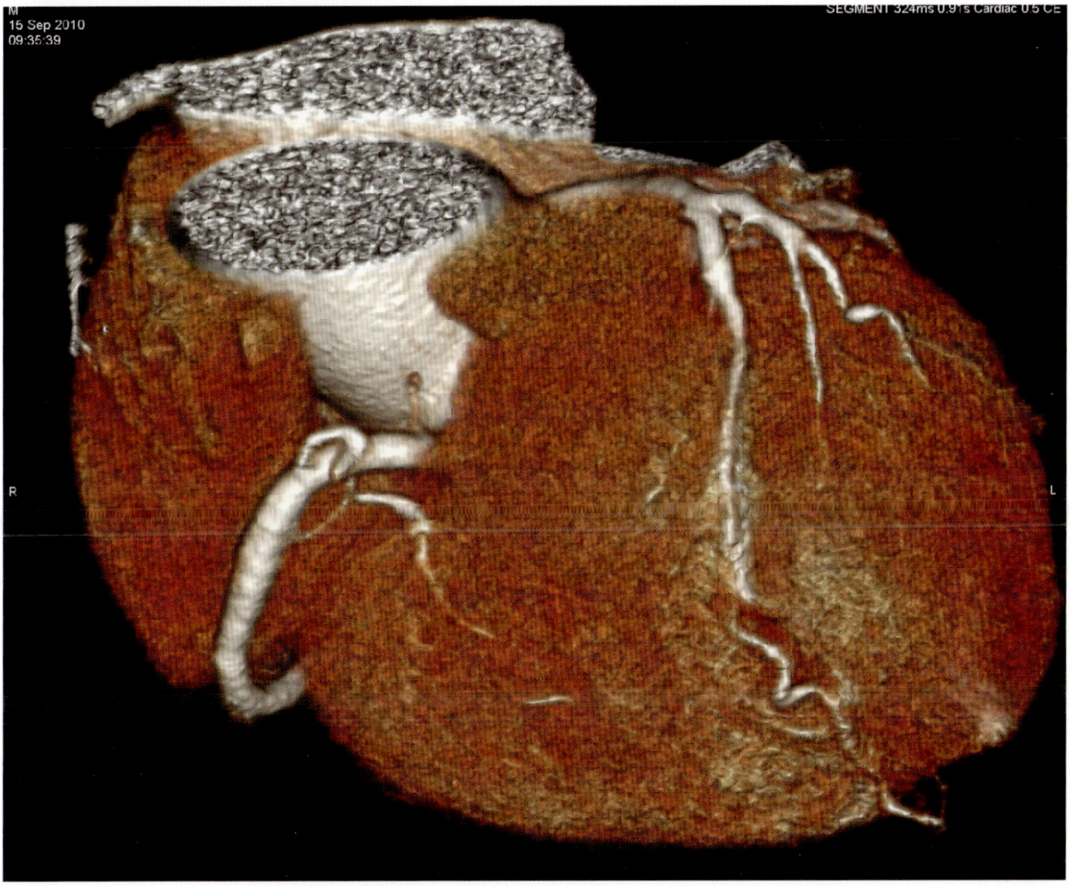

图5-22b VR成像显示左冠状动脉前降支心肌桥（浅表型）

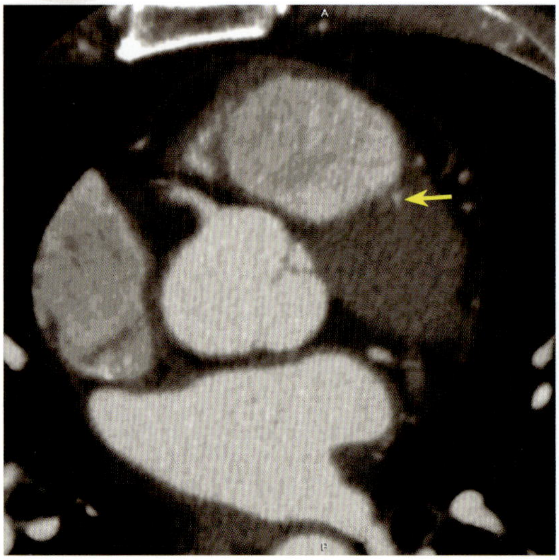

图5-23a　横断位增强CT显示左冠状动脉前降支纵深型心肌桥（黄色箭头示）

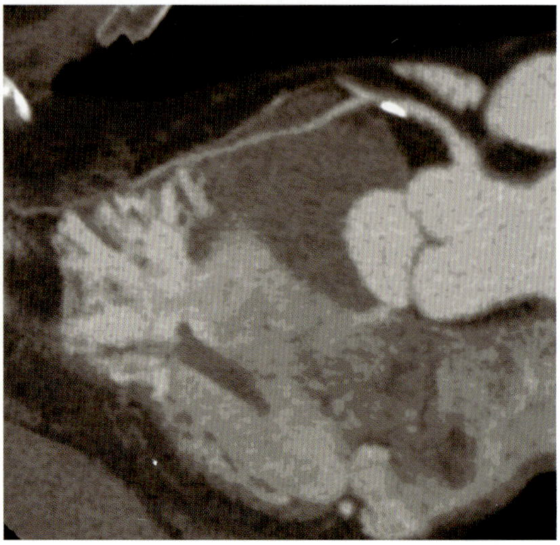

图5-23b　CPR成像显示左冠状动脉前降支心肌桥（纵深型）

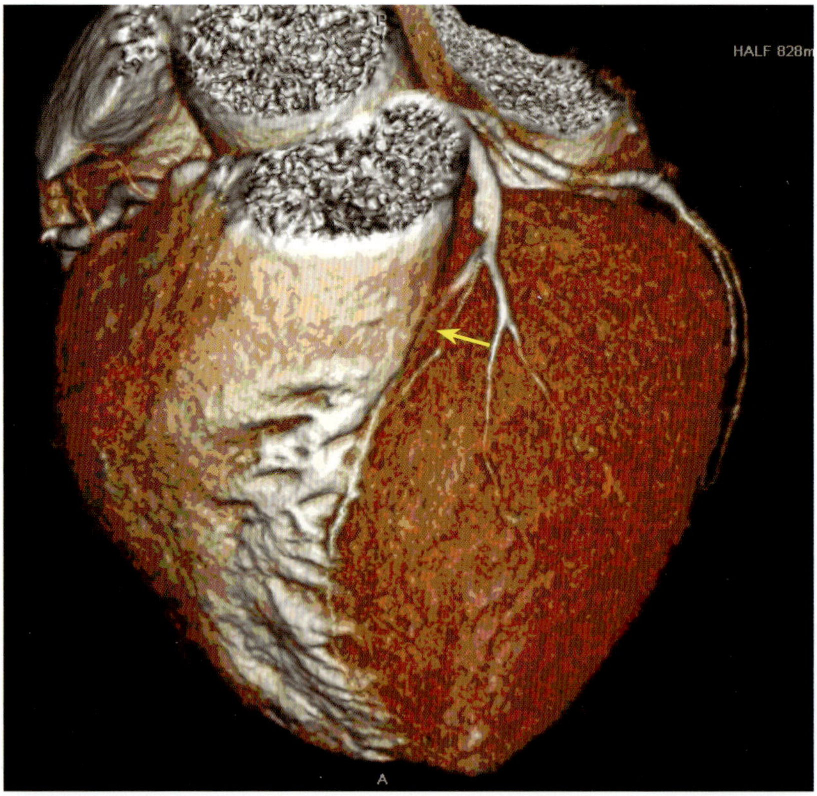

图5-23c　VR成像显示左冠状动脉前降支纵深型心肌桥（黄色箭头示）

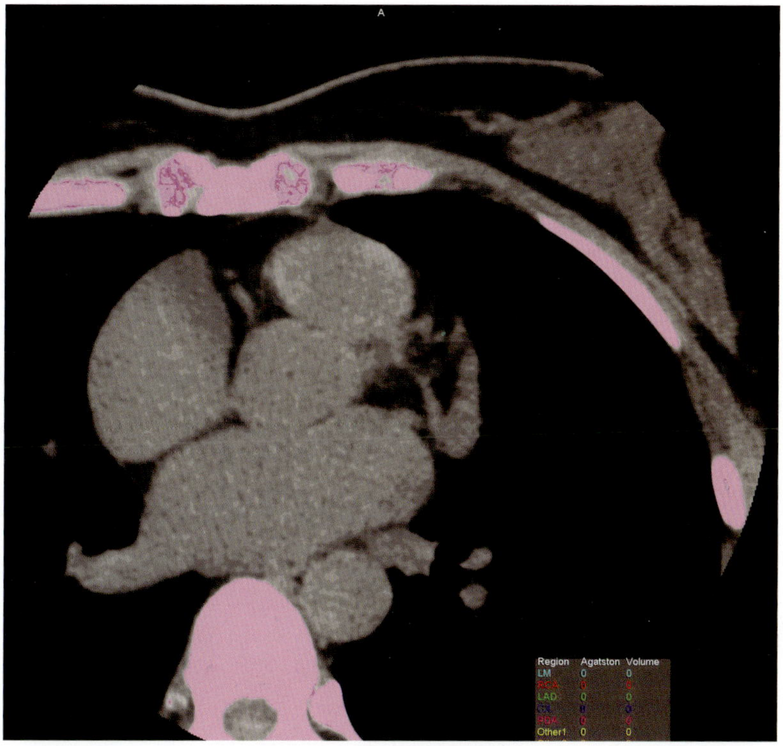

图5-24a　右冠状动脉、左冠状动脉前降支及旋支钙化积分为0

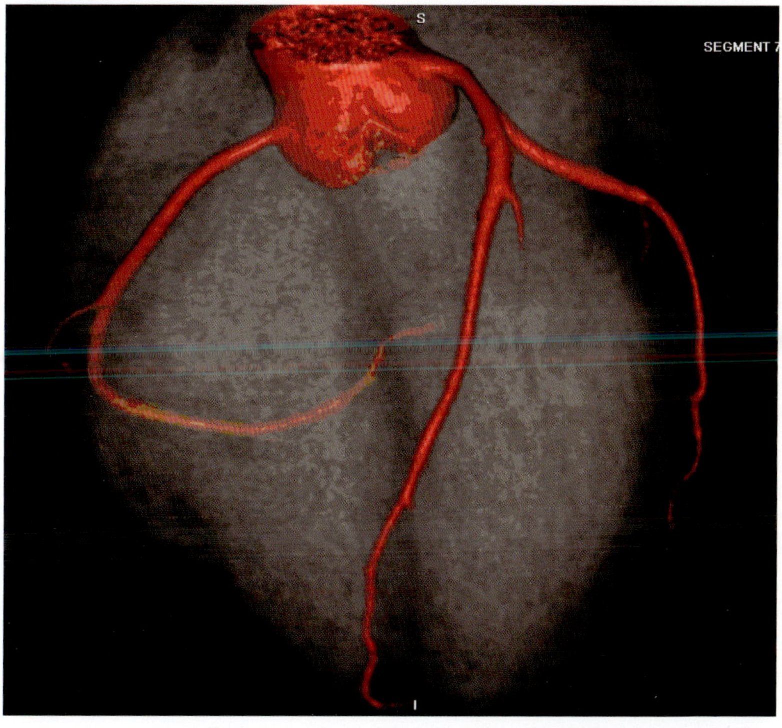

图5-24b　VR成像显示右冠状动脉、左冠状动脉前降支及旋支正常

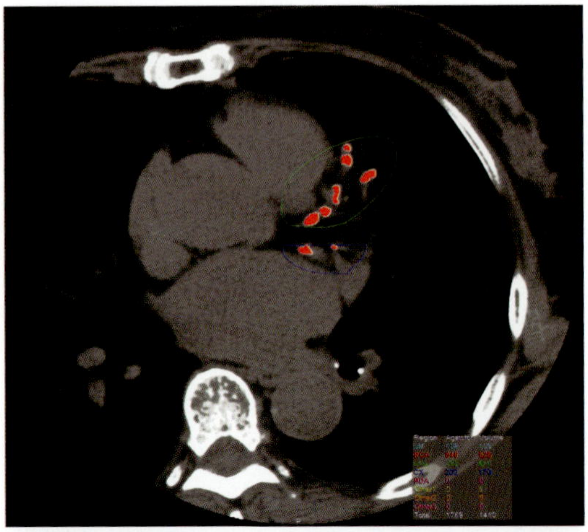

图5-25a 钙化积分测量示右冠状动脉“846”，左冠状动脉主干“138”，前降支“783”，旋支“203”

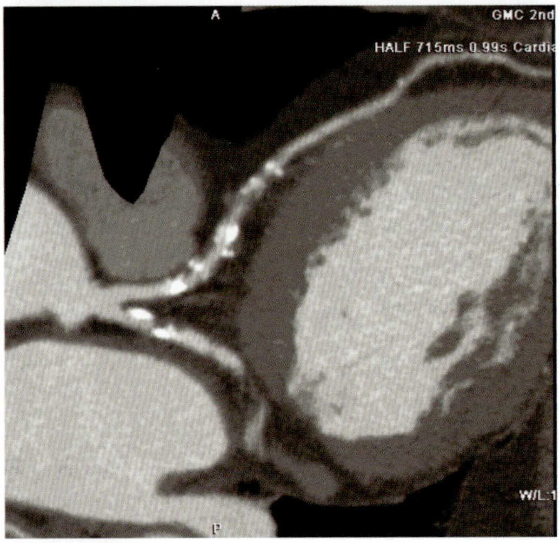

图5-25b CPR成像显示左冠状动脉前降支及旋支多发钙化低密度软斑块

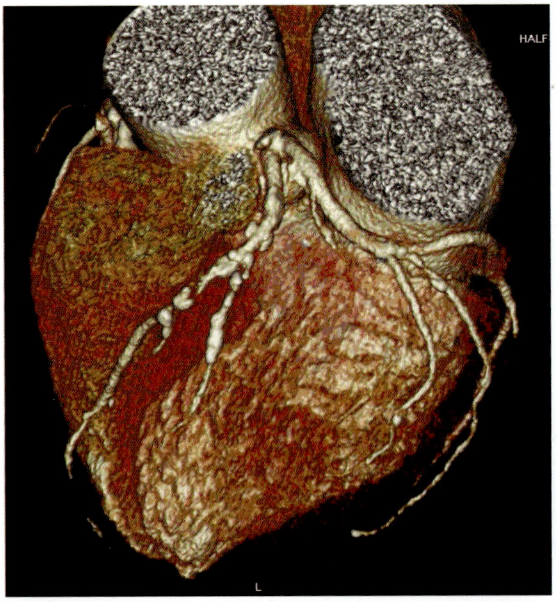

图5-25c VR成像显示左冠状动脉前降支及旋支管壁不规则及狭窄，以前降支更明显

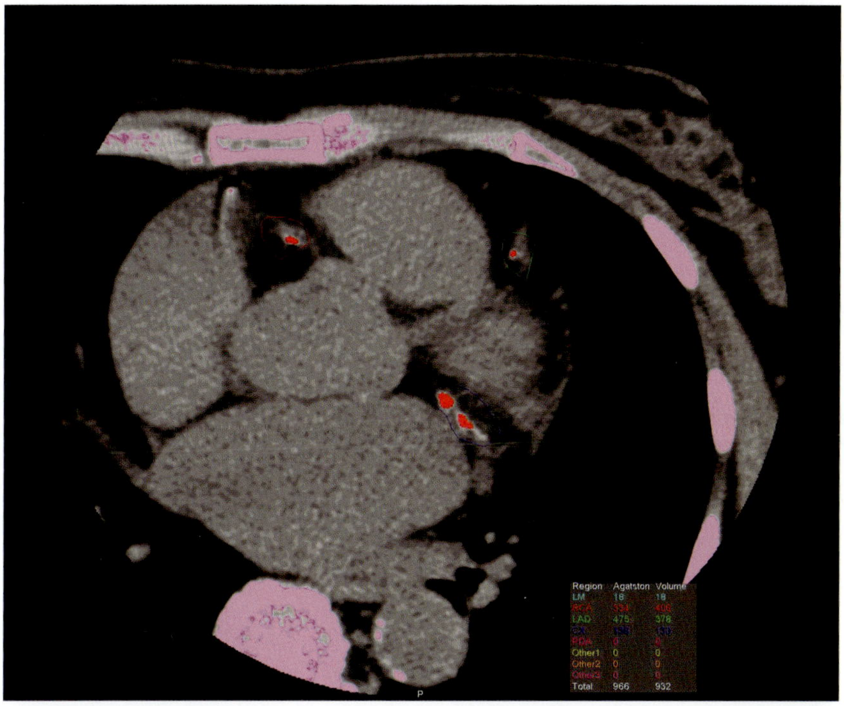

图5-26a　钙化积分测量示右冠状动脉“334”，左冠状动脉主干“18”，前降支“475”，旋支“139”

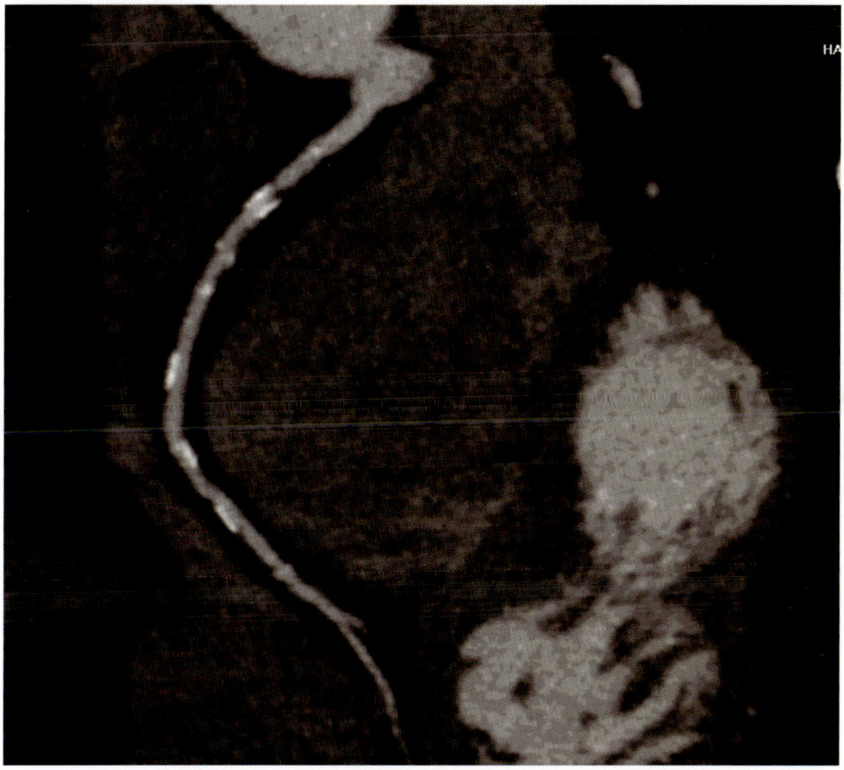

图5-26b　CPR成像显示右冠状动脉多发钙化

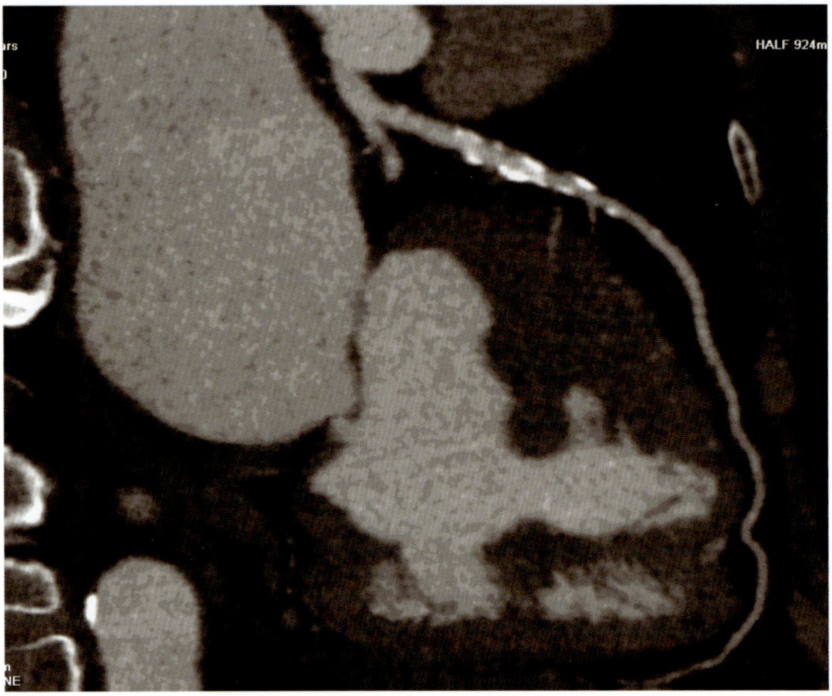

图5-26c　CPR成像显示左冠状动脉前降支多发钙化

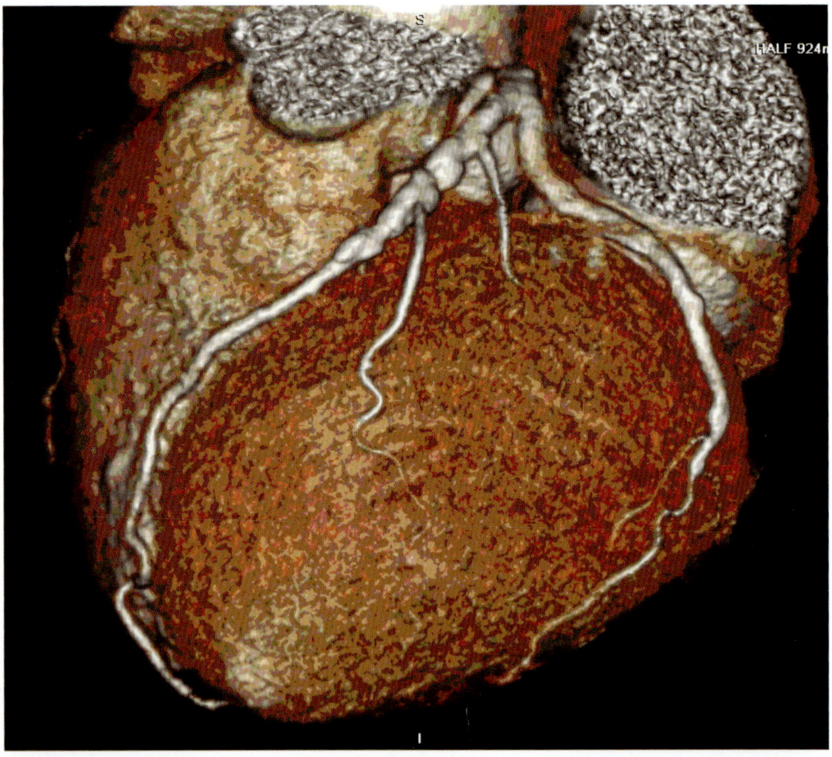

图5-26d　VR成像显示左冠状动脉前降支及旋支管壁不规则及狭窄，以前降支更明显

三、320排CT诊断心肌桥的优点

以往介入冠状动脉造影被认为是诊断心肌桥的“金标准”，血管内超声也应用于心肌桥的检查，但这些检查都为有创检查。320排CT冠状动脉成像是一种有效且无创地显示心肌桥的手段，可对心脏进行精细成像，提高心肌桥检出率，4D电影模式还可观察到类似DSA造影效果。可直观、清晰显示冠状动脉与心肌的解剖关系，提示心肌桥的发生部位、宽度、厚度、长度，并可显示肌桥血管的长度、管腔形态、管腔有无狭窄及狭窄程度、有无血管的动脉粥样硬化改变，以及心腔、瓣膜情况。随着320排CT冠状动脉成像的应用，心肌桥的检出率明显提高，特别是对显示长段和较深的心肌桥有重要的临床意义。

第五节　冠心病钙化积分临床应用

一、冠状动脉斑块

冠状动脉斑块包括钙化斑块和非钙化斑块，钙化斑块通常是稳定斑块，易破裂斑块通常是非钙化斑块。非钙化斑块又称为软斑块，病理学特征是含有软的脂质内核、薄的纤维帽，在血管造影时仅引起冠状动脉轻到中度狭窄。现已证实，尚未完全钙化的斑块易引发急性冠状动脉综合征，因此对未钙化斑块的及早检出受到人们的重视。冠状动脉钙化斑块的检出意味着更不稳定、富含脂质的非钙化斑块同时存在，而且易于破裂。有人认为若年龄＜50岁，一旦出现冠状动脉钙化，冠心病的可能性较大；对于＞60岁者，若无冠状动脉钙化，则患冠心病的可能性很小。可根据钙化积分的高低预测患者冠状动脉硬化的程度和发生冠心病的风险级别。因此冠状动脉钙化斑块是否存在以及积分的高低将影响病人的诊断及风险级别的确定。

二、冠心病钙化积分应用价值

320排CT采用钙化积分计算方法对钙化斑块进行量化分析。钙化积分计算由钙化积分软件直接计算，积分值由钙化面积、体积、血管分布等因素决定。钙化积分值0为无钙化（图5-24a、b），提示没有明显粥样硬化斑块，没有冠心病的可能性非常大；钙化积分值在1～10为少量钙化，提示有极少量粥样硬化斑块，冠心病可能性非常小，冠心病危险性低；钙化积分值在11～100为轻度钙化，提示有轻度粥样硬化斑块，极轻度的冠状动脉狭窄可能，冠心病危险性中等；钙化积分值在101～400为中度钙化，提示有中等粥样硬化斑块，中度的冠状动脉狭窄可能，冠心病危险性高；钙化积分值在400以上为重度钙化，提示有广泛粥样硬化斑块，有明显的冠状动脉狭窄，冠心病危险性极高（图5-25a至图5-26d）。

目前普遍接受的观点认为：①冠状动脉钙化越广泛，其患冠心病的可能性越大；②钙化斑块的存在并不意味着此处冠状动脉管腔一定发生狭窄；③钙化斑块本身很少发生破裂，它的存在标志着其他不稳定的、富含脂质的非钙化斑块同时存在，而且易于破裂；④冠状动脉钙化与冠状动脉病变的严重程度显著相关，但两者不一定呈平行关系。

第六节　冠心病320排CT仿真内镜诊断与评价

CT仿真内镜技术可得到类似纤维内镜在空腔脏器所见效果的冠状动脉血管内腔图像。自从多层螺旋CT应用以来，CT仿真内镜技术已渐趋成熟，CT仿真内镜冠状动脉成像已受到影像工作者的重视。CT仿真内镜能显示冠心病冠状动脉及其搭桥血管、支架等管腔形态、管壁钙化、粥样硬化斑块、狭窄程度等情况。CT仿真内镜对冠状动脉钙化引起的狭窄有比较准确的判断，有时尽管某处冠状动脉管壁有严重钙化，但该处不一定出现有血流动力学意义的狭窄。冠状动脉大量的条状钙化CT仿真内镜常提示无显著狭窄存在，此时的钙化斑块往往外凸生长，其功能类似于“支架”的作用。所以CT仿真内镜成像观察有助于对钙化处的血管通畅程度及有无血流动力学意义狭窄做出正确判断。应用CT仿真内镜成像可明显弥补VR、MPR、MIP及CPR等后处理方法对支架内腔显示不足的缺陷。CT仿真内镜可通过对支架内壁和腔内结构进行观察，有助于对腔内狭窄和支架通畅情况做出正确诊断和客观评价。冠状动脉CT仿真内镜成像也有一定局限性，如不能显示组织表面颜色的变化，组织特异性差；不能进行组织活检与治疗；受检者的心率和呼吸、扫描参数、造比剂剂量与扫描延迟时间选择、重建时相、运动伪影以及操作者熟练程度等，均可出现假阳性、假阴性结果。

第七节　320排CT心肌灌注诊断与评价冠心病

可靠的心肌灌注及心肌存活度对判断心肌梗死患者的预后和选择适当的治疗方案具有重要的指导意义。随着多层螺旋CT软件和硬件的发展，其对心肌梗死不仅能提供形态方面的信息，还可提供功能方面的信息，能动态观察心肌灌注的过程。320排CT对心肌梗死的敏感度为97%，特异度为89%；检出灌注减低区面积的评价与核素心肌灌注扫描有良好的相关性，表明320排CT可以对心肌灌注和心肌存活度提供有价值的信息，能够准确地诊断慢性心肌梗死。心肌灌注成像可显示缺血心肌区大小、范围及程度等，表现为低密度影。可计算心肌灌注量（MBV）及相对血流量（rMBF）等数值进行定量评价（图5-27a、b、c）。

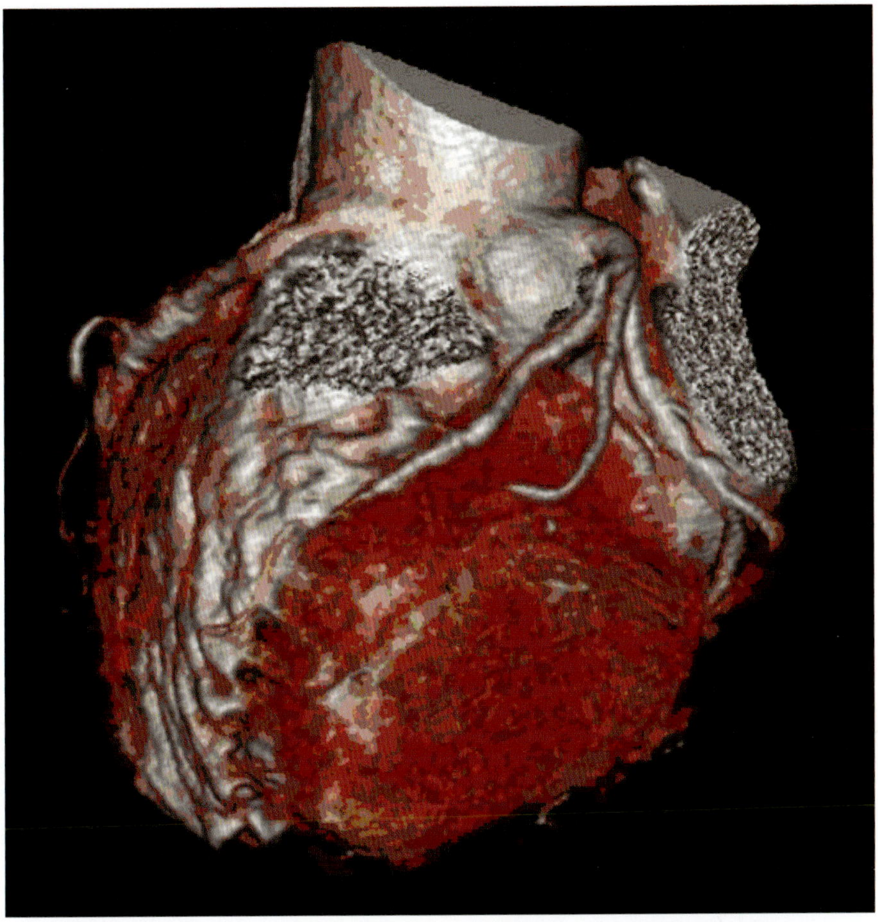

图5-27a VR成像，显示左冠状动脉前降支中远段管壁不规则及狭窄

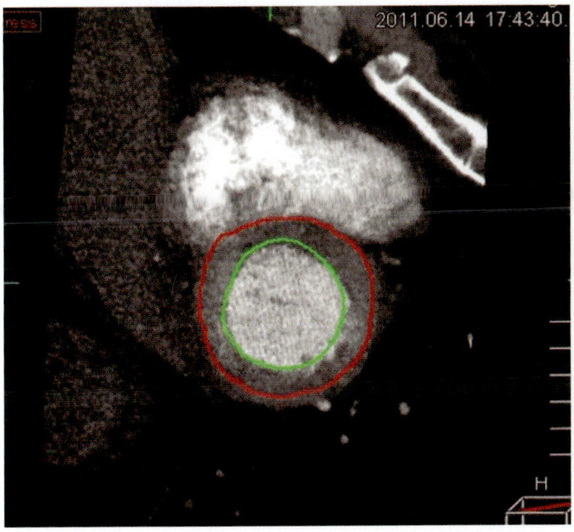

图5-27b 心肌灌注显示部分左心室壁缺血及血流灌注减少，呈不规则低密度影

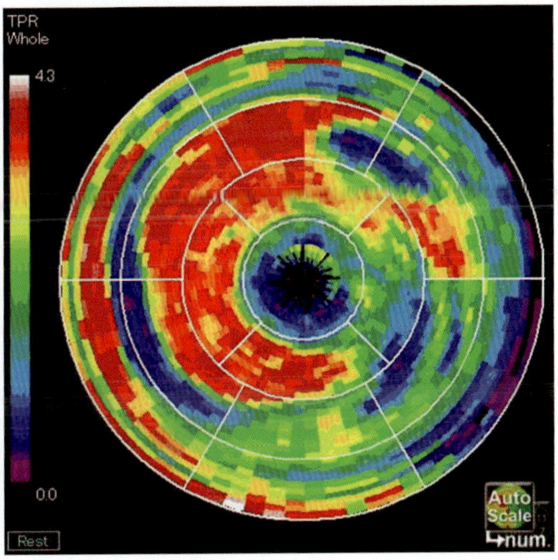

图5-27c 心肌灌注彩图显示部分左心室壁缺血及血流灌注减少

第八节 320排CT冠心病左心室功能评价

320排CT能够对左心室功能进行准确的定量评价。心功能的测量准确性主要受时间分辨力的影响。320排CT应用多节段数据重建图像，时间分辨力非常高，能够更准确地获得舒张末期和收缩末期的图像，同时空间分辨力的提高能使心内膜、心外膜的勾画更准确，加上软件包的升级，可明显提高心功能测定的准确性。可使冠状动脉CT血管成像所得的容积数据同时用于计算各种心脏功能参数，而不必增加额外的扫描。主要心功能评价指标有：①计算舒张末期容积（End Diastolic Volume，EDV）。②收缩末期容积（End Systolic Volume，ESV）。③每搏输出量（Stroke Volume，SV；SV=EDV-ESV）。④心输出量（Cardiac Output，CO；CO=SV×HR；HR：心率）。⑤左心射血分数［Ejection Fraction，EF；EF=（EDV-ESV）/EDV］。⑥心肌重量（Myocardial Mass，MM）。⑦心肌指数（Myocardial Index，MI）。⑧心肌体积（Myocardial Volume，MV）心搏指数（SI）、心脏指数（CI）等心功能数据（图5-28至图5-30b）。同时可实时显示心脏的运动功能。

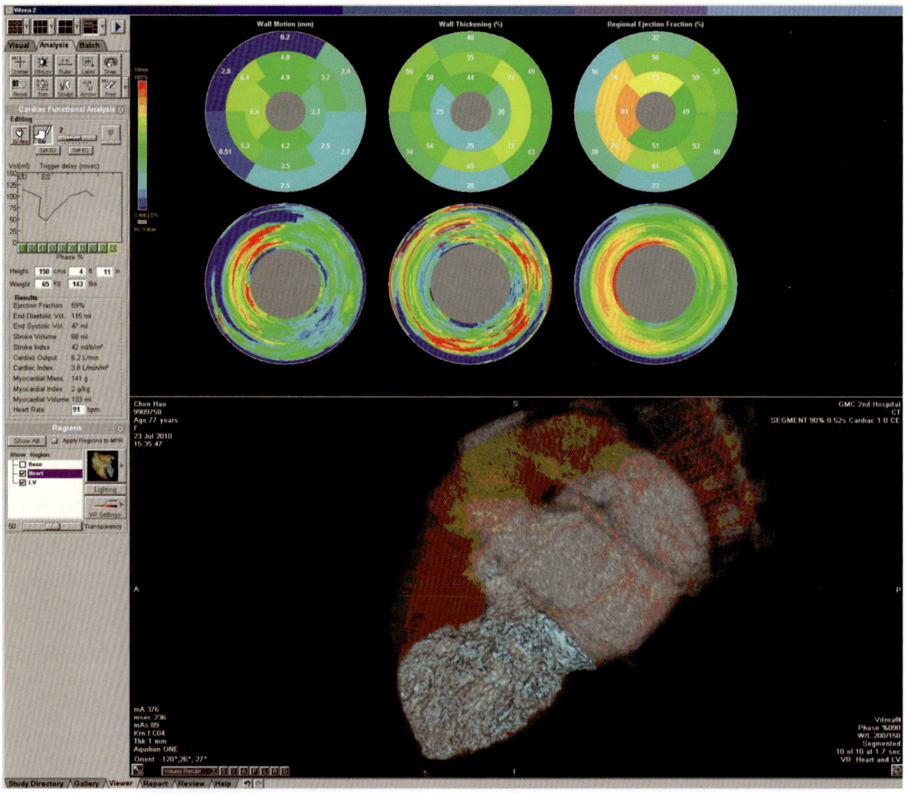

图5-28 心功能测量，显示EF（59%），EDV（115mL），ESV（47mL），SV（68mL），SI[42mL/（b·m^2）]，CO（6.2L/min），CI[3.8L/（min·m^2）]，MM（141g），MI（2g/kg），MV（133mL），HR（91bmp）

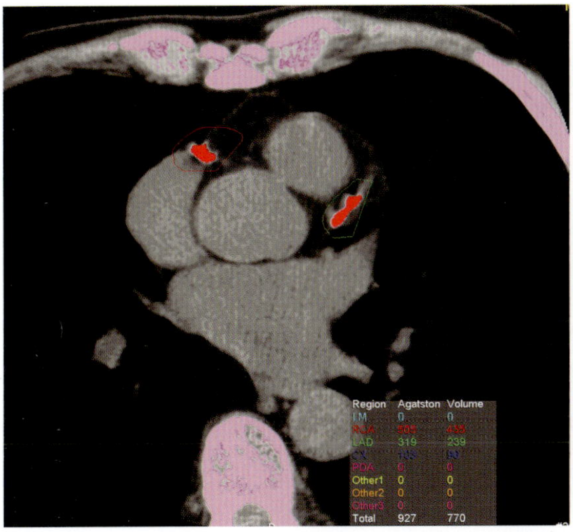

图5-29a 右冠状动脉及左冠状动脉前降支见钙化，钙化积分显示右冠状动脉“505”，左冠状动脉前降支“319”

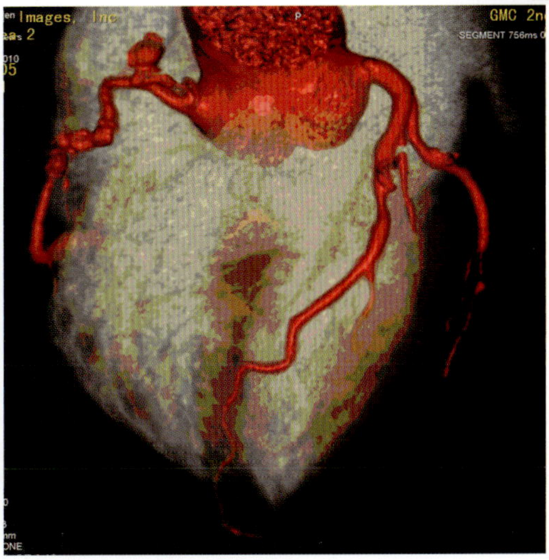

图5-29b VR成像显示右冠状动脉及左冠状动脉前降支管腔不规则狭窄

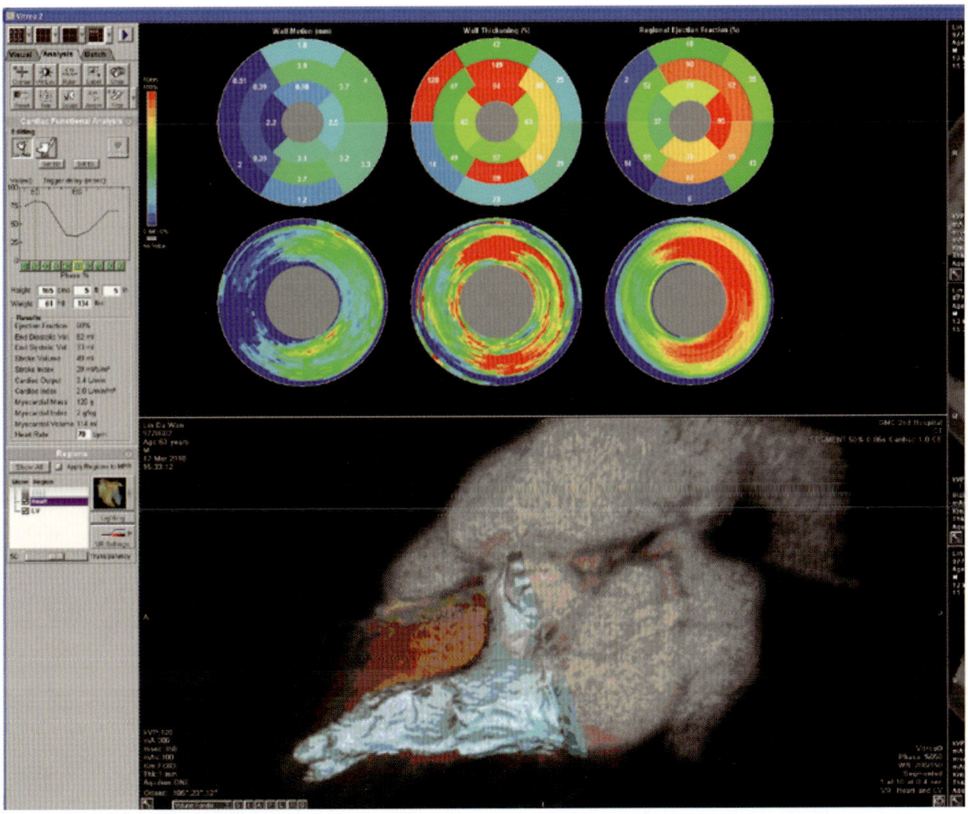

图5-29c 心功能测量，显示EF（60%），EDV（82mL），ESV（33mL），SV（49mL），SI[29mL/（b·m^2）]，CO（3.4L/min），CI[2L/（min·m^2）]，MM（120g），MI（2g/kg），MV（114mL），HR（70bmp）

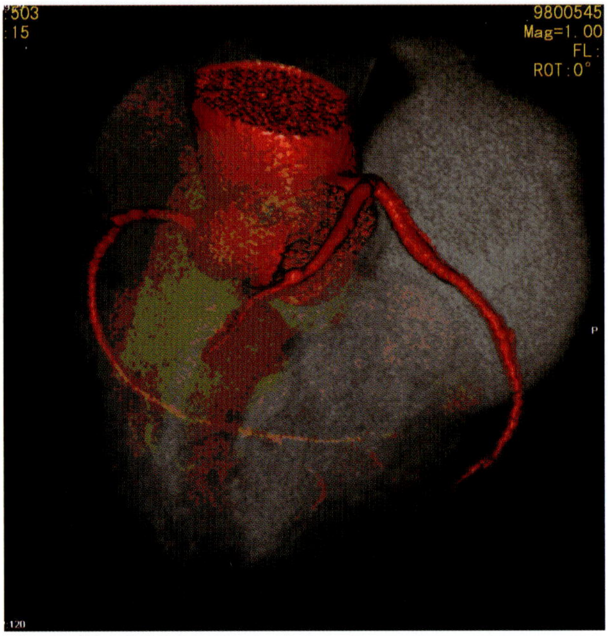

图5-30a　VR成像显示左冠状动脉前降支远段管腔不规则狭窄

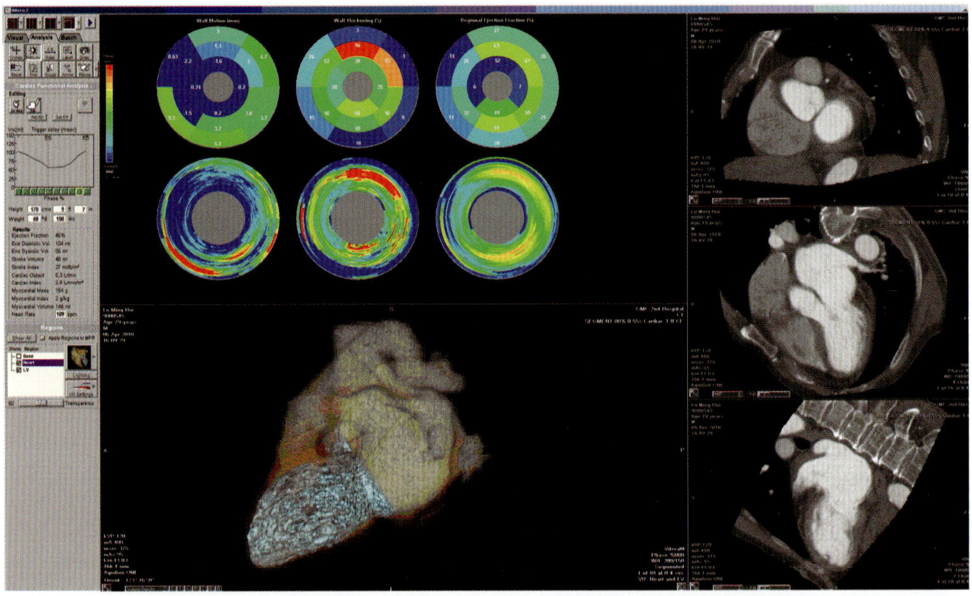

图5-30b　冠心病心功能测量，显示EF（46%），EDV（104mL），ESV（56mL），SV（48mL），SI[27mL/（b·m^2）]，CO（5.3L/min），CI[2.9L/（min·m^2）]，MM（154g），MI（2g/kg），MV（146mL），HR（109bmp）

（付熙　谭理连　何伟红）

参考文献

蔡衡，万证，林青，等. 2003. 心肌桥的冠状动脉造影特点及临床意义[J]. 中国循环杂志，18（1）：31−33.

高波，郭启勇，岳勇. 2007. 64层螺旋CT与磁共振成像评价左心功能的比较研究[J]. 中国医学影像技术，23（1）：66−69.

黄美萍，刘其顺，刘辉，等. 2006. 多层螺旋CT冠状动脉成像质量及对冠状动脉病变诊断准确性的评价[J]. 中华放射学杂志，40：984−987.

李国英，孙钢，李敏，等. 2009. 320排动态容积CT对心律失常冠状动脉成像价值的研究[J]. 实用放射学杂志，25（1）：1420−1424.

李子平，许达生，孟悛非，等. 1998. CT仿真内镜成像技术临床应用的初步探讨[J]. 中华放射学杂志，32（2）：104−107.

廖火城，钱孝贤. 2009. 320排CT心脏成像的最新进展[J]. 国际内科学杂志，36（12）：701−704.

刘远健，冯晓源，沈天真，等. 2004. 急性心肌梗死的CT灌注实验研究[J]. 中华放射学杂志，38（9）：994−998.

毛定飚，谭德炎，滑炎卿，等. 2004. MDCT对冠状动脉变异的诊断价值[J]. 放射学实践，19（5）：327−329.

孟冷，张兆琪，吕飙. 2006. 64层螺旋CT在冠状动脉疾病诊断中的价值[J]. 中华放射学杂志，40（8）：792−796.

潘宇宁，黄求理，叶贤旺，等. 2011. 320排容积ＣＴ低剂量冠状动脉成像在冠心病高危人群中的应用[J]. 实用放射学杂志，27（8）：1161−1164.

钱农，潘昌杰，薛耀君，等. 2003. CT仿真冠状动脉内镜的临床应用[J]. 中国医学计算机成像杂志，9（12）：101−104.

覃杰，刘凌云，孟晓春，等. 2009. 320排动态容积CT冠状动脉成像的临床应用[J]. 中国医学影像技术，25（9）：1598−1600.

谭理连，何国满，李扬彬，等. 2006. 16层螺旋CT血管造影在诊断与评价冠状动脉疾病中的应用价值[J]. 广东医学，27：617−619.

王怡宁，金证宇，孔令燕，等. 2006. 64层螺旋CT冠状动脉成像初步研究[J]. 中国放射学杂志，40（8）：797−801.

吴瑛，姚民，高润霖，等. 2004. 成人冠状动脉造影中动脉起源异常分析[J]. 中华心血管病杂志，32（7）：587−590.

肖毅，田建明，左长京，等. 2005. 多层螺旋CT仿真内镜在冠状动脉检查中的应用[J]. 第二军医大学学报，26（7）：748−750.

杨立，赵林芬，李颖，等. 2006. 心肌桥和壁冠状动脉的多层螺旋CT诊断及其临床意义[J]. 中华医学杂志，86（40）：2858−2862.

张龙江，卢光明，郭华，等. 2007. 心肌桥的双源CT四维电影显示与常规冠状动脉造影的对照分析[J]. 中国医学影像技术，23（11）：1654−1658.

张苹娜，翟仁友，吴雅峰，等. 2006. 超声心动图联合64层螺旋CT评价左心室收缩功能[J]. 中国医学影像技术，22（11）：1688−1689.

张树桐，会朝林，肖建伟，等. 2007. 64层螺旋CT冠状动脉成像在心肌桥和壁血管冠状动脉诊断中的价值[J]. 临床放射学杂志，26（10）：993−996.

张兆琪. 2007. 心血管疾病磁共振成像[M]. 北京：人民卫生出版社：3.

赵进委，沈钧，康钱农，等. 2005. 多层螺旋CT成像技术在全身血管造影中的临床应用[J]. 中国医学影像技术，21（1）：40−45.

赵艳，魏嘉平，华琦，等. 2006. 64层螺旋CT冠状动脉成像与冠状动脉造影对照研究[J]. 中国医学影像技术，22（10）：1468−1471.

赵映，王建华，近藤武，等. 2004. 多层螺旋CT评价冠状动脉支架的体外实验[J]. 中国医学影像技术，20（12）：1828－1831.

Anand DV，Lim E，Hopkins D，et al. 2006. Risk stratification in un complicated type 2 diabetes：prospective evaluation of the combined use of coronary artery calcium imaging and selective myocardial perfusion scintigraphy[J]. Eur Heart J，27（6）：713－721.

Burgstahler C，Beck T，Kuettner A，et al. 2006. Non－invasive evaluation of coronary artery bypass grafts using 16－row multi－slice computed tomography with 188ms temporal resolution[J]. Int J Cardiol，106（2）：244－249.

Budoff MJ，Dowe D，Jollis JG，et al. 2008. Diagnostic performance of 64－muhidetector row coronary computed tomographic angiography for evaluation of coronary artery stenosis in individuals without known coronary artery disease：results from the prospective multicenter accuracy trial[J]. J Am Coil Cardiol，52（21）：1724－1732.

Blumenthal RS，Becker DM，Yanek LR，et al. 2006. Comparison of coronary calcium and stress myocardial perfusion imaging in apparently healthy siblings of individuals with premature coronary artery disease[J]. Am J Cardiol，97（3）；328－333.

Chiurlia E，MenozziM，Ratti C，et al. 2005. Follow up of coronary artery bypass graft patency by multislice computed tomography[J]. Am J Cardiol，95（9）：10942－10971.

Carfigan TP，Nair D，Schoenhagen P，et al. 2009. Prognostic utility of 64－slice computed tomography in patients with suspected but no documented coronary artery disease[J]. Eur Heart J，30（3）：362－371.

Dulati GS，Seth S，Kurian S，et al. 2005. Non－invasive diagnosis of coronary artery disease with 16－slice computed tomography[J]. Natl Med J India，18（5）：236－241.

Dewey M，Teige F，Rutsch W，et al. 2008. CT coronary angiography：influence of different cardiac reconstruction intervals on image quality and diagnostic accuracy[J]. Eur J Radiol，67（1）：92－99.

Dewey M，Zimmermann E，Laule M，et al. 2008. Three－vessel coronary artery disease examined with 320－slice computed tomography coronary angiography[J]. Eur Heart J，29（13）：1669.

Ehara S，Kobayashi Y，Yoshiyama M，et al. 2004. Spotty calcification typifies the culprit plaque in patients with acute myocardial infarction：an intravascular ultrasound study[J]. Circulation，110（22）：3424－3429.

Ferencik M，Ferullo A，Achenbach S，et al. 2003. Coronary calcium quantification using various calibration phantoms and scoring thresholds[J]. Invest Radiol，38（9）：559－566.

Gilard M，Cornily JC，Pennec PY，et al. 2006. Assessment of coronary artery stents by 16 slice computed tomography[J]. Heart，92（1）：58－61.

Gilard M，Pennec PY，Comily JC，et al. 2006. Multi－slice computer tomography of left ventricular function with automated analysis software in comparison with conventional ventriculography[J]. Eur J Radiology，59（2）：270－275.

George RT，Jerosch－Herold M，Silva C，et al. 2007. Quantification of myocardial perfusion using dynamic 64－detector computed tomography[J]. Invest Radiol，42（12）：815－822.

Habis M，Capderou A，Ghostine S，et al. 2007. Acute myocardial infarction early viability assessment by 64－slice computed tomography immediately after coronary angiography：comparison with low－dose dobutamine echocardiography[J]. J Am Coil Cardiol，49（11）：1178－1185.

Hoffmann U. 2006. Coronary CT angiography[J]. J Nucl Med，47：797－806.

Jchikawa M，Sato Y，Komatsu S，et al. 2007. Multislice computed tomographic findings of the anomalous origins of the right coronary artery：evaluation of possible causes of myocardial ischemia[J]. Int J Cardiovasc Imaging，23（3）：353－360.

Juergens KU. 2006. Left ventricular function studied with MDCT[J]. Eur Radiol，16（2）：342－357.

Kantarci M, Duran C, Durur I. 2006. Detection of myocardial bridging with ECG–gated MDCT and multiplanar reconstruction[J]. AJR, 186 (6 Suppl 2): S391–S394.

Lardo AC, Cordeiro MA, Silva C, et al. 2006. Contrast–enhanced multidetector computed tomography viability imaging after myocardial infarction: characterization of myocyte death, microvascular obstruction, and chronic scar[J]. Circulation, 113 (3): 394–404.

Lawler LP, Pannu HK, Fishman EK, et al. 2005. MDCT evaluation of the coronary artery, 2004: how we do it–data acquisition, postprocessing, display, and interpretation[J]. AJR, 184 (5): 1402–1412.

Leber AW, Becker A, Knez A, et al. 2006. Accuracy of 64–slice computed tomography to classify and quantify plaque volumes in the proximal coronary system: comparative study using intravascular ultrasound[J]. J Am Coll Cardiol, 47 (3), 672–677.

Leber AW, Knez A, Becker A, et al. 2004. Accuracy of multidetector spiral computed tomography in identifying and differentiating the composition of coronary atherosclerotic plaques: a comparative study with intracoronary ultrasound[J]. J Am Coll Cardiol, 43 (7): 1241–1247.

Madjid M, Zarrabi A, Litobsky S, et al. 2004. Finding vulnerable atherosclerotic plaques: is it worth the effort? [J]. Arterioscler Thromb Vasc Biol, 24: 1775–1782.

Maintz D, BurgMC, Seifarth H, et al. 2009. Update on multidetector coronary CT angiography of coronary stents: in vitro evaluation of 29 different stent types with dual–source CT[J]. Eur Radiol, 19 (1): 42–49.

Maintz D, Grude M, Fallenberg EM, et al. 2003. Assessment of coronary arterial stents by Multislice CT angiography[J]. Acta Radiol, 44 (7): 597–603.

Meraj PM, Makaryus AN, Boxt LM. 2007. An unusual combination of myocardial bridging and coronary artery aneurysm identified on 64–detector coronary angiography[J]. Int J Cardiovasc Imaging, 23 (5): 649–653.

Mowatt G, Cook JA, Hillis GS, et al. 2008. 64–slice computed tomography angiography in the diagnosis and assessment of coronary artery disease: systematic review and meta–analysis[J]. Heart, 94 (11): 1386–1393.

Nakanishi T, Kayashima Y, Inoue R, et al. 2005. Pitfalls in 16–detector row CT of the coronary arteries[J]. Radiographics, 25 (2): 425–438.

Nieman K, Pattynama PMT, Rensing BJ, et al. 2003. Evaluation of patients after coronary artery bypass surgery: CT angiographic assessment of grafts and coronary arteries[J]. Radiology, 229 (3): 749–756.

Nieman K, Shapiro MD, Ferencik M, et al. 2008. Reperfused myocardial infarction: contrast–enhanced 64–section CT in comparison to MR imaging[J]. Radiology, 247 (1): 49–56.

Ohnuki K, Yoshida S, Ohta M, et al. 2006 New diagnostic technique in multi–slice computed tomography for in–stent restenosis: pixel count method[J]. Int J Cardiol, 108 (2): 251–258.

Pflederer T, Marwan M. Renz A. et al. 2009. Noninvasive assessment of coronary in–stent restenosis by dual–source computed tomography[J]. Am J Cardiol, 103 (6): 812–817.

Rybicki FJ, Otero HJ, Steigner ML, et al. 2008. Initial evaluation of coronary images from 320–detector row computed tomography[J]. Int J Cardio vases imaging, 24 (5): 535–546.

Rybicki HJ. Steigner ML. 2008. Initial evaluation of coronary images from 320–detector row computed tomography[J]. Int J Cardiovascular, 24 (5): 535–546.

Sato Y, Inoue F, Matsumoto N, et al. 2005. Detection of anomalous origins of the coronary artery by means of multislice computed tomography[J]. Circ J, 69 (3): 320–324.

Savino G, Zwerner P, Herzog C, et al. 2007. CT of cardiac Function[J]. J Thorac Imaging,

22（1）：86–100.

Soon KH，Kelly AM，Cox N，et al. 2006. Non–invasive multislice computed tomography coronary angiography for imaging coronary arteries，stents and bypass grafts[J]. Interm Med J，36（1）：43–50.

Stein PD，Hoffmann U，Beemath A，et al. 2006. Noninvasive imaging of the coronary arteries[J]. Minerva Cardioangiol，54（5）：619–631.

Takano M，Inami S，Jaang IK，et al. 2007. Evaluation by optical coherence tomography of neointimal coverage of sirolimus–eluting stent three months after implantation[J]. Am J Cardiol，99（8）：1033–1038.

Tamer G，David A，Basil S，et al. 2007. Diagnosis of coronary in–stent restenosis with multidetector row spiral computed tomography coronary angiography to assess in–stent restenosis[J]. J Am Coll Caridiol，49（22）：2204–2210.

Yamamuro M，Tadamura E，Kubo S，et al. 2005. Cardiac functional analysis with multi–detector row CT and segmental reconstruction algorithm：comparison with echocardiography，SPECT，and MR imaging[J]. Radiology，234（2）：381–390.

Zeina AR，Odeh M，Blinder J，et al. 2007. Myocardial bridge：evaluation on MDCT[J]. AJR，188（4）：1069–1073.

第六章　心脏瓣膜病变

第一节　心脏瓣膜钙化

一、心脏瓣膜钙化概述

心脏瓣膜钙化多发生于老年性退行性变导致的心脏瓣膜病。心脏瓣膜钙化以主动脉瓣钙化最多见，其次是二尖瓣钙化，其他瓣膜钙化相对较少。引起钙化的危险因素包括年龄、性别、吸烟、高血压、糖尿病、血脂异常等。心脏瓣膜钙化发病机制目前还不清楚，推测该病的机制为：

1．压力负荷机制：心脏负荷增大，容易引起胶原纤维断裂，暴露的位点可以和钙结合而引起钙盐沉积，造成瓣膜钙化。

2．钙质的异常沉积：组织学发现该病累及的瓣膜可见明显的纤维组织的变性和钙质的沉积。由于钙质的流失，性激素的缺乏、维生素D的缺乏等因素所导致的继发性甲状旁腺功能亢进可造成或加速骨盐向软组织迁移，沉积于瓣膜，从而引起钙化。

3.脂质异常沉积：该病可能与脂质的异常沉积后引起瓣膜组织的变性，进一步导致钙盐沉积有关。

4．衰老变性：随着年龄的增加，不仅是心脏瓣膜，其他器官组织也逐渐出现钙盐的沉积和纤维组织的变性。

心脏瓣膜钙化多从瓣尖开始，最终致瓣叶活动受限，有效瓣口面积缩小，但无粘连、融合。

二、心脏瓣膜钙化的320排CT表现

（一）定性分析

320排CT对钙化非常敏感，可分辨瓣膜、瓣环钙化及主动脉窦的钙化，优于磁共振成像（MRI）、血管造影及X线平片。心脏瓣膜钙化在CT上表现为瓣膜区点状、条片状或不规则形高密度影。瓣膜钙化的图像质量分成以下5个等级：①1级，瓣膜的钙化具有锐利的边缘，轮廓清晰；②2级，具有轻微运动伪影（图6–1）；③3级，运动伪影显著增加；④4级，范围较大的严重模糊的运动伪影，导致不能确定诊断；⑤5级，不能诊断。

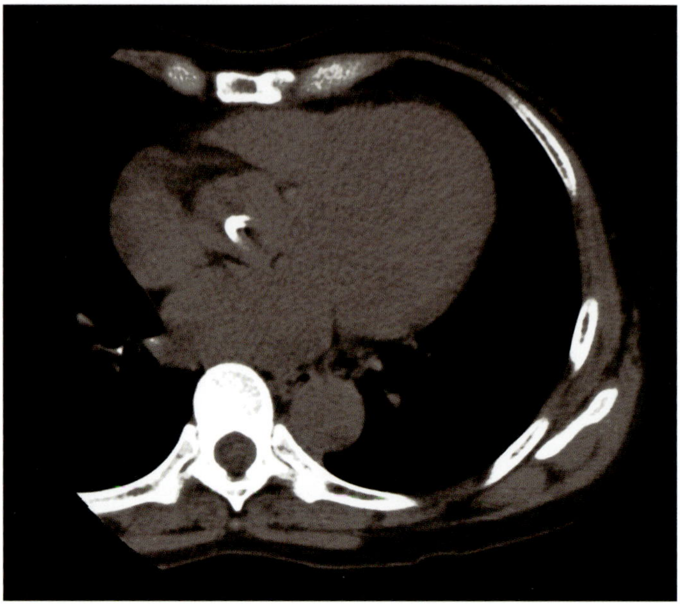

图6-1　主动脉瓣不规则钙化（2级）

（二）定量分析

在钙化积分计算软件中，心脏瓣膜钙化的阈值设定为≥130Hu，320排CT提供自动及手动测量钙化积分的功能，两种测量方法一致性良好。质量积分是根据钙化斑块CT值进行校正并换算出等效钙浓度，质量积分变异性最小（图6-2）。

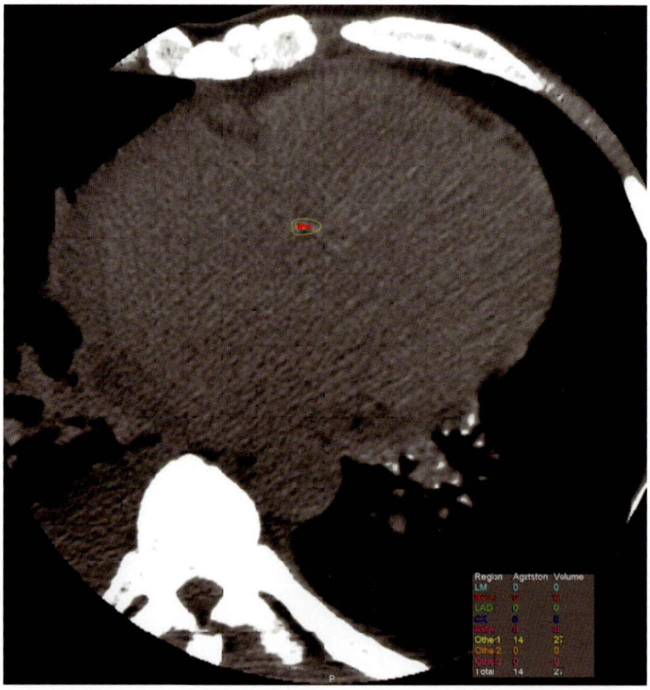

图6-2　平扫示主动脉瓣区高密度钙化灶，钙化积分为14

三、320排CT诊断心脏瓣膜钙化临床应用

320排CT测量心脏瓣膜钙化积分，能够对无症状的心脏瓣膜狭窄短期内出现不良临床症状的危险性进行预测。心脏瓣膜钙化与冠心病间的关系十分密切，二尖瓣钙化患者更易发生新的冠状动脉病变。320排CT诊断心脏瓣膜钙化有助于预测发生早期冠心病危险性的可能，临床上可以进行一定的干预，降低冠心病的发生率及死亡率。

第二节　二尖瓣病变

一、二尖瓣狭窄

（一）临床及病理

二尖瓣狭窄是心脏瓣膜病变中最常见的疾病，主要见于风湿性心脏病、先天性畸形患者和老年人。二尖瓣钙化引起者少见。风湿性心脏病侵犯二尖瓣瓣叶及腱索，导致前后叶交界处粘连、纤维化、瓣叶增厚，瓣下腱索融合、缩短，瓣叶组织钙化。按瓣膜病变程度及病变瓣膜形态，可将二尖瓣狭窄分成2种类型：①隔膜型：瓣叶交界处相互粘连，呈隔膜状，残留瓣口变窄，瓣体病变较轻；②漏斗型：瓣叶交界处相互粘连，瓣体、腱索、乳头肌均有明显粘连、增厚、纤维化，且有腱索、乳头肌缩短、变硬，牵拉瓣膜，使整个瓣膜形成漏斗状。

二尖瓣狭窄可使左心房血液滞留，血量增多，左心房压力升高，肺循环阻力增高，引起肺动脉高压。右心室代偿性心肌肥厚，心腔扩大，三尖瓣相对关闭不全，血液反流，右心房压力增高扩张，导致右心衰竭。而左心室长期血液量充盈不足，负荷减轻，左心室可发生萎缩、变小或正常。正常二尖瓣口面积4～6cm^2，瓣口面积缩小到1.5～2.0cm^{2}为轻度狭窄，1.0～1.5cm^{2}为中度狭窄，1.0cm^{2}以下为重度狭窄。

二尖瓣狭窄最早出现劳力性呼吸困难伴咳嗽、咯血，随着病情加重，出现休息时呼吸困难，甚至急性肺水肿。重度二尖瓣狭窄典型者在心尖区可闻及舒张中晚期低调、隆隆样，先递减后递增型杂音，常伴舒张期震颤。

（二）320排CT表现

1．瓣膜的形态、大小、瓣叶厚度、赘生物及活动度：垂直于室间隔和平行于室间隔的左心室长轴位、四腔心及平行于二尖瓣的平面，可测量瓣膜的厚度、大小，观察收缩期及舒张期瓣膜形态，主要表现为瓣膜增厚、卷缩，甚至可见赘生物形成，瓣口活动度变小、僵硬（图6–3），与B超相似（图6–4）。

2．320排CT可以直接测量瓣膜的瓣口面积：二尖瓣狭窄是表现为面积缩小（图6–5），与B超相似（图6–6）。

3．320排CT可测量瓣膜开放的直径及瓣环的大小：显示瓣膜开放的程度，可以测量瓣膜开放及瓣环的直径，从而估测瓣膜狭窄的程度（图6–7）。

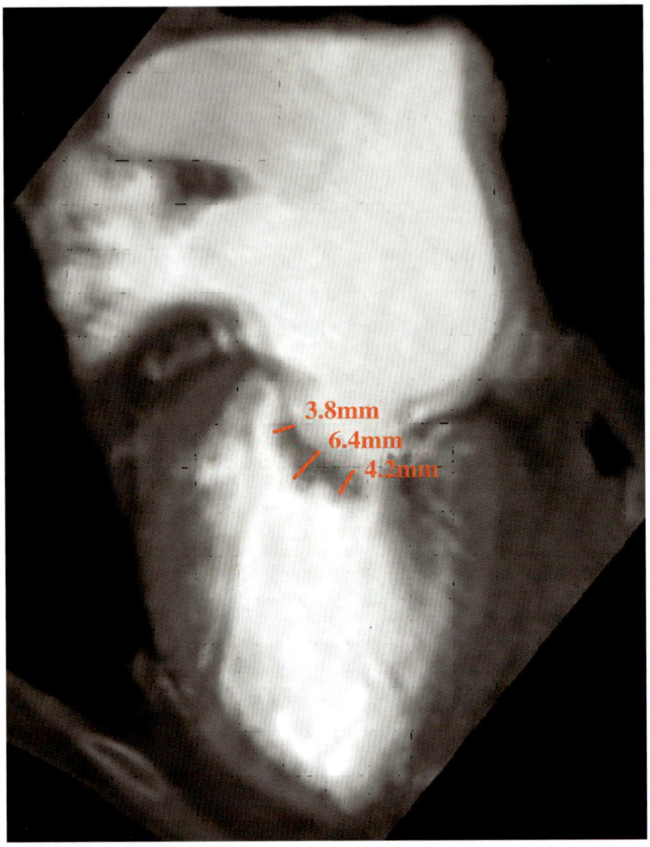

图6-3　二尖瓣狭窄，平行于室间隔的左心室长轴位，二尖瓣的前瓣和后瓣明显增厚，约达6.4mm

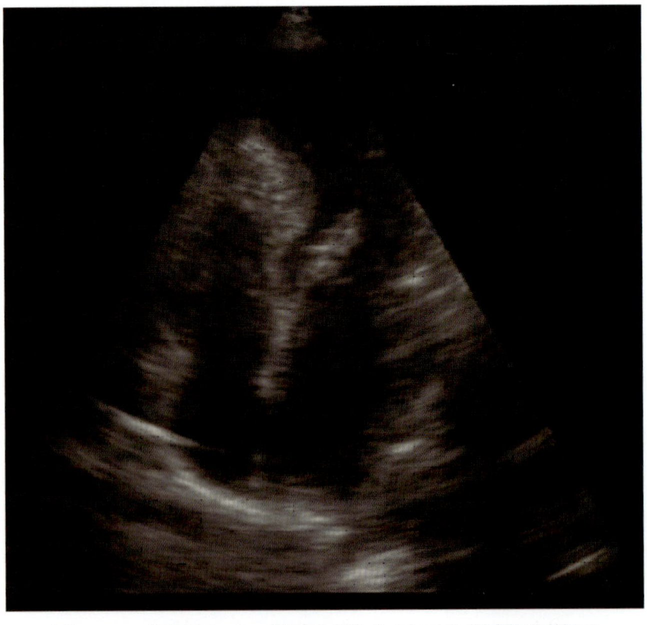

图6-4　同图6-3，超声四腔心示二尖瓣瓣膜增厚

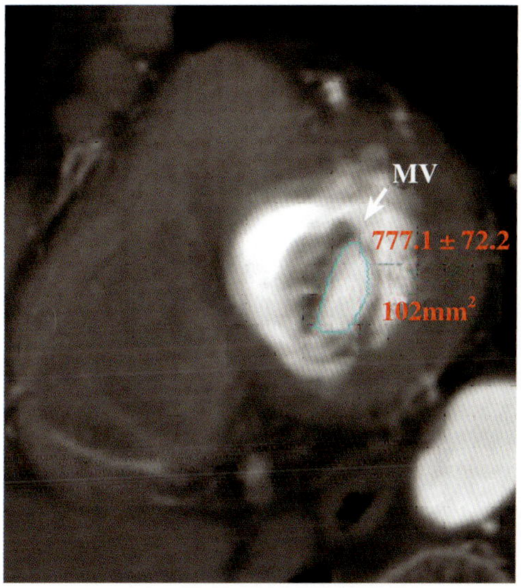

图6-5　同图6-3，左心室短轴位显示二尖瓣瓣口面积明显缩小，约$102mm^2$

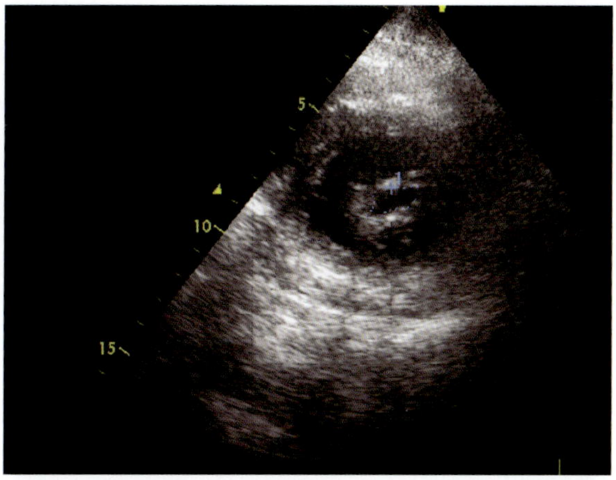

图6-6a　同图6-5，超声左心室短轴位示二尖瓣瓣口面积明显缩小，约$111mm^2$

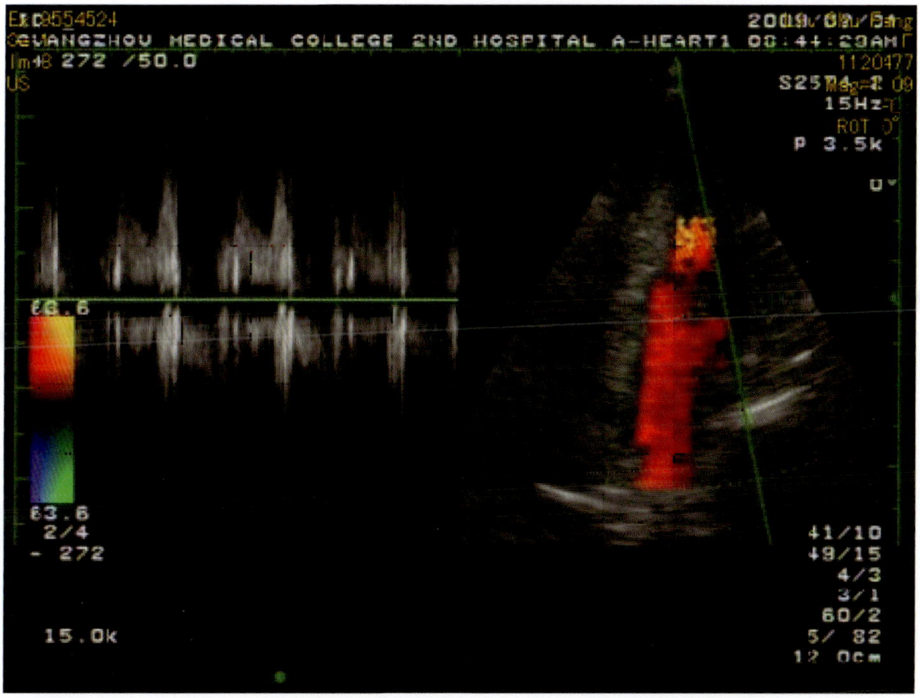

图6-6b　同图6-5，超声四腔心二尖瓣左心室侧见红色高速血流（≥2m/s）

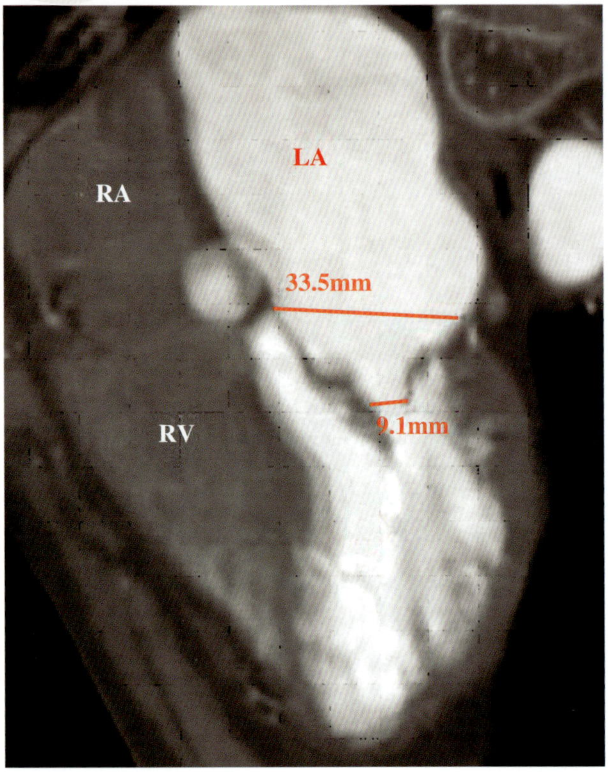

图6-7 同图6-3，二尖瓣口及瓣环直径明显缩小，分别为9.1mm、33.5mm

4. 瓣膜开放受限：重建电影CT血管造影可显示瓣膜开放的程度、形态，瓣膜交界处融合，可见瓣膜开放受限，呈“圆顶征”（图6-8、图6-9）。

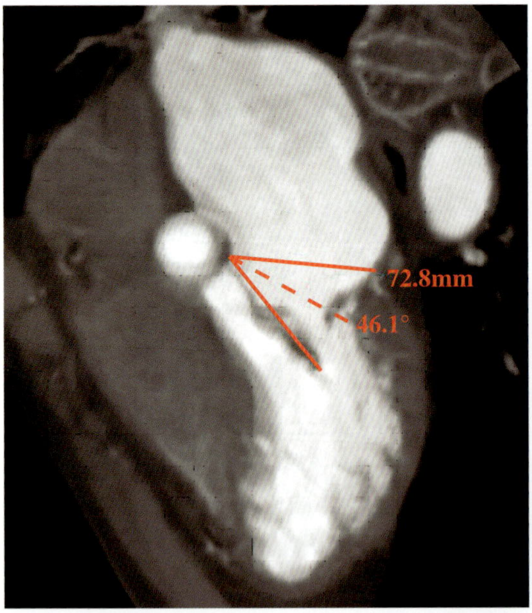

图6-8 同图6-3，二尖瓣运动受限，开放幅度减小，前瓣叶开放角度减少

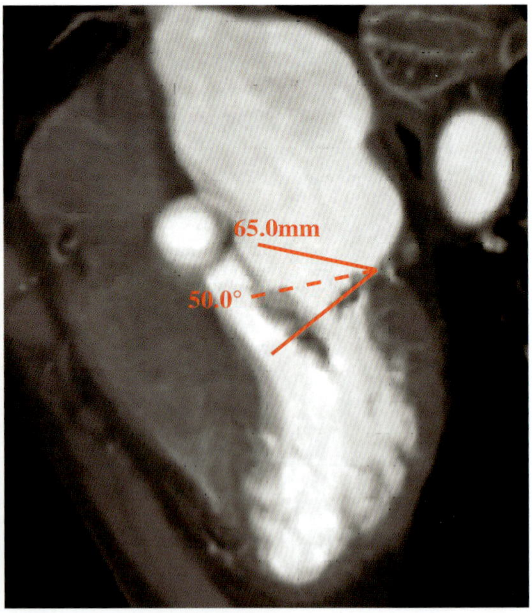

图6-9 同图6-3，二尖瓣运动受限，开放幅度减小，后瓣叶开放角度明显较少

5．左心房扩大及左心房血栓：二尖瓣狭窄时，舒张期血流通过瓣口的阻力增加，左心房压力升高，中晚期导致左心房扩大，320排CT血管造影可以测量左心房各个径线。左心房血栓好发于左心耳或左心房外侧壁，增强扫描血栓无明显强化（图6–10）。

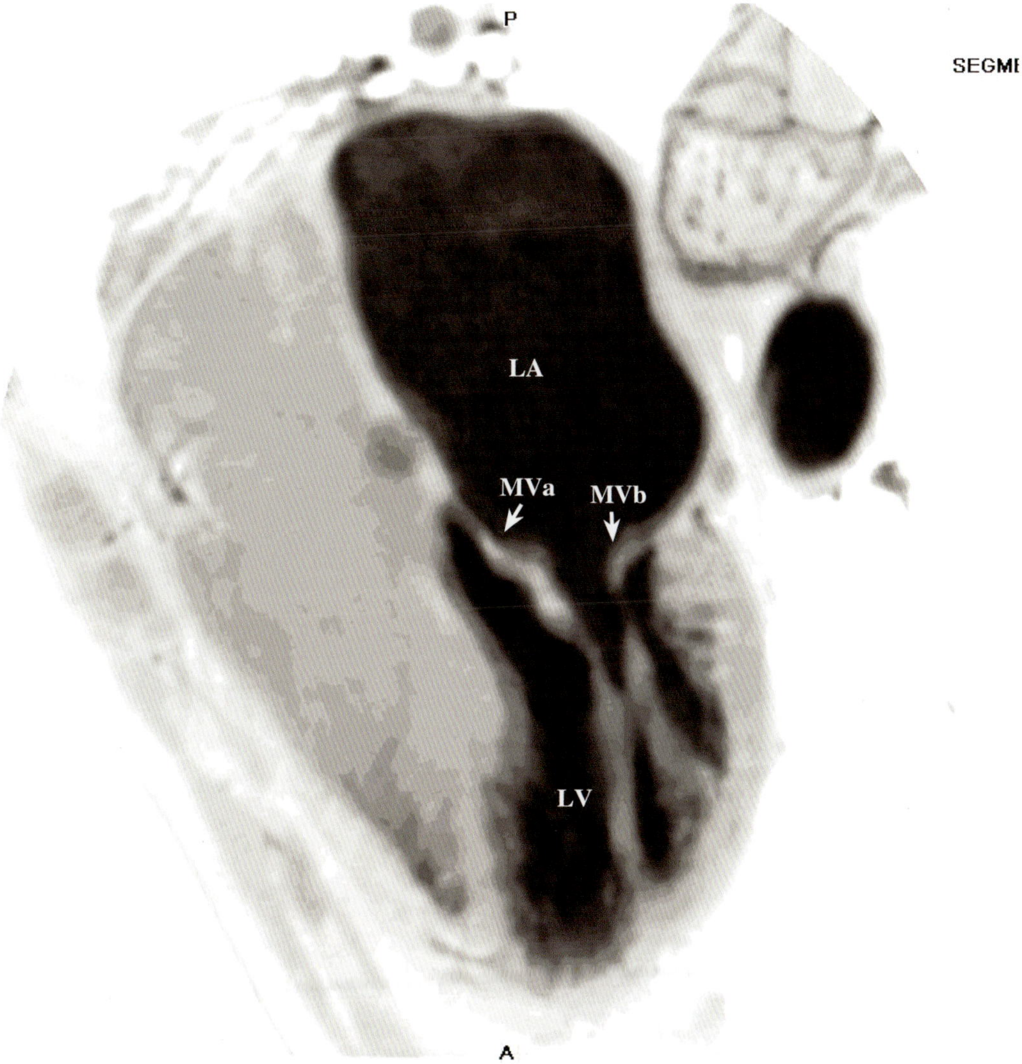

图6–10　同图6–3，VR仿DSA成像示左心房（LA）明显增大

6．右心室肥厚、扩张：心脏长短轴位断面像或电影可见右心室增大的程度及室壁厚度。

二、二尖瓣关闭不全

（一）临床及病理

二尖瓣关闭不全可由多种原因引起，常见为风湿性心脏病，约占所有风湿性瓣膜疾患的34%，且多合并二尖瓣狭窄。另外有二尖瓣脱垂、腱索断裂、乳头肌功能不全、二尖瓣瓣环和环下部钙化、感染性心内膜炎、左心室显著扩大、心肌病变及先天性畸形等。二尖瓣关闭不全根据心脏基础病变分为病理性二尖瓣关闭不全和生理性二尖瓣关闭不全。轻度二尖瓣关闭不全可无症状。严重反流由于有效心搏量减少，首先出现软弱、乏力，晚期出现呼吸困难。主要体征是心尖区出现全收缩期吹风样、音调高或粗糙的杂音，强度在Ⅲ级以上。杂音一般向左腋下或左肩胛下区传导，吸气期增强。二尖瓣脱垂可闻及喀嚓音后的收缩晚期杂音。

（二）320排CT的表现

1. 瓣膜的形态、大小、瓣叶厚度：二尖瓣关闭不全常可见瓣叶增厚或见赘生物形成，瓣膜交界处粘连、卷缩（图6-11）。

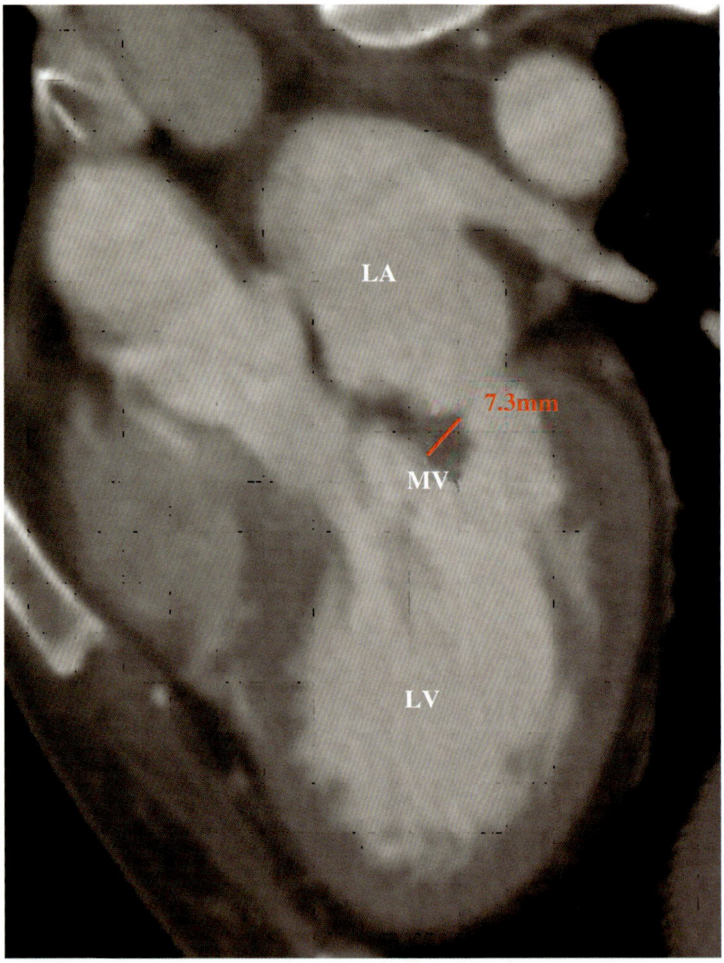

图6-11　二尖瓣关闭不全，垂直于室间隔的左心室长轴位，二尖瓣前瓣明显增厚约7.3mm

2. 二尖瓣关闭不全：于心脏收缩期左心室流出道层面的二尖瓣轴位可见瓣膜不完全闭合，左心室造影剂反流入左心房内，与B超表现类似（图6-12a、图6-13）。

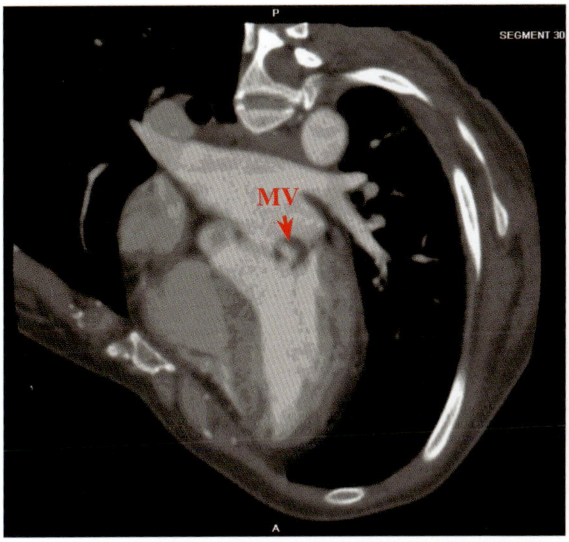

图6-12a　同图6-11，显示收缩期左心室造影剂反流入左心房内，二尖瓣部分瓣叶脱入左心房内（红色箭头）

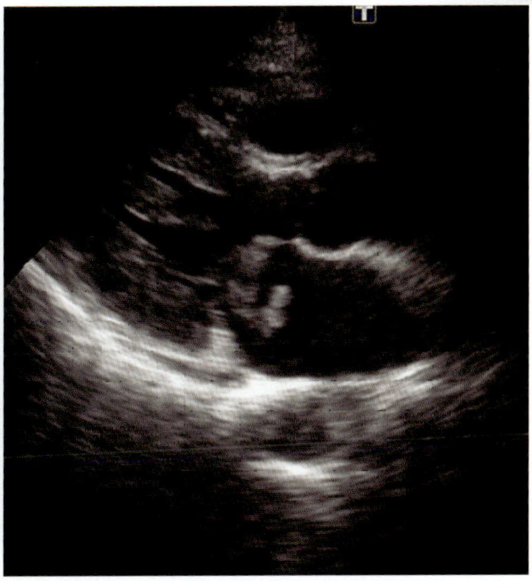

图6-12b　超声心动图示瓣膜增厚，见结节样赘生物，收缩期二尖瓣进入左心房

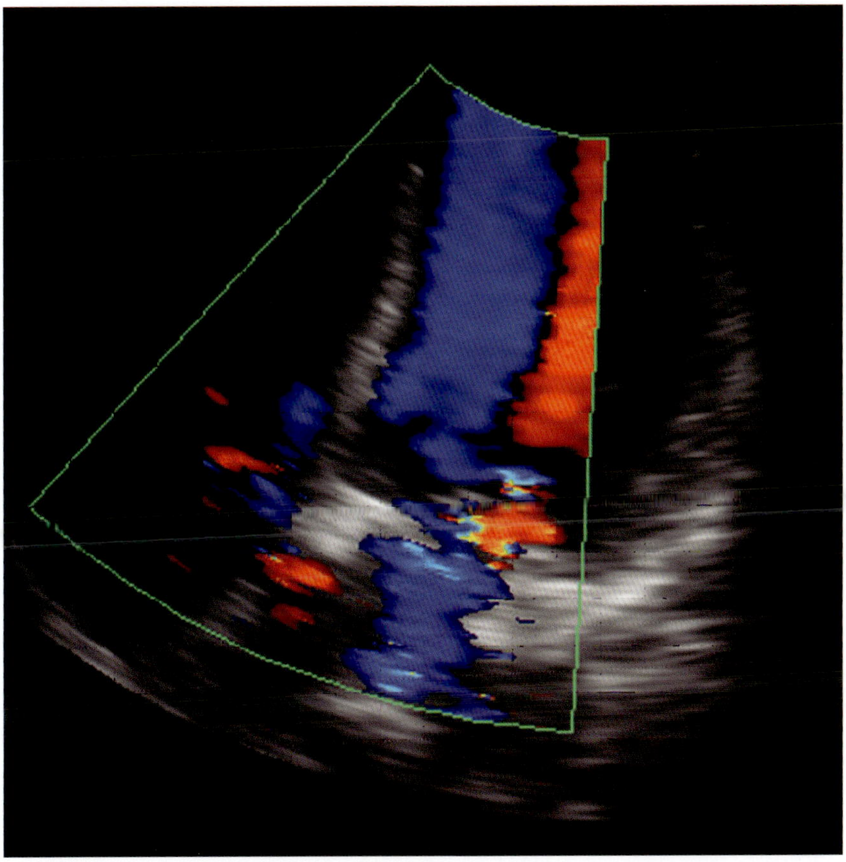

图6-12c　超声连续多普勒示心尖四腔心于收缩期二尖瓣口左心房侧见蓝色反流束

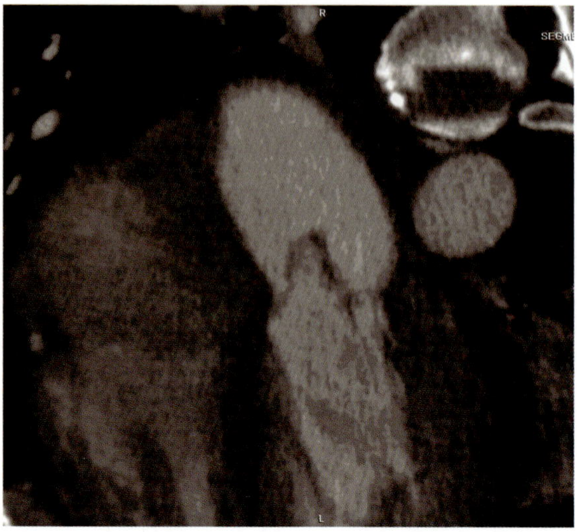

图6-13　二尖瓣关闭不全，显示收缩期左心室造影剂反流入左心房内，二尖瓣部分瓣叶脱入左心房内

3．二尖瓣脱垂：于心脏收缩期双口位、四腔心位及二腔心位可见瓣叶运动幅度明显增大并脱入左心房（图6-14）。

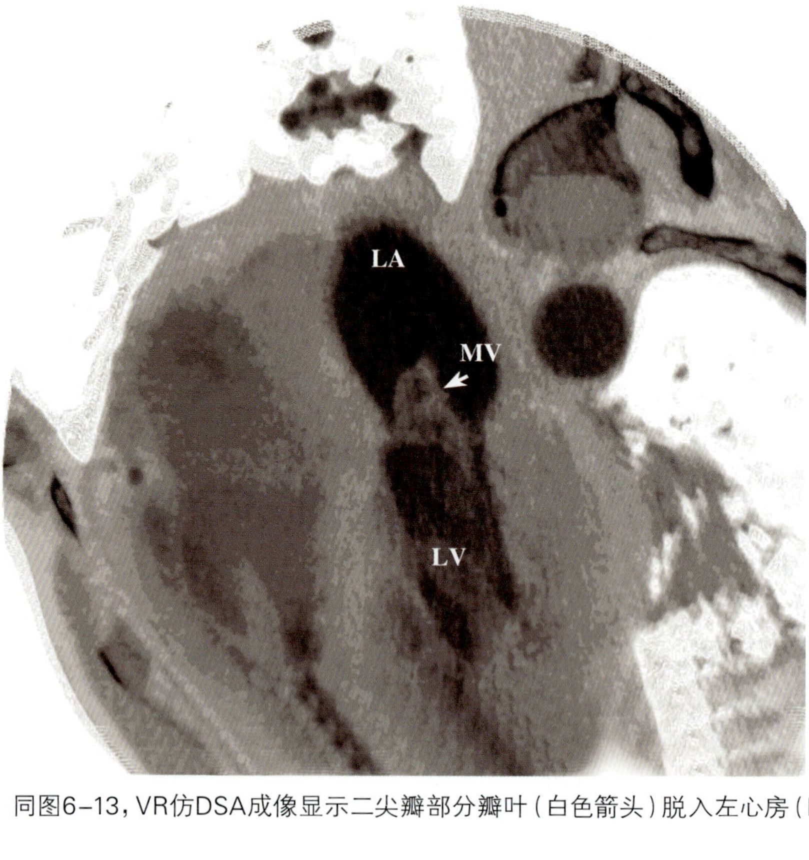

图6-14　同图6-13，VR仿DSA成像显示二尖瓣部分瓣叶（白色箭头）脱入左心房（LA）内

4．320排CT可以直接测量二尖瓣关闭不全漏口的面积：利用心功能软件定位可以得到二尖瓣关闭不全漏口面积，并进行定量测量（图6-15、图6-16）。但对于瓣膜反流量的测量方法及准确性尚需进一步研究。

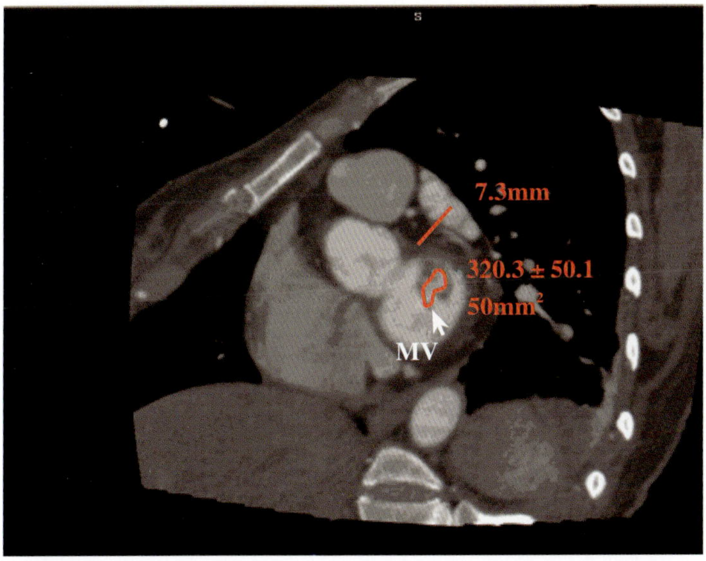

图6-15　二尖瓣关闭不全，左心室短轴位示收缩期二尖瓣漏口面积约50mm²

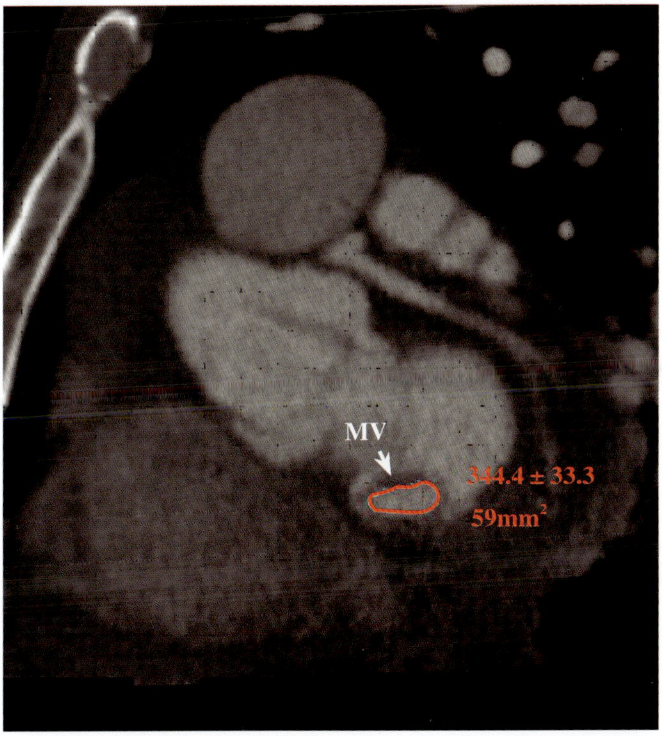

图6-16　同图6-13，左心室短轴位示二尖瓣关闭不全漏口面积约59mm²

5．左心室形态及功能异常：左心室功能损伤的程度是判断术后效果的重要指标，包括左心室收缩末期直径、收缩末期容积指数和射血分数（EF）。心脏长轴位、短轴位电影可以测量左心室收缩末期直径及收缩期和舒张期室壁的厚度，测量收缩末期容积指数和射血分数以及心肌重量。

6．左心房扩大：测量左心房各个径线，也是衡量二尖瓣关闭不全程度的重要指标。

7．显示部分二尖瓣关闭不全的病因：可显示如马凡（Marfan）综合征、升主动脉瘤、判断冠心病导致的二尖瓣关闭不全等。梗死面积＞20%可以产生急性二尖瓣关闭不全，心肌梗死多位于后壁、下壁，其他部位心肌梗死引起的缺血性二尖瓣关闭不全较少见。

第三节　主动脉瓣病变

一、主动脉瓣狭窄

（一）临床及病理

主动脉瓣狭窄由先天性和后天性引起。后天性主动脉瓣狭窄常见，多为风湿性主动脉瓣病变和退行性主动脉瓣钙化，前者多合并二尖瓣狭窄，后者一般由老年退行性病变引起。先天性主动脉瓣狭窄占先天性心脏病的3%～6%，可为主动脉瓣、瓣上及瓣下狭窄。风湿性主动脉瓣狭窄由于瓣膜交界处粘连、增厚，瓣口变小，开放受限。老年性主动脉瓣狭窄常见于高脂血症、糖尿病及动脉粥样硬化患者，退行性病变及钙化常见于瓣膜根部，然后逐渐向瓣尖扩展，并向二尖瓣环延续。先天性主动脉瓣狭窄常见于瓣膜发育畸形。正常人主动脉瓣口面积为3.0cm^2。主动脉瓣狭窄分成4级：①轻度：瓣口面积150～200mm^2；②中度：瓣口面积100～150mm^2；③重度：75～100mm^2；④危重：瓣口面积＜75mm^2。主动脉瓣狭窄可逐渐出现左心室代偿性肥厚，导致左心室舒张期顺应性下降，早期可因左心房收缩代偿性增强，保证左心室舒张期充盈量，以维持正常心搏量。当出现严重主动脉瓣狭窄时，正常静息状态下心脏不能排出足够血量，产生心脏缺氧，脉压差下降，脑组织缺氧，左心房压力升高，左心房、肺静脉淤血，出现呼吸困难。一般当主动脉瓣口面积缩小至正常的1/4以下可出现临床症状。主要表现为呼吸困难、晕厥、心绞痛。典型体征为在胸骨左缘听到喷射性粗糙而响亮的收缩期杂音，一般在Ⅲ级以上，可伴收缩期震颤。杂音向左颈动脉及胸骨上切迹传导。

（二）320排CT表现

1．主动脉瓣变性钙化：平扫可以观察瓣环的位置，也可以三维立体图像观察瓣膜钙化灶，同时还可以通过钙化积分定量钙化程度。

2．观察主动脉瓣形态、瓣口：主动脉瓣狭窄时可以表现为瓣叶增厚、卷缩，瓣膜交界处粘连，主动脉瓣口开放时失去三角形的形态。

3．直接测量主动脉瓣瓣口面积：320排CT因其时间分辨率和空间分辨率高，可以在图像上直接测量主动脉瓣瓣口面积。通过全心动周期采集容积数据，能够利用心脏收缩中后期20%～40%R–R间期的容积数据进行重建，此时相心脏运动相对小，瓣膜开放最大，显示清晰。320排CT定量评价主动脉瓣瓣口面积优于超声心电图及心脏MRI。

4．评价主动脉瓣瓣环的大小：主动脉瓣瓣环为主动脉瓣置换术重要的解剖结构，是主动脉与左心室流出道的分界的组织解剖学标志。置换主动脉瓣时，缝线必须缝在瓣环上，否则，将使瓣膜固定不可靠，容易并发术后瓣周漏。320排CT可测量收缩期及舒张期主动脉瓣环的直径，有助于指导临床手术中人工瓣膜的选择。

5．观察主动脉瓣膜运动：在双口位及主动脉短轴位，320排CT重建电影CT血管造影显示瓣膜开放的程度、形态，瓣膜交界处融合，开放受限，可见“圆顶征”。

6．左心室继发改变：左心室室壁普遍增厚，室壁运动增强，晚期出现左心室扩大，心脏长轴位、短轴位像或电影可测量左心室各节段室壁的厚度，晚期左心室增大，可以测量心腔各个径线的大小，计算左心室重量，判断左心室损害程度，也可间接判断主动脉瓣狭窄的程度。

7．测量心脏的射血分数及每搏输出量：利用320排CT工作站的心功能分析软件测量心脏的舒张末期容积、收缩末期容积、射血分数、每搏输出量及心肌重量等心功能指标。

二、主动脉瓣关闭不全

（一）临床及病理

主动脉瓣关闭不全可由主动脉瓣和主动脉根部疾病或主动脉瓣瓣环扩张所致。常见的有风湿性心脏病、先天性畸形、感染性心内膜炎、马凡综合征、严重高血压或升主动脉粥样硬化和主动脉夹层分离等。风湿性心脏病是引起主动脉瓣病变的最常见原因，在所有风湿性心脏病中，伴主动脉瓣关闭不全者占25%。风湿性心脏病可产生主动脉瓣瓣叶的纤维化、增厚、缩短和变形，舒张期瓣叶不能充分闭合，升主动脉的血液反流左心室，使左心室前负荷增加，左心室扩张，早期左心室代偿性收缩力增强；长期的容量负荷过重，导致左心室的收缩功能降低，心搏量减少，收缩末期和舒张末期容量增加，左心室舒张末压力升高，发生左心室衰竭。严重的主动脉瓣关闭不全使主动脉舒张压下降，冠状动脉血流减少，引起心肌缺血，促进左心室功能恶化。主动脉瓣关闭不全患者多年无症状，早期症状多为心悸、心前区不适、头部强烈搏动感，严重者出现心绞痛、头晕、左心功能不全表现。主动脉瓣关闭不全主要体征为主动脉瓣区舒张期高调哈气样递减型杂音。杂音可传导至心尖区，瓣膜活动差或反流严重者主动脉瓣第二心音减弱或消失。由于动脉收缩压升高，舒张压降低，脉压增大，常出现周围血管征，如水冲脉、枪击音，毛细血管搏动及股动脉双重杂音，随心脏搏动的点头征。

（二）320排CT表现

1．瓣膜的形态、大小、瓣叶厚度：主动脉瓣关闭不全常可见瓣叶增厚、瓣膜交界处粘连、卷缩（图6–17）。

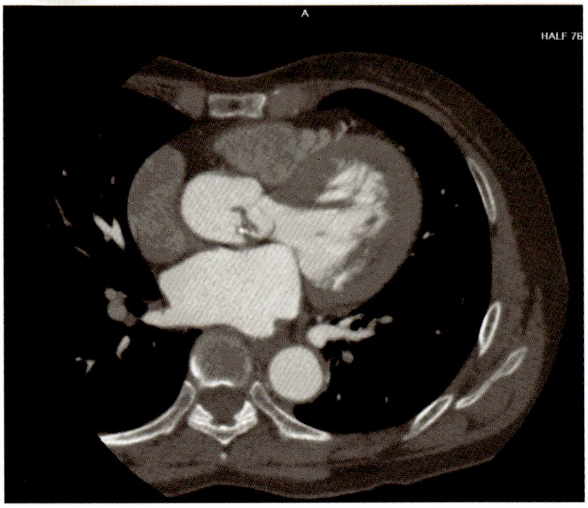

图6-17　主动脉瓣关闭不全，左心室短轴位显示部分主动脉瓣增厚及钙化

2. 直接显示主动脉瓣关闭不全：心脏舒张期垂直于主动脉瓣瓣环的轴位像及左心室长轴位可见主动脉瓣关闭不全及漏口，与超声表现相似（图6-18a至图6-19b）。

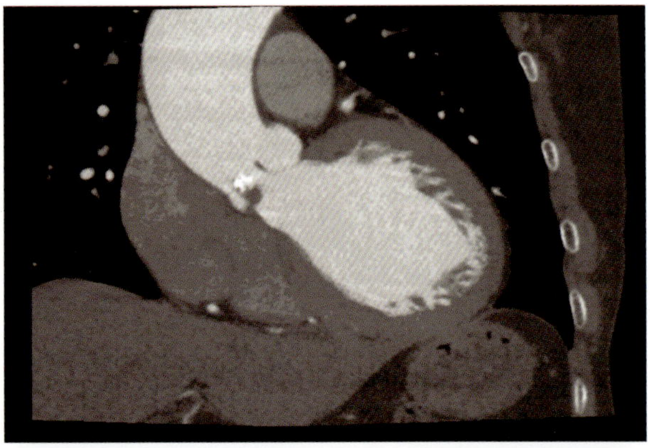

图6-18a　主动脉瓣关闭不全，舒张期垂直于主动脉瓣瓣环的轴位像见主动脉瓣钙化及未关闭，主动脉造影剂与左心室相连

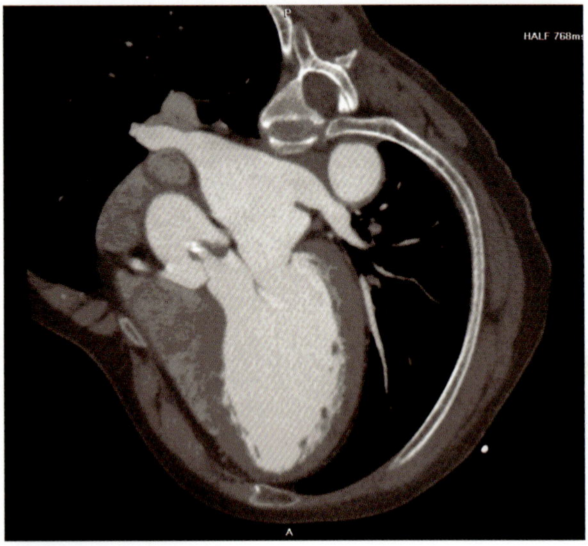

图6-18b　左心室长轴位示舒张期主动脉瓣关闭不全、钙化及增厚

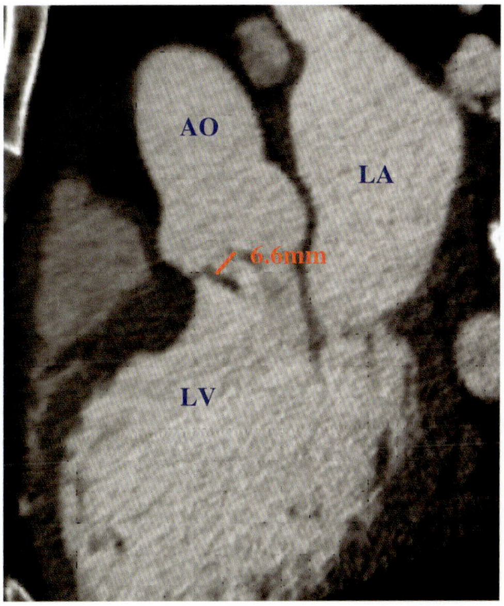

图6-19a 主动脉瓣关闭不全，舒张期左心室长轴位示主动脉瓣关闭不全，主动脉造影剂与左心室相连

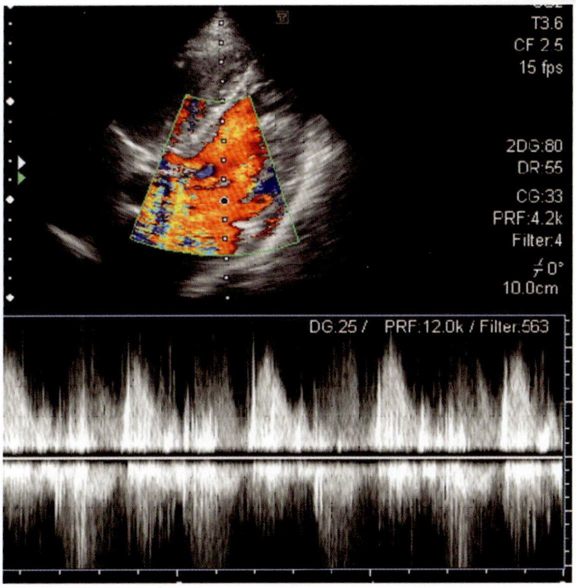

图6-19b 超声连续多普勒心尖五腔心切面舒张期于主动脉瓣左心室流出道侧见红五彩镶嵌反流信号

3. 320排CT直接测量主动脉瓣关闭不全漏口的面积：利用心功能软件定位可以得到主动脉瓣关闭不全漏口面积，并进行定量测量（图6-20）。但对于瓣膜反流量的测量方法及准确性尚需进一步研究。

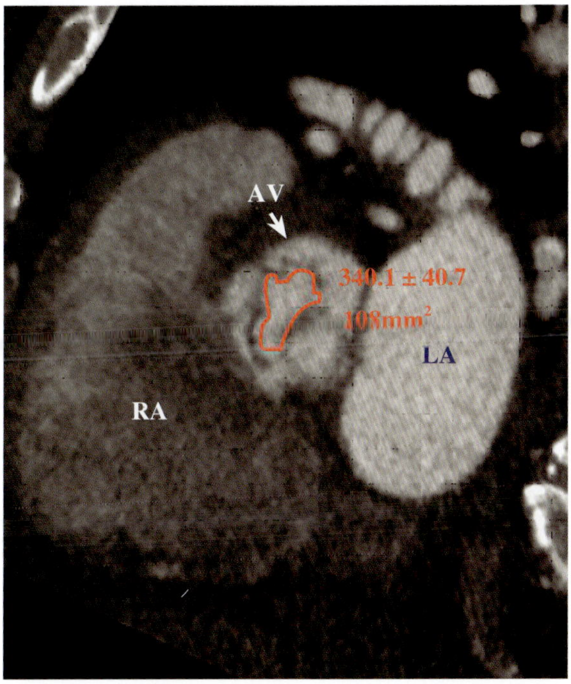

图6-20 同图6-19，左心室短轴位示舒张期主动脉瓣漏口面积约108mm^2

4. 左心室扩大：测量左心室各个径线，反映主动脉瓣关闭不全的程度。

5. 左心室形态及功能异常：左心室功能损伤的程度是判断术后效果的重要指标，包括左心室收缩末期直径、收缩末期容积指数和射血分数（EF）。美国心脏协会《心脏瓣膜疾病治疗指南》建议将左心室收缩末期直径及左心室EF值作为判断手术效果的标准。如果左心室收缩末期直径＜45mm、EF值＞60%、无症状、没有心房颤动或心内膜赘生物，可以临床观察；对于有症状，心功能在Ⅱ级以上，不管心脏是否扩大，EF值是否降低均应手术；建议中认为EF值＜30%的二尖瓣关闭不全患者外科治疗效果不好。心脏长轴位、短轴位电影可以测量左心室收缩末期直径及收缩期、舒张期室壁的厚度，测量收缩末期容积指数和射血分数以及心肌重量。

6. 二尖瓣相对性狭窄：严重主动脉瓣关闭不全可导致二尖瓣相对性狭窄，舒张期主动脉瓣反流血液可冲击二尖瓣前瓣叶，导致二尖瓣前瓣叶开放受限，开口呈半月形改变。

7. 升主动脉增宽：主动脉瓣关闭不全，左心室搏出量增加，升主动脉受到的压力增大，导致升主动脉扩张，主动脉比减小，主动脉比=窦管脊直径／近段主动脉直径（正常：0.90 ± 0.08）。

8. 能显示部分主动脉瓣关闭不全的病因：如马凡综合征、升主动脉瘤、判断缺血性心脏病导致的主动脉瓣关闭不全等。

三、心脏瓣膜病变术后评价

（一）心脏瓣膜置换术的概述

心脏瓣膜置换术是指用人工机械瓣或生物瓣替换人心脏瓣膜。瓣膜置换术主要用于严重的心脏瓣膜病变，特别是风湿性心脏瓣膜病。机械瓣寿命长，但需要终生抗凝，容易产生并发症，而生物瓣不需终生抗凝，却寿命短，人工瓣膜置换术约占全部瓣膜手术的90%，其中机械瓣膜置换占90%，生物瓣膜置换占10%。

（二）320排CT表现

320排CT可进行人工机械瓣膜开放及关闭角度的测量。对于双叶瓣来说，瓣膜开放或关闭角度是指瓣膜完全开放或关闭时两瓣膜形成的角度；而对于单叶瓣是指瓣膜完全开放或关闭时瓣膜与底盘之间形成的锐角测量值。评价人工机械瓣膜可使用320排CT冠状动脉成像相同的原始数据，无须额外的造影剂和电离辐射，具有良好的时间分辨率和空间分辨率，它可以克服超声及核医学显像的限制，使人工机械瓣膜的显示最优化，能同时显示血管、心脏及纵隔的情况。

（何伟红　谭理连　付熙）

参考文献

陈景伟，罗瑞芳. 2009. 主动脉瓣环扩大术在主动脉瓣置换术中的应用[J]. 中华全科医学，7（2）：132–133.
何伟红，谭理连，李志铭，等. 2010. 320排螺旋CT观察正常心脏二尖瓣[J]. 中国医学影像技术，26（11）：2099–2102.
黄光亮，唐炳航. 2009. 宽探测器CT–多层CT技术新进展[J]. 放射学实践，24（2）：215–216.
黄国倩，蒋宇雯，颜平，等. 2009. 三维超声心动图定量评价二尖瓣反流患者的二尖瓣及瓣环几何构型[J]. 中国介入影像与治疗学，6（4）：352–355.
廖火城，钱孝贤. 2009. 320CT心脏成像的最新进展[J]. 国际内科学杂志，36（12）：701–704，709.
邱俊蔚，孙锟. 2010. 二尖瓣反流程度影像学评估方法研究进展[J]. 中国介入影像与治疗学，7（2）：203–206.
孙宏亮，王武. 2009. 心脏CT研究进展[J]. 中日友好医院学报，23（1）：50–52.
张宝仁，徐志云. 2007. 心脏瓣膜外科学[M]. 北京：人民卫生出版社：7–8.
张宝仁，朱家麟. 2007. 人造心脏瓣膜与瓣膜置换术[M]. 2版. 北京：人民卫生出版社：20–22.
张丽君，张兆琪，等. 2009. MDCT评估主动脉瓣病变的进展[J]. 国际医学放射学杂志，32（3）：229–232，249.
张笑春. 2008. 心脏瓣膜病的多层螺旋CT、MR研究进展[J]. 生物医学工程学杂志，25（4）：976–979
张笑春，杨志刚，李媛，等. 2008. 正常心脏二尖瓣64层螺旋CT表现特征与心动周期时相变化的相关性[J]. 四川大学学报：医学版，39（5）：795.
中国解剖学会体质调查委员会. 2002. 中国人解剖学数值[M]. 北京：人民卫生出版社：243–244.
Andreas H. Mahnken，Georg M ü hlenbruch，Marco Das，et al. 2007. MDCT detection of mitral valve calcification：prevalence and clinical relevance compared with echocardiography[J]. Cardiac Imaging，188（11）：1264–1269.
Anne–Catherine Pouleur，Jean–Benoît le Polain de Waroux，Agnès Pasquet，et al. 2007. Aortic valve area assessment：multidetector CT compared with cine MR imaging and transthoracic and transesophageal echocardiography[J]. Radiology，244（12），745–754.
Biteker M，G ü nd ü z O，Feinberg MS，et al. 2009. Role of MDCT in the evaluation of prosthetic heart valves[J]. AJR，192（2）：W77.
Boxt LM. 2005. CT of valvular heart disease[J]. Int J Cardiovasc Imaging，21（1）：105–113.
Chen JJ，Maria A，Manning MD，et al. 2009. CT angiography of the cardiac valves：normal，diseased，and postoperative appearances[J]. Radio Graphics，9（29）：1393–1412.
Feuchtner GM，Dichtl W，Friedrich GJ，et al. 2006. Multislice computed tomography for detection of patients with aortic valve stenosis and quantification of severity[J]. J Am Coll Cardiol，47（7）：1410–1417.
Feuchtner GM，Dichtl W，Schachner T，et al. 2006. Diagnostic performance of MDCT for detecting aortic valve regurgitation[J]. AJR，186（6）：1676–1681.
Feuchtner GM，M ü ller B，Bonatti J，et al. 2009. Sixty–four slice CT evaluation of aortic stenosis using planimetry of the aortic valve area[J]. AJR，189（1）：197–203.
Frank J Rybicki，Hansel J Otero，et al. 2008. Initial evaluation of coronary images from 320–detector row computed tomography[J]. The international journal of cardiovascular imaging，24（5）：535–546.

Gabriel V, Kamp O, Visser CA. 2005. Three-dimensional echocardiography in mitral valve disease[J]. Eur J Echocardiography, 6（6）: 443-454.

Gudrun M Feuchtner, Silvana M ü ller, et al. 2007. Sixty-four slice CT evaluation of aortic stenosis using planimetry of the aortic valve area[J]. AJR, 189（7）: 197-203.

Hoffmann U, Butler J. 2006. MDCT-based coronary angiography: a rosetta stone for under standing coronary disease? [J]. Eur J Radiol, 57（3）: 329-330.

Koos R, Brandenburg V, Ketteler M, et al. 2006. Prevalence and pathogenesis of aortic calcifications[J]. Herz, 31（7）: 629-634.

Koos R, Mahnken AH, Kuhl HP, et al. 2006. Quantification of aortic value calcification using multislice spiral computed tomography: comparison with atomic absorption spectroscopy[J]. Invest Radiol, 41（5）: 485-489.

Liu F, Coursey CA, Grahame-Clarke C, et al. 2006. Aortic valve calcification as an incidental finding at CT of the elderly; severity and location as predictors of aortic stenosis[J]. AJR, 186（2）: 342-349.

Mahnken AH, Koos R, Wildberger JE, et al. 2004. Value of cardiac multislice spiral CT for the assessment of degenerative aortic stenosis: comparison with echocardiography[J]. Rofo, 176（11）: 1582-1588.

Manghat NE, Rachapalli V Mrcs R, et al. 2008. Imaging the heart valves using ECG-gated 64-detector row cardiac CT[J]. . BJR, 81（4）: 275-290.

Muhlenbruch G, Wildberger JE, Koos R, et al. 2005. Calcium scoring of aortic valve calcification in aortic valve stenosis with a multislice computed tomography scanner: non-enhanced versus contrast-enhanced studies[J]. Acta Radiol, 46（6）: 561-566.

Pannu HK, Jacobs JE, Lai S, et al. 2006. Gated cardiac imaging of the aortic valve on 64-slice multidetector row computed tomography: preliminary observations [J]. Journal of Computer Assist Tomography, 30（3）: 443-446.

Rahimtoola SH. 2006. Valvular heart disease/cardiac surgery[J]. J Am Coll Cardiol, 47（11）: D37.

Rybicki FJ, Otero HJ, Steigner ML, et al. 2008. Initial evaluation of coronary images from 320-detector row computed tomography[J]. Int J Cardiovase Imaging, 24（5）: 535-546.

Troy M LaBounty, Baskaran Sundaram, et al. 2008. Aortic valve area on 64-MDCT correlates with transesophageal echocardiography in aortic stenosis[J]. AJR, 191（12）: 1652-1658.

Troy M LaBounty, Baskaran Sundaram, Prachi Agarwal, et al. 2008. Aortic valve area on 64-MDCT correlates with transesophageal echocardiography in aortic stenosis[J]. AJR, 191（6）: 1652-1658.

Vogel-Claussen J Pannu H, Spevak PJ. 2006. Cardiac valve assessment with MRI imaging and 64-section multi-detector row CT[J]. Radiographics, 26（6）: 1769-1784.

Willmann JK, Weishaupt D, Kobza R, et al. 2002. Electrocardiographically gated muti-detector row CT for assessment of valvular morphology and calcification in aortic stenosis[J]. Radiology, 225（2）: 120-128.

第七章 心 肌 病

第一节 扩张型心肌病

一、临床及病理

扩张型心肌病又称充血性心肌病，是心肌病中最常见的类型。好发年龄在20～50岁，男性多发。该病与家族遗传、病毒性心肌炎以及免疫异常有关。心室重构是该病发病和发展的病理形态表现，心肌重构必然导致严重的不可逆心力衰竭。可见四心腔明显扩大，以左心室扩张为主。部分患者心肌厚度增加，但由于心腔已经明显扩张，故心室肌肉肥厚的程度较预期低。由于心室收缩力差，心腔内壁有血栓形成。血栓可发生于心脏的任何部位，以心尖部最为常见，其次多见于左心耳。部分血栓可以发生机化。患者冠状动脉一般无异常。最早期临床表现是活动后倦怠无力，缺乏特异性。此后病情发展，可出现左心衰竭及右心衰竭的一系列临床表现。由于心脏内血栓形成，患者可出现肺动脉、肾动脉及双下肢动脉等动脉栓塞症状。扩张型心肌病晚期可出现各种心律失常。

二、320排CT表现

心脏腔明显扩大，以左心室扩张为主，少数可表现为右心型扩张型心肌病。由于左心室明显扩大以及左右心室压力差，室间隔突向右心室，形成右心室流出道梗阻，即Bemheim综合征。心脏内壁可出现附壁血栓，尤其在对比剂衬托下更为明显，肺动脉可有血栓栓塞。心包积液及胸腔积液。瓣膜开放角度变小，二尖瓣瓣环面积增大及收缩期二尖瓣关闭不全。动态心脏电影可见室壁运动减弱。射血分数（EF）明显下降，心肌重量及心脏指数增高（图7-1a至图7-1f）。

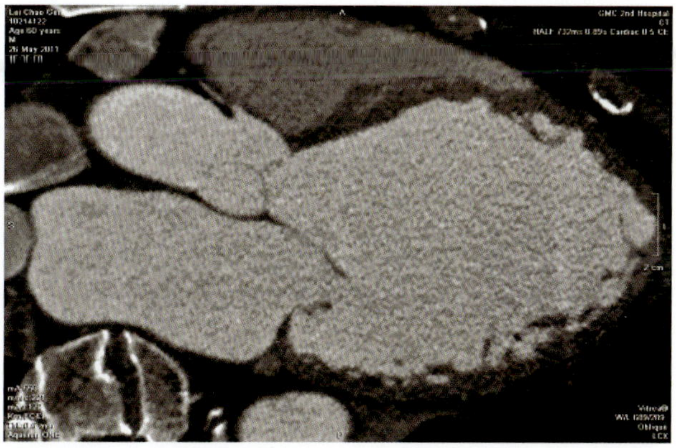

图7-1a 扩张型心肌病，左心室长轴切面显示左心室扩大，左心室室壁均匀变薄

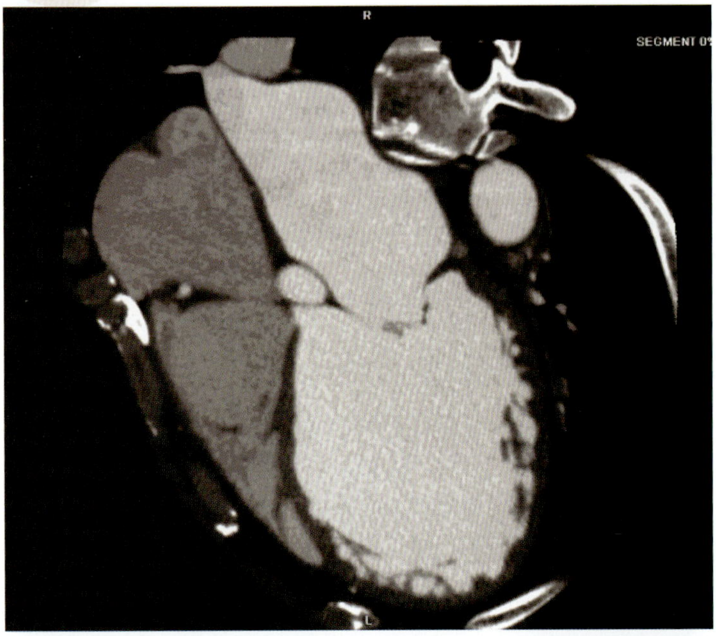

图7-1b　四腔心切面显示左心室、右心室及左心房扩大，以左心室明显增大为主，左心室室壁均匀变薄

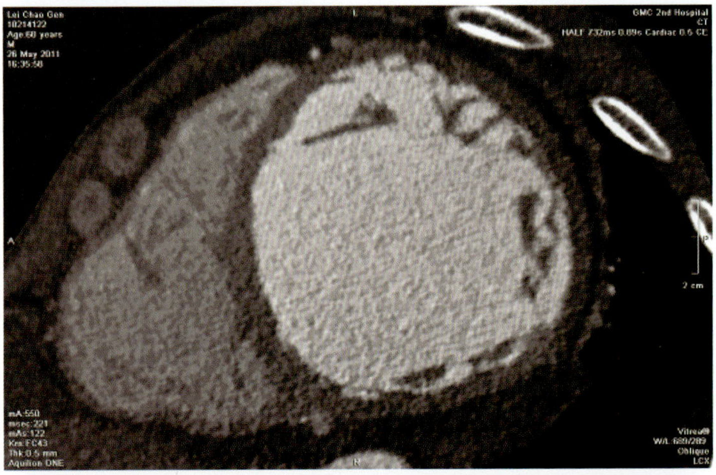

图7-1c　左心室短轴切面显示左心室、右心室扩大，以左心室明显增大为主，左心室室壁均匀变薄

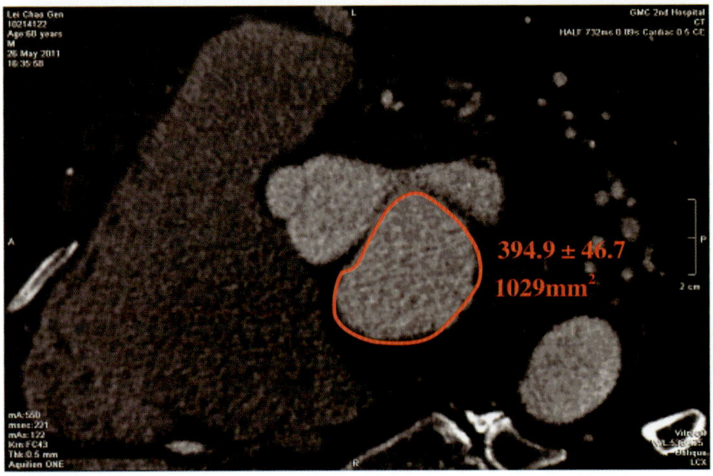

图7-1d　二尖瓣瓣环面积增大，为1 029mm^2

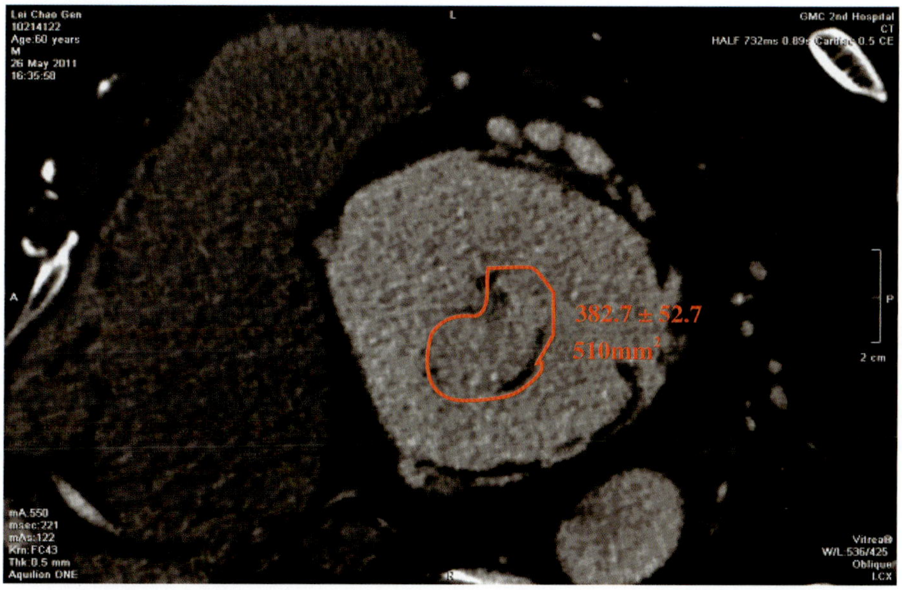

图7-1e　二尖瓣开口面积增大，为510mm^2

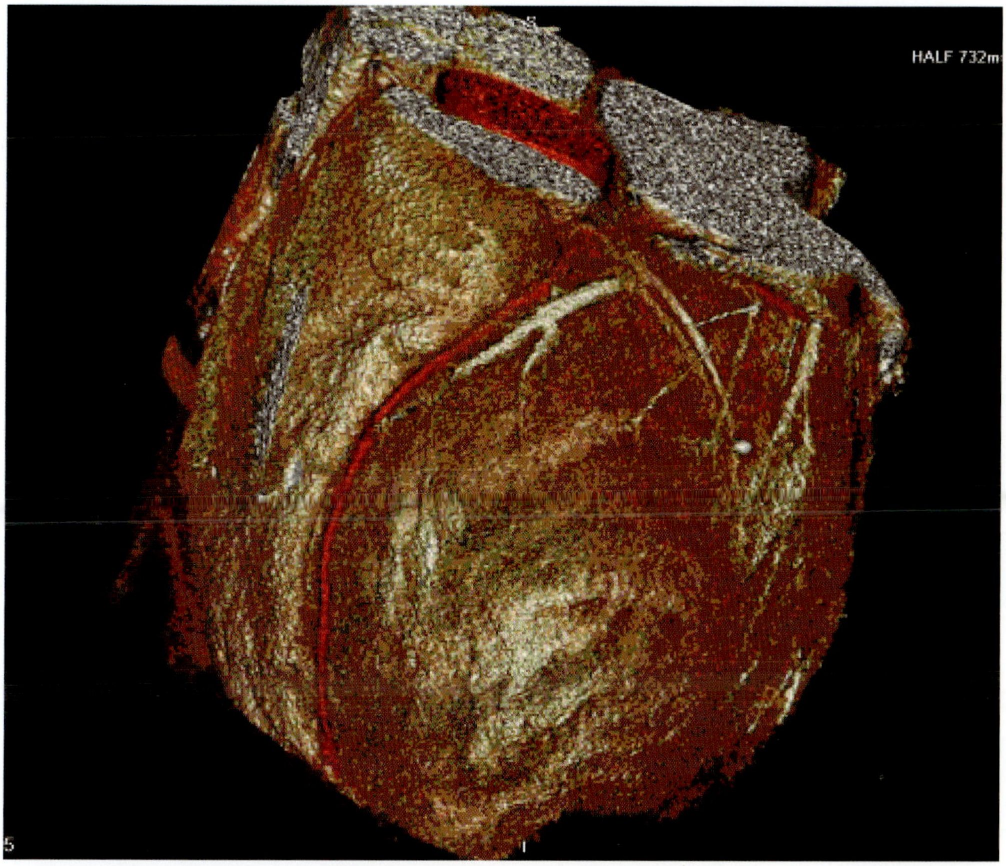
图7-1f　VR成像显示左心室扩大

第二节　肥厚型心肌病

一、临床及病理

肥厚型心肌病是病因不明的右心室或者左心室非对称、非均匀肥厚，心室舒张期顺应性下降。肥厚性心肌病多侵犯左心室壁，典型表现为左心室各壁增厚；非对称性室间隔肥厚多见，部分病例引起肥厚性主动脉瓣下狭窄；通常左心室壁前侧部游离壁以及室间隔均匀肥厚，左心室游离壁后部肥厚最轻。此病还有一特殊类型为心尖部肥厚型，典型表现是左心室腔呈铲刀样。心肌肥厚程度与年龄之间呈相反关系。年轻患者左心室肥厚程度比年龄较大者重，室壁明显增厚。起病多缓慢，症状大多开始于30岁以前，表现为活动后心悸、胸痛及呼吸困难；晚期患者可出现心力衰竭、心律失常及心肌广泛纤维化。以V_3、V_4为中心的巨大倒置T波为肥厚性心肌病患者较为特征的心电图表现。室上性心律失常是最常见的心律失常类型。

二、320排CT表现

肥厚型心肌病CT检查有以下表现：①室间隔增厚多>15mm，室间隔与左心室后壁厚度比值>1.5，当室间隔与左心室后壁厚度比值>1.3时，可认为室间隔非对称性肥厚；②左心室流出道<20mm可认为合并流出道狭窄；③心尖部肥厚型心肌病可见左心室心腔舒张呈“核桃样”改变（图7-2a至d）。根据心肌肥厚部位不同影像学上分为4型：①前室间隔肥厚；②前室间隔及后室间隔肥厚；③前室间隔及侧壁肥厚；④后室间隔及侧壁肥厚。

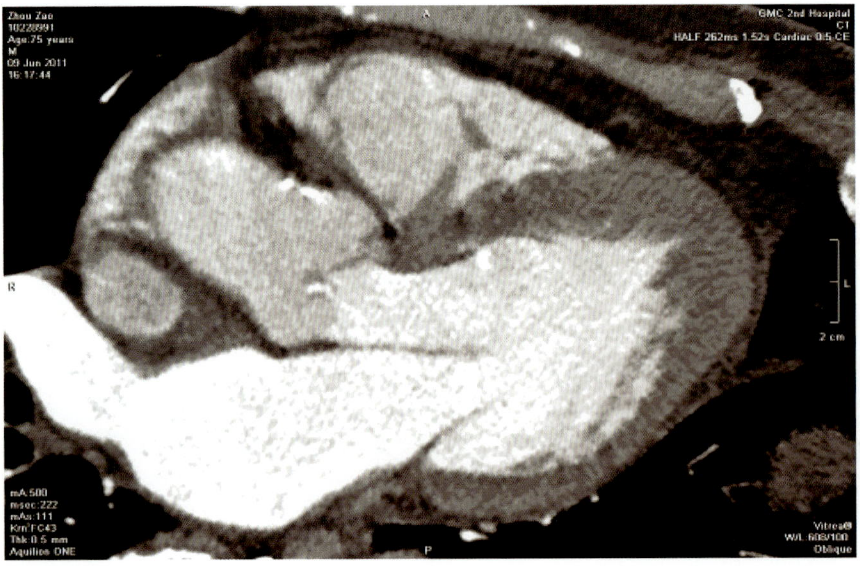

图7-2a　肥厚型心肌病，左心室长轴切面舒张末期可见心尖部心肌明显增厚，左心室心腔呈“核桃样”改变

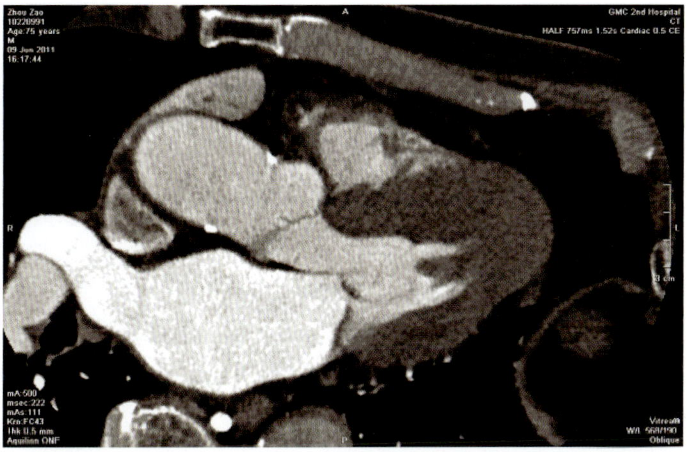

图7-2b　左心室长轴切面收缩末期图像，心尖部心肌明显增厚

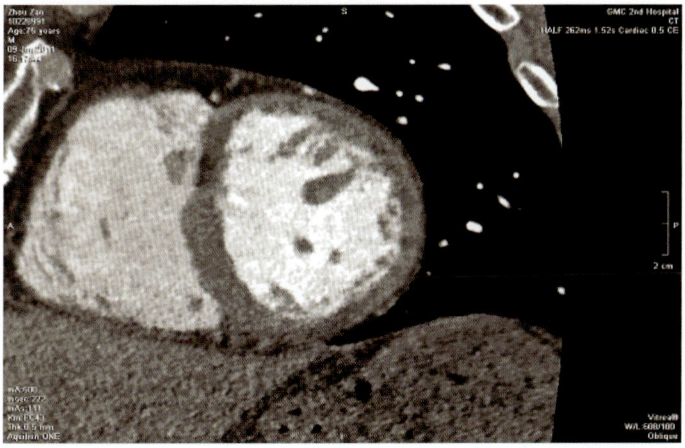

图7-2c　左心室短轴切面，室间隔增厚较左心室后壁增厚明显

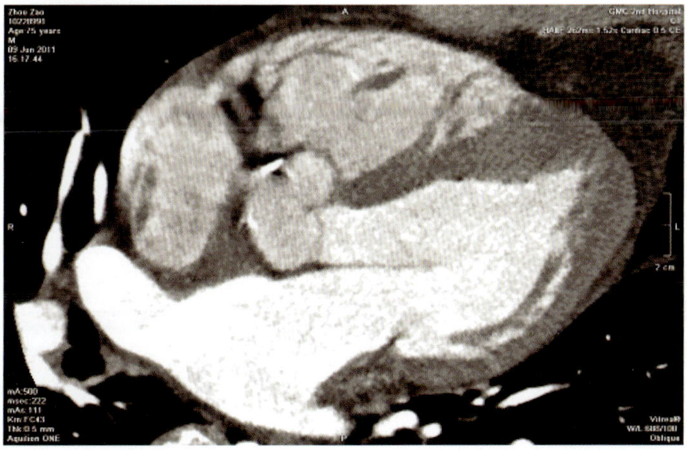

图7-2d　四腔心切面，心尖部心肌明显增厚，左心室心腔呈"核桃样"改变

第三节 左心室心肌重量及心肌重量指数320排CT评价

原发性高血压、慢性肾病、糖尿病、甲状腺功能亢进症、冠心病及扩张型心肌病等均可对心脏造成损伤并引起左心室心肌重量指数增高。原发性高血压患者血压增高，左心室后负荷增大，刺激心肌重构及心脏进行性纤维化。病理改变为心肌细胞肥大，间质成分肥大、增生重构。心肌细胞肥大导致兴奋–收缩耦联机制效率下降及充血性心力衰竭发生。间质中成纤维细胞形成胶原产物，增加间质组织及使血管周围纤维化，影响心脏功能。代偿期内表现为左心室室壁向心性肥厚，此时射血分数多变化不大。失代偿期则表现为左心室腔扩大，室壁变薄，射血分数明显降低。左心室壁增厚会导致左心室心肌重量指数增高，并且室间隔以及左心室壁增厚程度与高血压严重程度、持续时间以及治疗效果密切相关。此外左心室心肌重量指数增高多提示高血压预后不良。因此测量左心室心肌重量指数不仅用于评价预后，而且用于评价治疗措施的效果。慢性肾病患者常因水钠潴留以及肾素分泌增加引起血压增高，增加心脏的后负荷，引起左心室心肌重量及左心室心肌重量指数的增加。糖尿病会对全身循环系统产生负面影响，使大动脉、中动脉粥样硬化及微血管病变发生率增加，此外如肥胖、高血压、脂质及脂蛋白代谢异常更容易出现于糖尿病患者，以上因素均会加重心脏负担并引起左心室心肌重量及左心室心肌重量指数的增加。糖尿病病程与左心室心肌重量呈正相关，与左心室的射血功能呈负相关（图7–3至图7–7）。

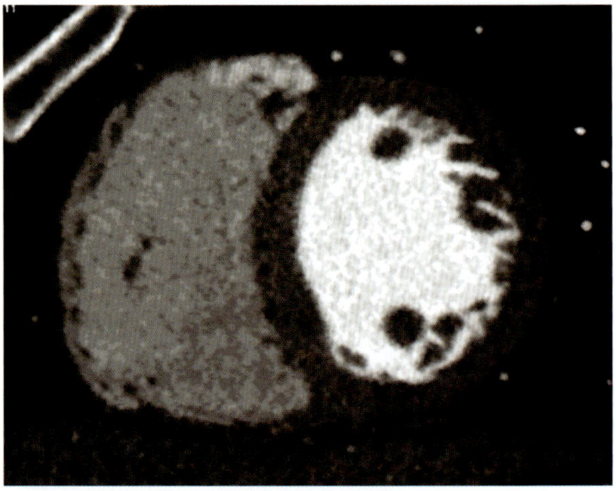

图7–3　正常人，舒张期左心室短轴切面显示正常心室壁，左心室心肌重量指数为75.08

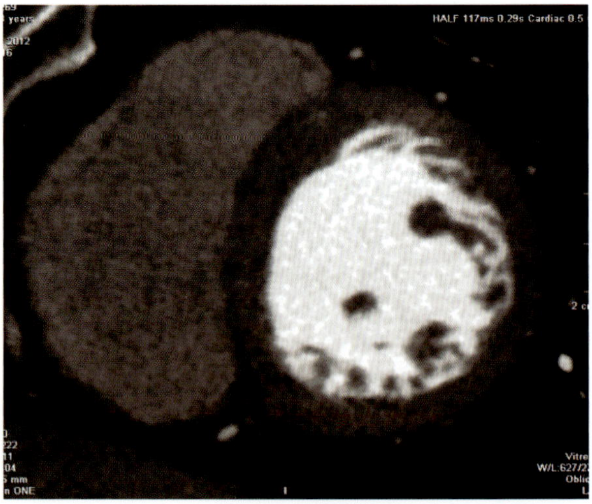

图7–4　高血压1级，舒张期左心室短轴切面显示心室壁无增厚，左心室心肌重量指数为77.23

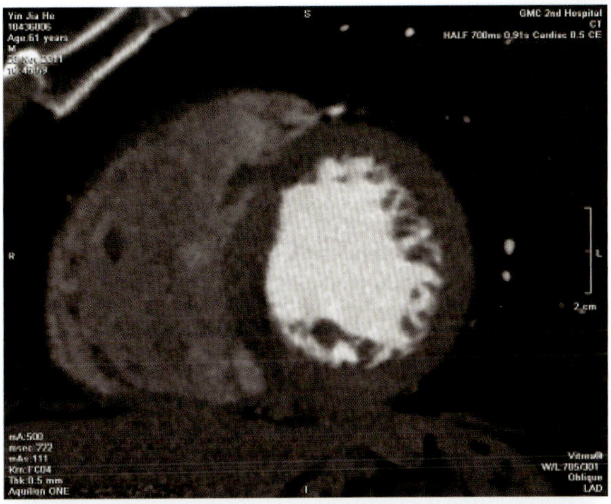

图7-5　高血压2级，舒张期左心室短轴切面显示心室壁无增厚，左心室心肌重量指数为78.02

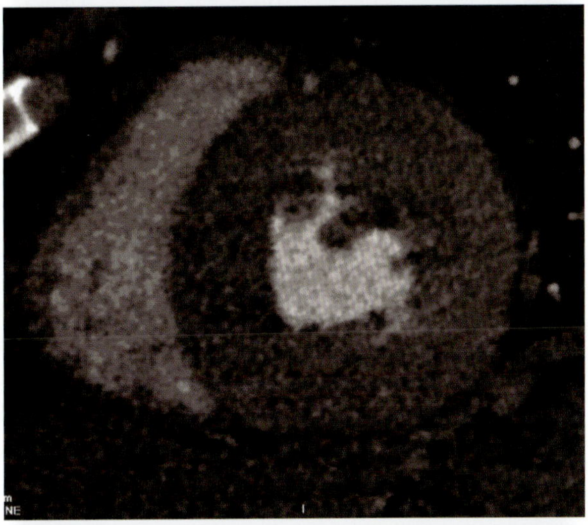

图7-6　高血压3级，舒张期左心室短轴切面显示心室壁明显增厚，左心室心肌重量指数为112.56

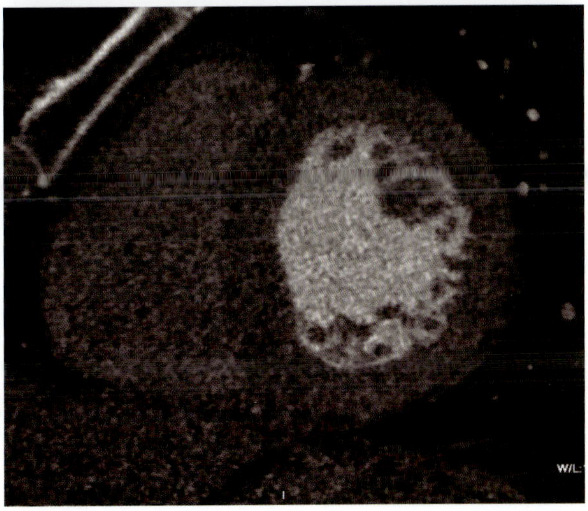

7-7　冠心病患者，舒张期左心室短轴切面显示心室壁增厚，左心室心肌重量指数为85.09

（余林　谭理连）

参考文献

郭航远. 2007. 新编心肌病学[M]. 浙江：浙江大学出版社：33–195.

李坤成，赵希刚. 2002. 原发左室型扩张型心肌病左心功能MRI评价[J]. 中国医学影像技术，18（5）：443–445.

潘永寿，王高兴，秦蕾. 2008. 实时三维超声心动图评价冠心病左室重构及心功能的研究[M]. 中国超声医学杂志，12：1090–1093.

饶莉，Geil Stephanie，曾智，等. 2000. 经胸三维超声心动图测定扩张型心肌病患者左室心肌重量研究[J]. 华西医大学报，31（3）：376–379.

Ellis CR，Di Salvo T. 2007. Myocarditis：basic and clinical aspects[J]. Cardiol Rev，15（4）：170–177.

Gorka Bastarrika，Maria Arraiza，Carlo N de Cecco，et al. 2008. Quantification of left ventricular function and mass in heart transplant recipients using dual–source CT and MRI：initial clinical experience[J]. Eur Radiol，18（9）：1784–1790.

Kies P，Bootsma M，Bax J. 2006. Arrhythmogenic right ventricular dysplasia/cardiomyopathy：screening，diagnosis，and treatment[J]. Heart Rhythm，3（2）：225–234.

Korczyk D，Taylor G，McAlistair H. 2007. Heart transplantation in a patient with endomyocardial fibrosis due to hypereosinophilic syndrome[J]. Transplantation，83（4）：514–516.

Mabnken AH，Koos R，Katoh M，et al. 2005. Assessment of myocardial viability in reperfused acute myocardial infarction using 16–slice computed tomography in comparison to magnetic resonance imaging[J]. J Am Coll Cardid，45：2042–2047.

Maron BJ，Towbin JA，Thiene G. 2006. Contemporary definitions and classification of the cardiomyopathies[J]. Circulation，113：1807–1816.

Nishimura RA，Holmes DR Jr. 2004. Hypertrophic obstructive cardiomyopathy[J]. N Engl J Med，350（13）：1320–1327.

Ozcakar ZB，Yalcinkaya F，Tutar E，et al. 2006. Hypertension and left ventricular hypertrophy in pediatric peritoneal dialysis patients：ambulatory blood pressure monitoring and echocardiographic evaluation[J]. Nephron Clin Pract，104（2）：101–106.

Sen–Chowdhry S，Syrris P，McKenn WJ. 2005. Genetics of right ventricular cardiomyopathy[J]. J Cardiovasc Electrophysiol，16（8）：927–935.

Shaddy RE. 2001. Cardiomyopathies in adolescents：dilated，hypertrophic，and restrictive[J]. Adolesc Med，12（1）：35–45.

Tochi M，Okwuosa DO，Chetan V. 2009. Left ventricular mass from gated SPECT myocardial perfusion imaging：comparison with cardiac computed tomography[J]. American Society of Nuclear Cardi ology，16（5）：775–783.

Wintersberger BJ，Ruff J，Becker CR，et al. 2002. Assessment of renal myocardial perfusion using multirow–detector computed tomography（MDCT）[J]. Eur Radiol，12：294–299.

Ying–kun Guo，Zhi–gang Yang，Gang Ning，et al. 2009. Sixty–four–slice multidetector computed tomography for preoperative evaluation of left ventricular function and mass in patients with mitral regurgitation：comparison with magnetic resonance imaging and echocardiography[J]. Eur Radiol，19（9）：2107–2116.

第八章　心 脏 肿 瘤

第一节　心脏肿瘤概述

心脏肿瘤是指发生于心腔或心肌内的良性或恶性肿瘤，包括心肌肿瘤和心包肿瘤，可分为原发性与继发性（转移性），临床以继发性多见。原发性心脏肿瘤是指起源于心包、心肌或心内膜的肿瘤，临床上属于少见疾病，尸检中发现率仅占0.001%～0.5%。病理学原发性心脏肿瘤可分为良性和恶性，其中良性肿瘤占3/4，以黏液瘤最常见，占40%～50%；其他良性心脏肿瘤包括脂肪瘤、横纹肌瘤、纤维瘤、乳头状弹性纤维瘤、血管瘤、淋巴管瘤、畸胎瘤、嗜铬细胞瘤等。原发心脏恶性肿瘤占原发心脏肿瘤25%的，大多数是肉瘤，包括血管肉瘤、横纹肌肉瘤、纤维肉瘤或其他组织来源的肉瘤；其次是间皮瘤和淋巴瘤。按临床及影像诊断学分类，心脏原发肿瘤可分为心腔内肿瘤、心肌源性肿瘤和心包肿瘤。心脏肿瘤与其他器官肿瘤不同，肿瘤的预后除了取决于肿瘤组织以外，还受肿瘤发生部位、大小及其对血流动力学变化程度等因素影响，部分心脏良性肿瘤也可能会出现不能完全手术根治切除等情况。

CT在心脏肿瘤的应用主要是显示肿瘤及其部位。以往由于心脏肿瘤临床发生率较低，对心脏肿瘤的研究范围尚比较局限，最常使用的辅助检查方法是超声心动图。随着心脏检查手段及治疗方法的日益成熟，临床上对心脏肿瘤的认识亦在不断提高。目前临床上，当超声心动图提示有肿瘤存在可能时，CT可以用来证实或排除肿瘤，以及鉴别肿瘤的性质和来源。CT具有良好的时间分辨率和空间分辨率，检查视野大，可以显示心腔、心肌、心包及其周围血管结构、肺组织的关系，清晰显示肿瘤对心内结构、心外结构的侵犯情况，提供瘤体的位置、范围、密度、附着部位等信息；而且操作简便，客观性强，适用受检者的范围较广，对心率、呼吸等要求较低；另外，多种后处理技术能全方位、多角度显示心脏肿瘤及其邻近心脏和纵隔的整体轮廓。此外，320排CT还可以提供心功能参数，如每搏输出量、射血分数、左心室容积、室壁增厚率等，从而能全面了解、评价肿瘤对心脏功能的影响。

第二节　心脏原发性良性肿瘤

一、黏液瘤

（一）临床及病理

黏液瘤是最常见的心脏原发性良性肿瘤，可发生于任何年龄，以40岁以上女性多见。75%的黏液瘤位于左心房，20%位于右心房，极少数发生于心脏其他部位。肿瘤大部分是单发，少数是多发；绝大多数附着于卵圆窝区域，心房内黏液瘤通常为球形，大部分伴有长短不一的蒂与心内膜相连，部分肿瘤可随心动周期在心腔内运动。肿瘤较大时可完全填充整个心腔，并压迫房间隔，堵塞房室瓣口，甚至可以通过开放的卵圆孔或房室瓣延伸至对侧心房，形成“哑铃状”外观，引起体循环、肺循环瘀血或瓣膜狭窄、关闭不全等症状。病理学上肿瘤质软，外形呈半透明冻胶状，其内含有大量富含水的黏液基质及血管、纤维组织，肿瘤内可有出血、钙化，外观呈略带淡黄色或夹带紫褐色出血斑。电镜下肿瘤细胞内充满细纤维是其超微结构最显著的特征之一。肿瘤形态、大小变异较大，并伴随心腔运动而发生形态改变。当肿瘤表面上皮碎片、血栓组织脱落时可引起体循环或肺循环血管的堵塞。

（二）320排CT表现

平扫示左心房内等或稍高密度肿块，形态不规则，肿块内可见钙化或小片状出血稍高密度影，边界显示欠清楚。增强扫描肿瘤表现为左心房腔内充盈缺损影，肿块呈均匀轻度强化，边缘清晰，邻近房间隔、房室瓣可受压变形移位（图8–1）。

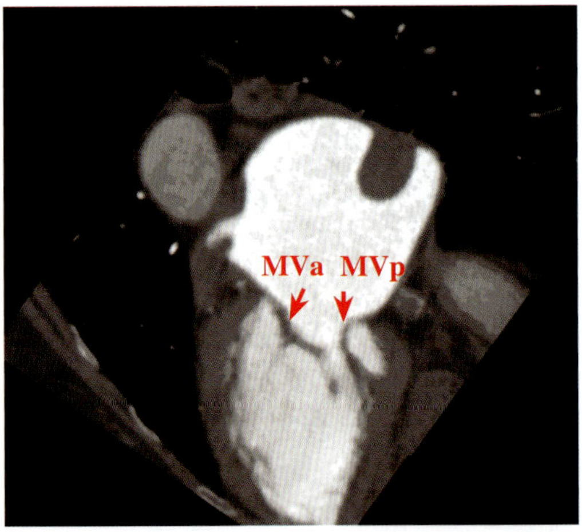

图8–1　左心房黏液瘤，CT增强多平面重建（MPR）成像显示左心房内约1.7cm×2.4cm大小软组织样占位病灶影，密度均匀，边界较清，CT值44Hu，轻度强化

二、脂肪瘤

（一）临床及病理

脂肪瘤占成人心脏原发性良性肿瘤第2位，可见于任何年龄段，以中老年人最常见。多为单发，主要由分化成熟的具有包膜的脂肪细胞和胎儿脂肪细胞组成。肿瘤质地较软，多位于右心房的心外膜下并向心包腔生长，肿瘤可以长得很大，且不引起任何症状。

（二）320排CT表现

平扫示右心房心壁局限性凸起肿块，边界清楚，密度均匀，CT值测量为负值，有时肿瘤内有较细条索状分隔影。增强后，肿瘤病灶无强化；肿瘤占位效应一般，较大时邻近右心房可受压稍变形。脂肪瘤需要与心外膜下脂肪浸润鉴别，后者非真正意义上的肿瘤，而且临床上更为常见，病灶内脂肪细胞无包膜，并可浸润房间隔，进入双侧心房。

三、横纹肌瘤

（一）临床及病理

横纹肌瘤是婴幼儿最常见的心脏原发肿瘤，占所有儿童心脏肿瘤的40%。大约90%的横纹肌瘤发生于1岁以内婴儿，约50%的患者伴有结节硬化症。肿瘤组织具有自愈退化的特点，横纹肌瘤合并结节硬化症的发生比例会随年龄逐步降低。横纹肌瘤通常发生于心室壁内，多见于室间隔。

（二）320排CT表现

平扫时呈单发或多发结节病灶，分叶状，直径约2cm以内。肿瘤与心肌密度接近，当瘤体较小时，可完全位于心肌壁，难以显示；当瘤体较大时，可改变心肌壁的轮廓，或呈一侧突向心腔内。增强后瘤体明显均匀强化。

第三节　心脏原发恶性肿瘤

一、临床及病理

约25%的心脏原发肿瘤为恶性，大多数为肉瘤。心脏原发恶性肿瘤好发于成年人，婴幼儿少见；成年人以血管肉瘤为常见，儿童则以横纹肌肉瘤和平滑肌肉瘤多见。血管肉瘤以男性多见，发病年龄多见于20～50岁，60%血管肉瘤发生于右心房。心脏恶性肿瘤可同时侵犯心腔和心壁，亦容易累及多个腔室及邻近大血管、心包。肿瘤内多见坏死，并常伴有血性心包渗液。肿瘤侵及纵隔和远处转移也是心脏原发恶性肿瘤的特点，最常见的转移器官包括：肺、胸膜、纵隔淋巴结和肝脏。血管肉瘤容易发生肺部转移，预后较差。肿瘤病理学分2型：①局限发生于右心房内，边界清楚，向腔内生长；②向心包弥漫浸润，此类肿瘤病灶一般体积较大，多分叶，中心易出血坏死，沿房间隔浸润至心内膜、心外膜、胸膜，引起心包、胸膜积液、增厚。临床上以呼吸困难、气促为主要表现，其他症状还包括心包填塞、栓塞、胸痛、晕厥、发热、肺炎、心律失常、胸腔积液和猝死等。

二、320排CT表现

1．右心房内单发或多发团块状软组织密度肿块影，边界清楚，呈宽基底与房间隔相联系，向腔内生长，肿块表面常分叶；肿瘤体积增大时可引起心腔阻塞，肿块密度不均匀，有不规则坏死区。

2．肿瘤向心包浸润，引起心包增厚、积液并挤压右心房、右心室。增强后肿瘤呈显著不均匀强化，以肿块周边为明显，肿块内坏死区无强化（图8-2a至e）。

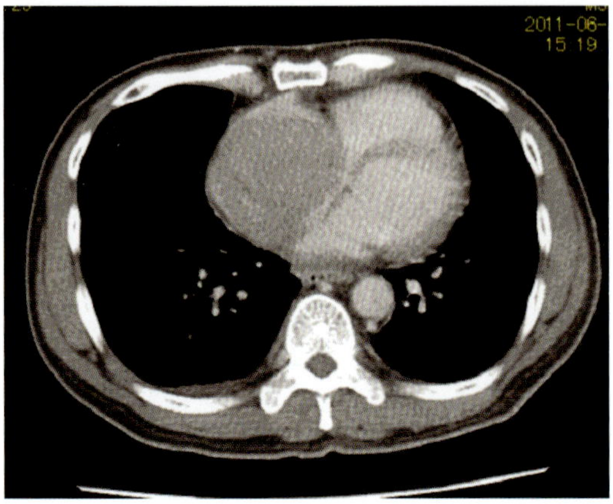

图8-2a 右心房内血管肉瘤，CT平扫横断位显示右心房内见一较大稍软组织密度充填影

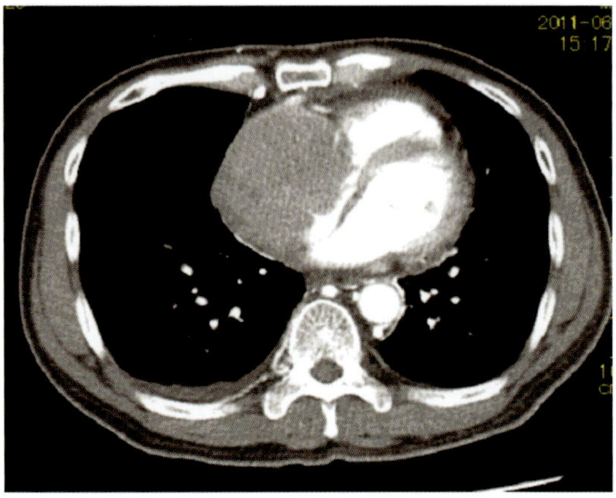

图8-2b CT增强横断位显示右心房内见一较大稍软组织密度充填影，轻度强化

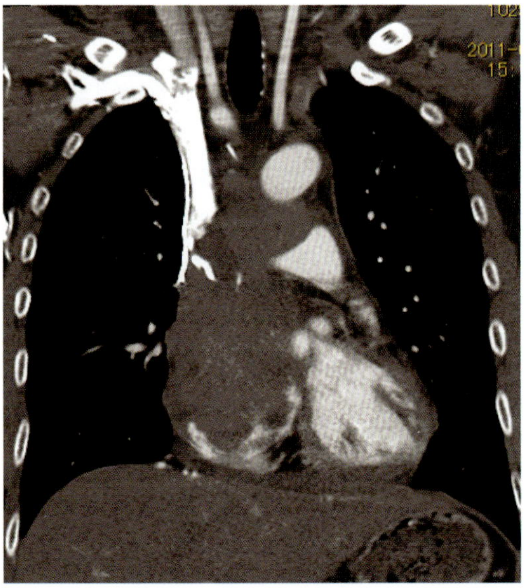

图8-2c CT增强MPR成像冠状位显示右心房内见软组织密度充填影，轻度强化，肿瘤侵犯上腔静脉、纵隔

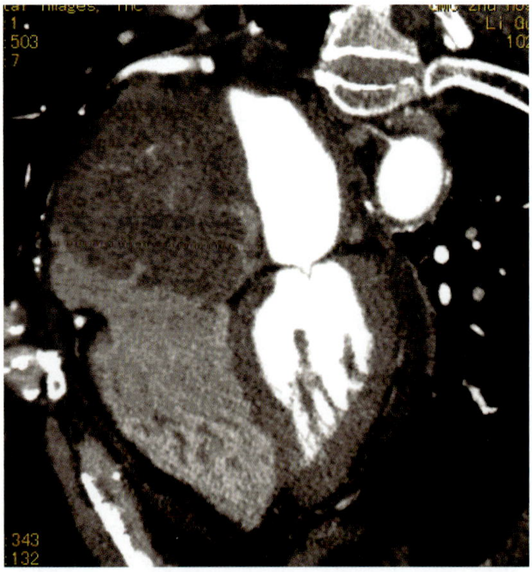

图8-2d CT增强四腔位心显示右心房内见软组织密度充填影，轻度强化。右心室、左心房及左心室正常

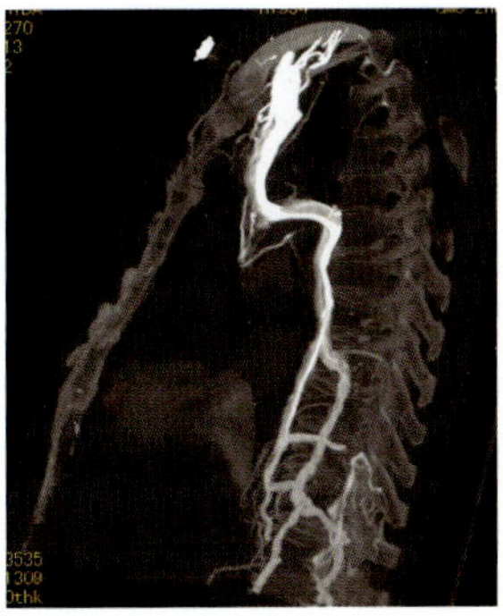

图8-2e　CT增强MIP成像显示上腔静脉、奇静脉弓及奇静脉回流受阻及纡曲增粗

第四节　心脏转移性肿瘤

一、临床及病理

心脏转移性肿瘤比心脏原发性肿瘤更常见。转移瘤最常累及心包，其次是心肌、心内膜。肿瘤细胞转移侵及心脏可有3种途径：

1．胸内肿瘤（肺部、乳腺及纵隔）：直接侵犯心包或心肌。

2．血行播散转移或肿瘤侵及静脉，形成心腔内癌栓。

3．淋巴道转移：肺癌、乳腺癌和恶性胸腺瘤可以直接浸润心包，引起心包积液；肺癌、恶性胸腺瘤也可以侵犯上腔静脉、肺静脉而进入心腔内。

人体几乎所有器官的恶性肿瘤都有可能通过血行转移至心脏，其中黑色素瘤、白血病、淋巴瘤和肉瘤最多见。50%的黑色素瘤可以转移到心脏，是发生心脏转移瘤的首位，其转移最常位于心外膜，但也可以见于心肌、心内膜。白血病和淋巴瘤也可以浸润心肌，引起心包积液或心肌内多发转移结节。来源于肾脏、肾上腺的恶性肿瘤则多见于侵犯下腔静脉而进入右心房。

临床表现：患者主要是心包积液、心肌浸润和静脉瘤栓等引致的胸痛，心脏转移性肿瘤主要表现为呼吸困难、心律失常及心包填塞等症状。

二、320排CT表现

常见的心脏转移性肿瘤主要位于心包，引起心包积液，积液密度一般较高且不均匀；增强后，心包不均匀显著强化，有时还可见心包上转移瘤结节状显著强化。部分主要表现原发肿瘤与邻近心脏分界模糊，正常心脏形态变形、消失，心肌壁不规则增厚，密度不均匀或心腔内充盈缺损影，增强后心肌或心腔内异常密度病灶呈不均匀显著强化，可伴有心包积液。肿瘤转移引起心腔内静脉瘤栓时，主要表现为正常心腔低密度影消失、心腔变窄、心腔内不规则团块状或结节状充盈缺损肿块影、边界不规则、表面欠规则，肿块内密度可均匀或有小囊状坏死区，增强后不规则强化。

（李志铭　谭理连）

参 考 文 献

刘玉清. 2000. 心血管病影像诊断学[M]. 合肥：安徽科学技术出版社.

Butany J，Nair V，Naseemuddin A，et al. 2005. Cardiac tumors：diagnosis and management[J]. Lancet Oncol，6（4）：219–228.

Restrepo CS，Largoza A，Lemos DF，et al. 2005. CT and MRI imaging findings of malignant cardiac tumors[J]. Curr Porbl Diagn Radiol，34（1）：1–21.

第九章　先天性心脏病

第一节　室间隔缺损

一、临床与病理

室间隔缺损是最常见的先天性心脏病，约为先天性心脏病总数20%，是指室间隔在胚胎期发育不全，形成异常交通，在心室水平产生左向右分流，可单独存在，也可与其他畸形并存。根据室间隔缺损部位不同，分为膜周部缺损、漏斗部缺损和肌部缺损。膜周部缺损最常见，约占78%，范围累及三尖瓣隔瓣下方至室上嵴下方。漏斗部缺损约占20%，位于肺动脉瓣下方，室上嵴上部。肌部室间隔缺损约占2%，可位于肌部的任何部位。

临床表现：缺损小者可无症状，缺损大者症状出现早且明显，影响发育。可有心悸气喘、乏力和易肺部感染，严重时可发生心力衰竭。有明显肺动脉高压时，可出现紫绀，易罹患感染性心内膜炎。典型体征为胸骨左缘3～4肋间有4～5级粗糙收缩期杂音，向心前区传导，伴收缩期细震颤。心尖搏动增强并向左下移位，心界向左下扩大。

二、320排CT表现

室间隔局部连续性中断，左心室和右心室之间有造影剂相通。横断轴面及心脏轴面MPR重建显示较清楚，MIP亦可清楚显示，不同角度切割及旋转可清楚明确缺损的位置，并可测量缺损口的大小。若分流量大，可有肺血液增多，右心室增大；如有肺动脉高压，可见肺动脉主干及左右肺动脉增粗，左心室和右心室增大等（图9–1a至图9–2b）。

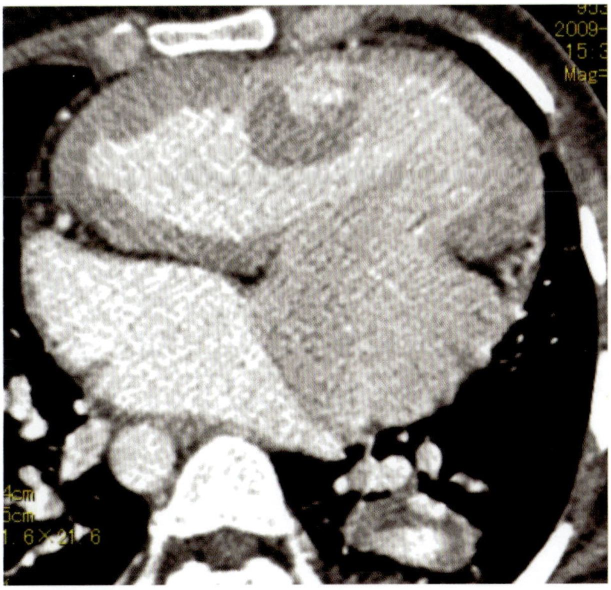

图9–1a　室间隔缺损，短轴位显示左心室和右心室通过室间隔缺损相连通

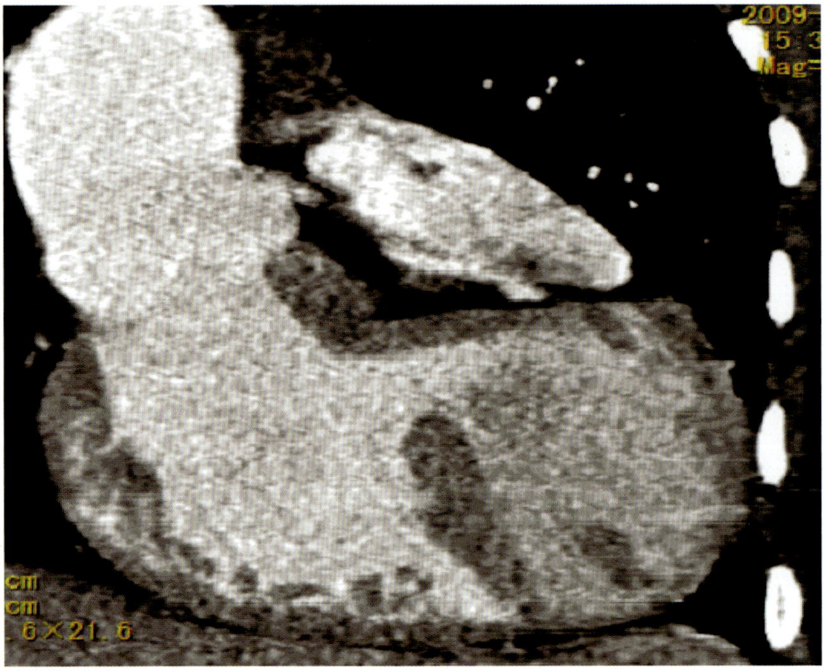

图9-1b　冠状位多平面重建（MPR）成像显示室间隔缺损位于膜周部，缺损约16mm，左心室和右心室通过室间隔缺损相连通

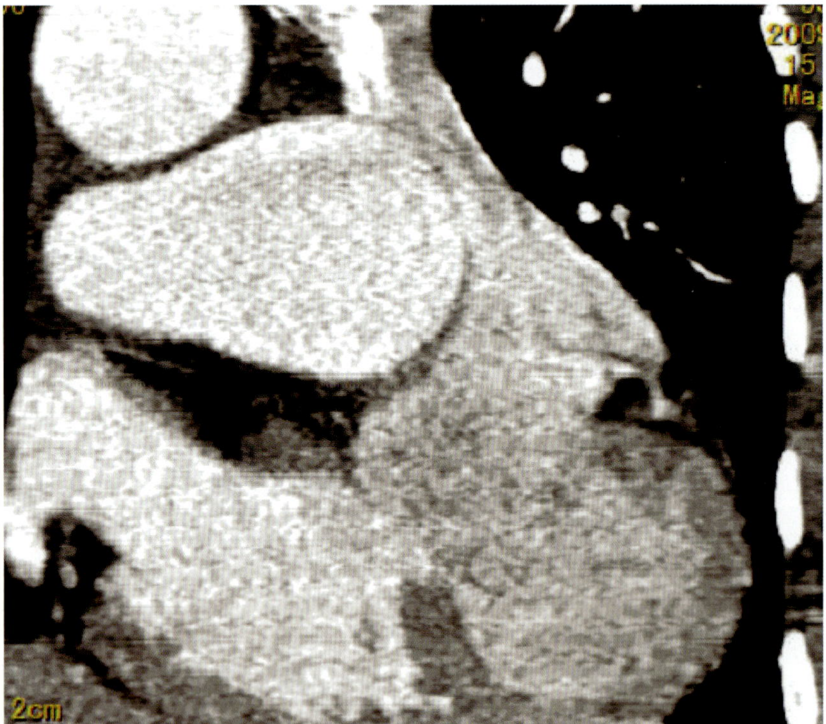

图9-1c　矢状位MPR成像显示室间隔缺损位于膜周部，缺损约16mm，左心室和右心室通过室间隔缺损相连通

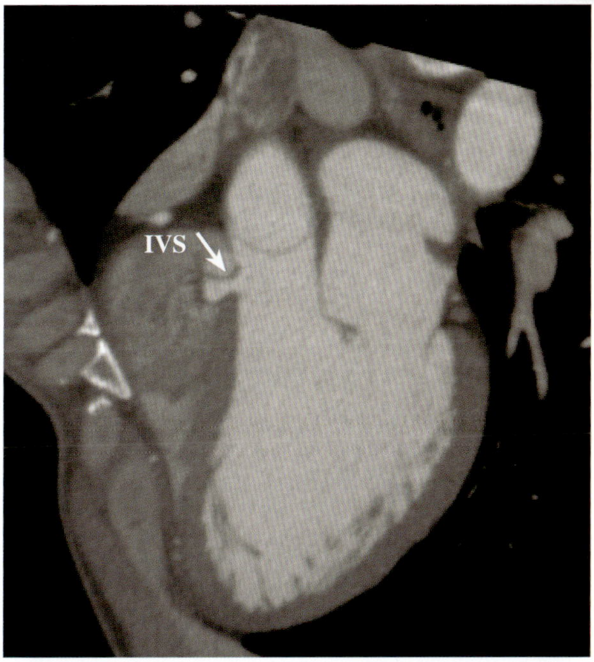

图9-2a　室间隔缺损，四腔位心显示左心室造影剂通过室间隔缺损（箭头）流向右心室

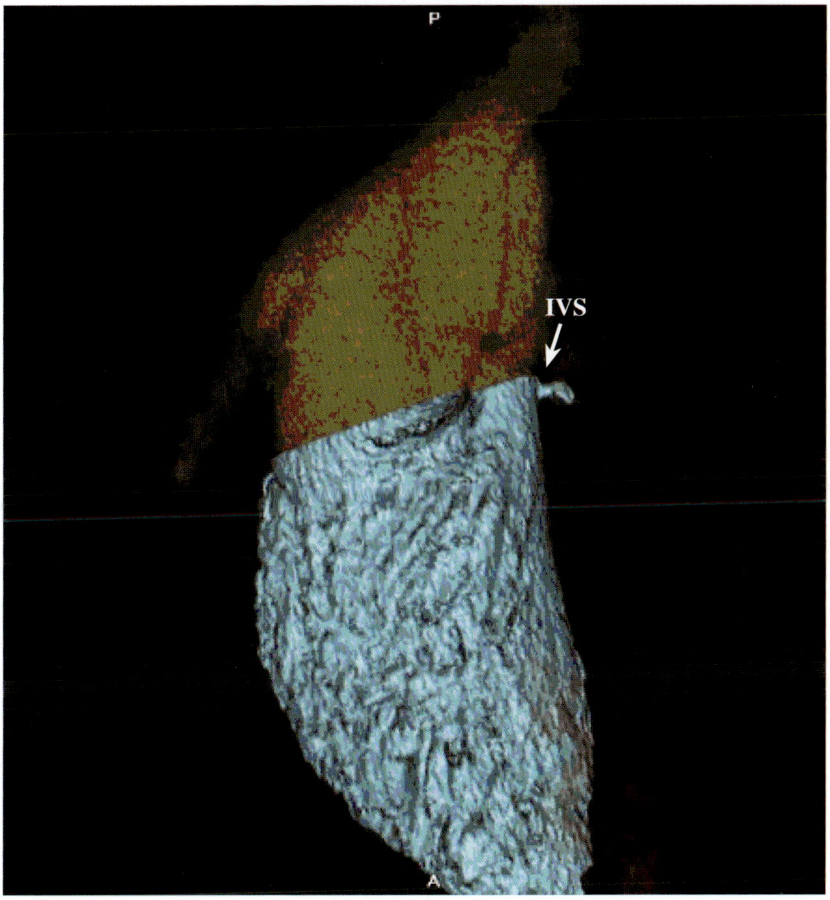

图9-2b　容积重建（VR）成像显示左心室造影剂通过室间隔缺损（箭头）流向右心室

第二节　房间隔缺损

一、临床与病理

房间隔缺损是最常见的先天性心脏病之一，占先天性心脏病的10%～20%，可单独存在或合并其他畸形。根据胚胎学和病理学解剖，分为原发孔型房间隔缺损和继发孔型房间隔缺损，继发孔型占90%。

1. 原发孔型房间隔缺损为部分心内膜垫缺损或房室管畸形，在胚胎发育过程中心内膜垫发育缺陷所致。呈新月形，位于房间隔下部，缺损下缘邻近二尖瓣环，常伴有二尖瓣裂。

2. 继发孔型房间隔缺损主要是由于第一房间隔发育异常或第一房间隔过度吸收导致第二房间隔不完全掩盖第一房间隔。

根据缺损的部位、大小及形成机制，分为中央型（卵圆窝型）、下腔静脉型、上腔静脉型及混合型，其中卵圆窝型最常见，约占76%。早期还没有肺动脉高压时，心房水平左向右分流；肺动脉重度高压时，右心房压力高于左心房，出现右向左分流。

临床表现：①继发孔型房间隔缺损：活动后心悸、气短、易疲劳，左向右分流，体循环血流量减少，可致患儿发育迟缓，部分患者可无明显症状。房性心律紊乱多见于成年患者。若有严重肺动脉高压引起右向左分流者，出现紫绀。②原发孔型房间隔缺损：活动后感心悸、气短，易发生呼吸道感染；伴有严重二尖瓣关闭不全者，早期可出现心力衰竭及肺动脉高压等症状；患儿发育迟缓，心界增大，心前区隆起。典型体征为胸骨左缘2～3肋间收缩期吹风样杂音，肺动脉第二心音亢进。

二、320排CT表现

房间隔局部连续性中断，左心房和右心房之间有造影剂相通。不同角度切割及旋转可清楚显示缺损的位置，并可测量缺损口的大小。中央型缺损位于卵圆窝，其下缘与房室瓣间保留一定房间隔。左至右分流量大时，显示心脏扩大，尤以右心房、右心室增大最为明显。肺动脉总干明显突出，两侧肺门区血管增大，肺野血管纹理增粗，主动脉弓影缩小（图9-3a至图9-5b）。

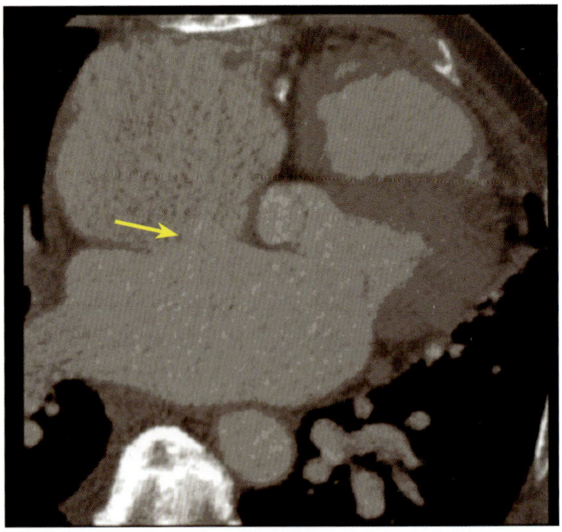

图9-3a　房间隔缺损，短轴位显示房间隔中断缺损（箭头）

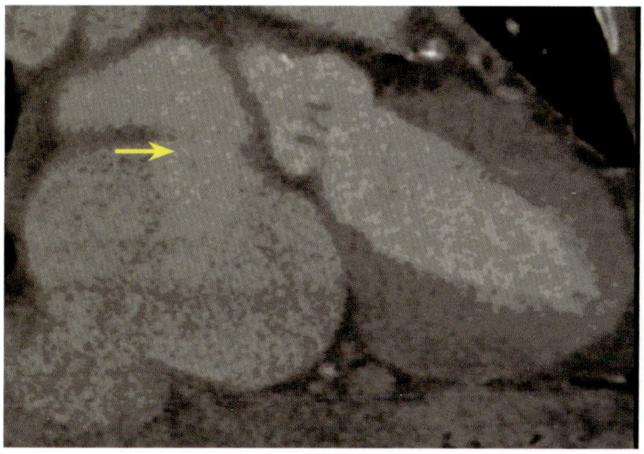

图9-3b　冠状位MPR成像显示房间隔中部缺损（箭头），缺损约22mm

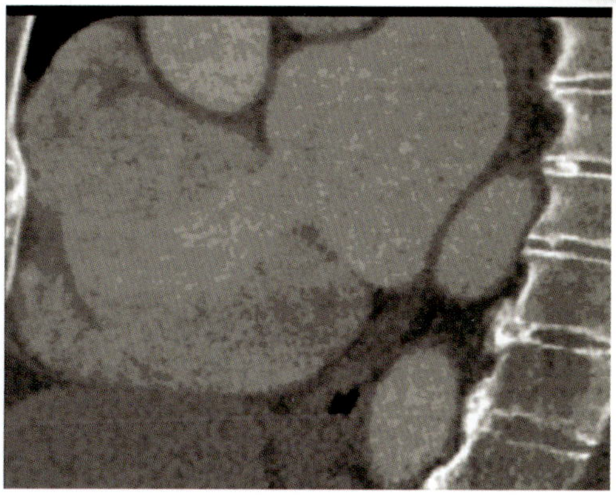

图9-3c　矢状位MPR成像显示房间隔中部缺损，缺损约22mm

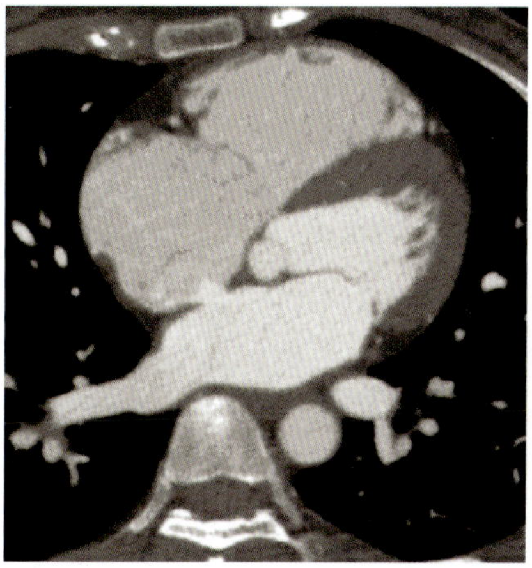

图9-4a　房间隔缺损，短轴位显示房间隔中断，左心房和右心房通过缺损房间隔相连通

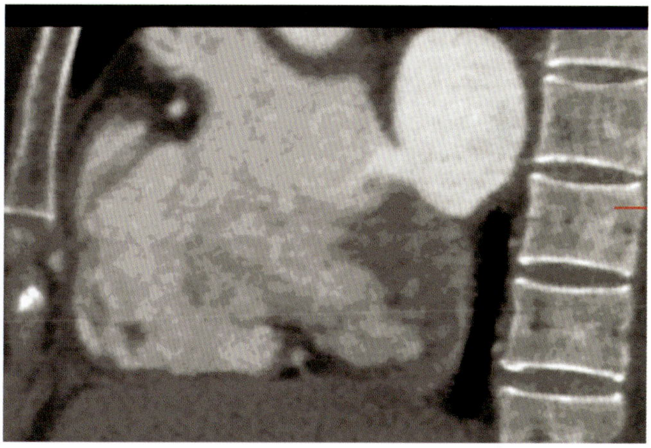

图9-4b　矢状位MPR成像显示房间隔中部缺损，左向右分流，右心房及右心室增大

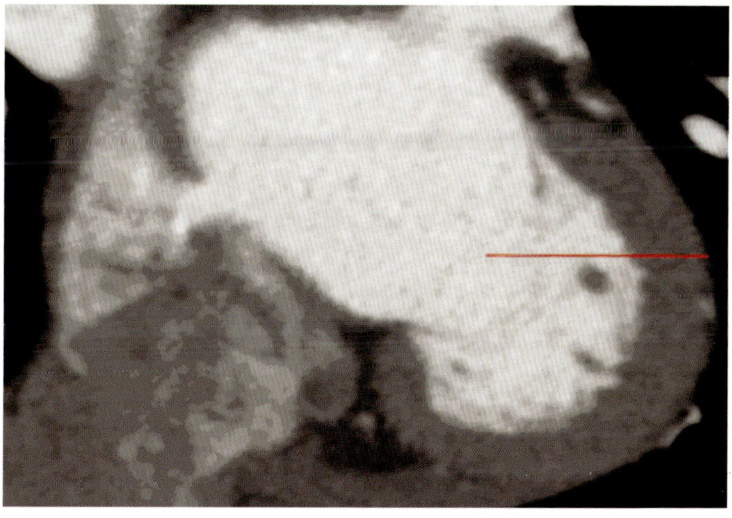

图9-4c　冠状位MPR成像显示房间隔中部缺损，左向右分流

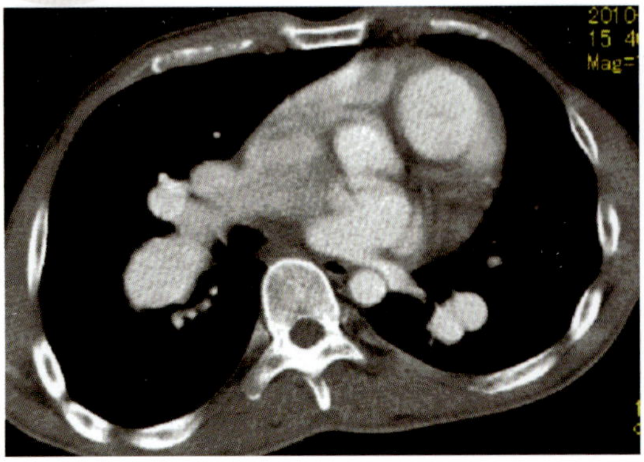

图9-5a　房间隔缺损，短轴位显示房间隔缺损

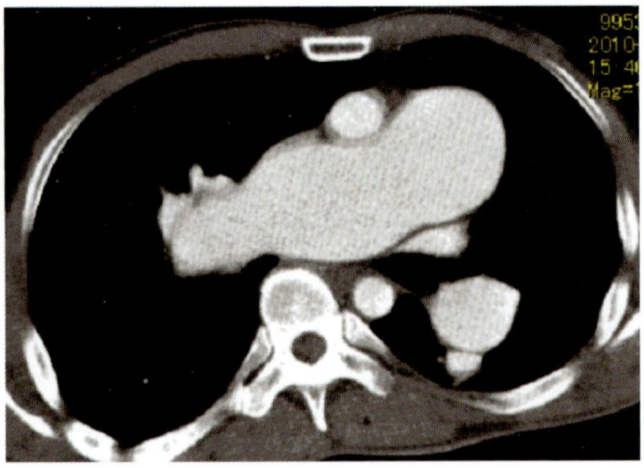

图9-5b　房间隔缺损，短轴位显示肺动脉明显增宽

第三节　动脉导管未闭

一、临床与病理

动脉导管未闭是小儿先天性心脏病常见类型之一，占先天性心脏病发病总数的12%，胎儿期动脉导管被动开放是血液循环的重要通道，出生后，大约15h即发生功能性关闭，80%在生后3个月解剖性关闭。若持续开放则为异常。动脉导管未闭可单独存在，也可与其他心内畸形并存。根据未闭动脉导管的大小、长短和形态，一般分为3型：①管型：导管长度多在1cm左右，直径粗细不等；②漏斗型：长度与管型相似，但其近主动脉端粗大、向肺动脉端逐渐变窄；③窗型：肺动脉与主动脉紧贴，两者之间为一孔道，直径往往大。

临床表现：导管口径较小，分流量小时，常无症状。导管口径粗大，分流量较大时，可出现咳嗽、气急、心悸等症状。当发生阻力性肺高压及右向左分流时，可出现紫绀。典型体征为胸骨左缘第2肋间连续性杂音。心尖搏动增强并向左下移位，心浊音界向左下扩大。

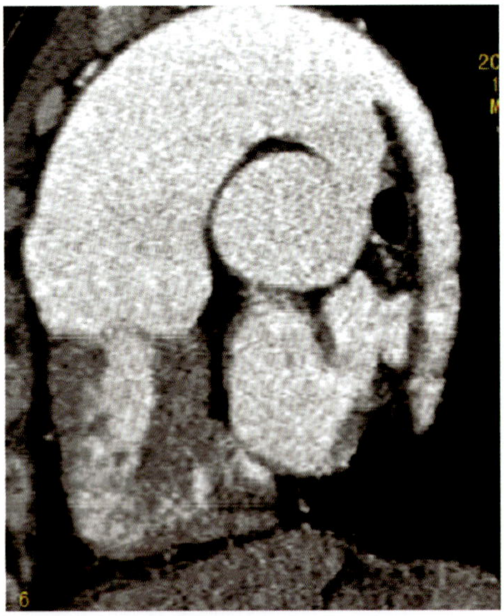

图9-6　动脉导管未闭，矢状位MPR成像显示主动脉弓降部与主肺动脉间漏斗状未闭动脉导管，漏斗部约13mm

二、320排CT表现

降主动脉近端与肺动脉之间有异常血管相连通（图9-6）。动脉导管细者心血管造影可正常。分流量大者左心室增大，左心房亦

轻度增大。肺血增多，肺动脉段突出，肺门血管影增粗。肺动脉高压时，肺门处肺动脉总干及其分支扩张而远端视野肺小动脉狭小，左心室有扩大肥厚征象。主动脉结正常或突出。

第四节　法洛四联症

一、临床与病理

法洛四联症是包括肺动脉狭窄、室间隔缺损、主动脉骑跨和右心室肥厚4种病理特征的先天性心脏病，其中以肺动脉狭窄和室间隔缺损为法洛四联症主要畸形。法洛四联症是最常见的紫绀型先天性心脏病，约占先天性心脏病的10%，占紫绀型先天性心脏病的50%。

1．肺动脉狭窄：以漏斗部狭窄最常见，狭窄按类型分为：局限性狭窄、管状狭窄、肺动脉闭锁。狭窄按程度分为：轻型、中型、重型。①轻型法洛四联症：肺动脉瓣狭窄，不伴或伴轻度右心室流出道异常，左向右分流为主，称“无发绀型法洛四联症”。②中型法洛四联症：右心室漏斗部狭窄并存肺动脉瓣狭窄，一定程度的肺动脉干发育不良，右向左分流为主，为典型法洛四联症。③重型法洛四联症：肺动脉闭锁或漏斗部、肺动脉瓣及肺动脉严重发育不良接近闭锁，大量血液自右心室分流到主动脉，与共同动脉干相似，病情极重，发绀较深。

2．室间隔缺损：分为膜周部型、漏斗肌部型及双动脉下型3种类型。膜周部型最多见，约占80%，典型缺损为大型、非限制型缺损，紧靠主动脉根部。

3．主动脉骑跨：常有不同程度的升主动脉骑跨和主动脉根部扩张、前移，骑跨程度常为50%。

4．右心室肥厚：与肺动脉狭窄及心室水平分流有关，一般不会超过左心室厚度。

法洛四联症可合并冠状动脉畸形、右位主动脉弓、卵圆孔未闭或室间隔缺损、永存左上腔、动脉导管未闭等畸形。

临床表现：临床症状与肺动脉狭窄程度、缺氧程度有关，主要是紫绀、蹲踞、杵状指（趾）、发育迟缓等。典型体征为肺动脉瓣第二心音减弱以至消失；胸骨左缘3～4肋间可闻及收缩期喷射性杂音，伴震颤。

二、320排CT表现

法洛四联症320排CT表现：①肺动脉狭窄：局限性狭窄可见右心室流出道局部异常增厚的肌束或隔膜，肺动脉管腔狭窄，常合并狭窄后扩张；弥漫性狭窄可见右心室流出道狭窄呈线样，肺动脉瓣狭窄表现为瓣膜增厚。②室间隔缺损：常为高位室间隔大缺损，表现为主动脉瓣下室间隔的连续性中断。③主动脉骑跨：主动脉明显增宽，向前向右移位，骑跨于室间隔之上，骑跨程度一般在50%，超过70%则为右心室双出口。④右心室肥厚：右心室壁明显增厚（图9-7a至c）。

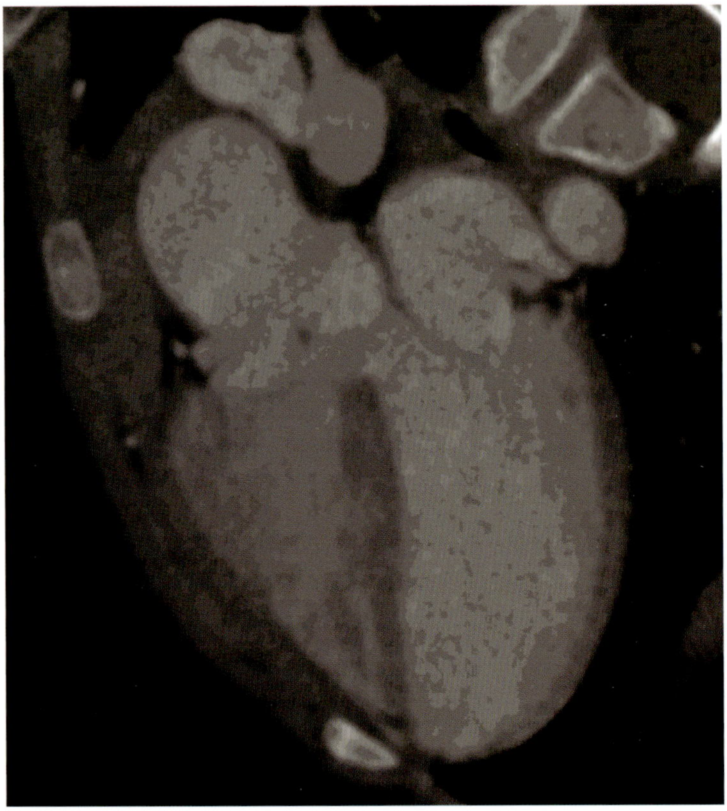

图9-7a　法洛四联症，MIP成像显示室间隔缺损位于膜周部，主动脉骑跨于室间隔缺损处，骑跨约50%

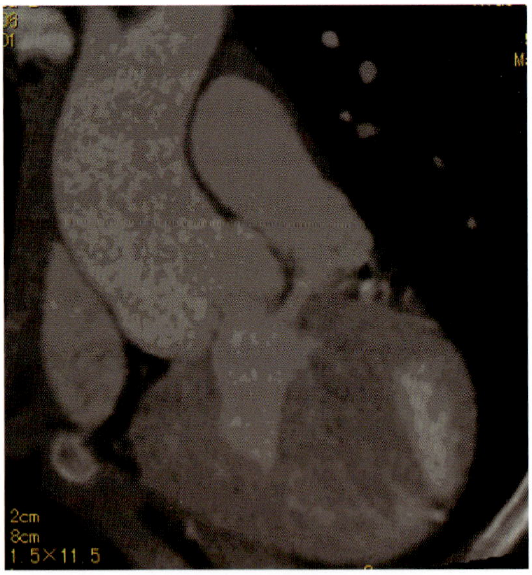

图9-7b　MIP成像显示室间隔缺损位于膜周部，主动脉骑跨于室间隔缺损处，肺动脉起始段狭窄，狭窄后肺动脉扩张，右心室显示肥厚

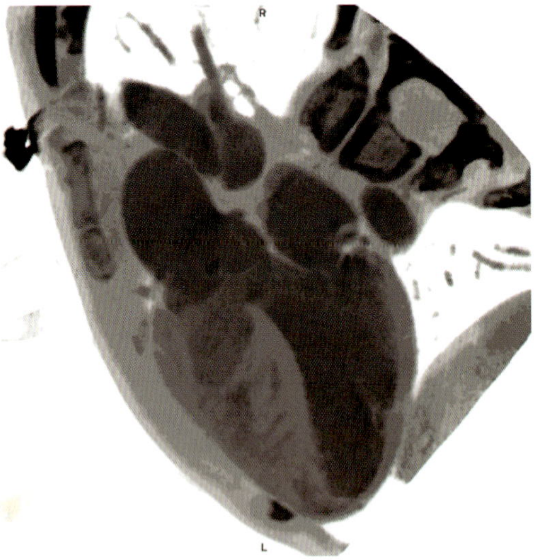

图9-7c　VR仿DSA成像显示室间隔缺损位于膜周部，主动脉骑跨于室间隔缺损处，右心室显示肥厚

第五节　右心室双出口

一、临床与病理

右心室双出口是一种少见而复杂的先天性心脏畸形，仅占先天性心脏病的1%～2%。心室与大动脉的连接异常，主动脉、肺动脉均起源于右心室，室间隔缺损是左心室的唯一出口，主动脉与二尖瓣之间无纤维连接而代之以肌性结构分隔。多合并肺动脉狭窄，与法洛四联症相似，且肺动脉狭窄越重则肺血液越少。合并大型室间隔缺损而不伴有肺动脉狭窄者，则肺血液增多及肺动脉压增高，心室负荷加重。

临床表现：取决于主动脉和肺动脉开口与室间隔缺损之间的关系，有漏斗部及肺动脉狭窄者，类似法洛四联症，可有缺氧性昏厥、蹲踞及杵状指（趾）。无肺动脉狭窄者肺血液增多，易发生肺动脉高压，类似巨大室间隔缺损。典型体征：心前区隆起，胸骨左缘3～4肋间粗糙收缩期杂音，伴震颤，肺动脉第二音减轻或消失。

二、320排CT表现

主动脉及肺动脉两条大动脉完全起自右心室或一条大动脉完全起自右心室，另一条大动脉75%起自右心室。二尖瓣与半月瓣间无纤维连接。室间隔缺损，缺损可在主动脉下、肺动脉下、双动脉下、远离大动脉，或多孔室缺。可伴肺动脉狭窄。房室腔内径扩大，如室间隔完整必存在房间隔缺损，可伴左心室发育不良，左心腔较小。可合并房室瓣狭窄、闭锁、骑跨，动脉导管未闭，主动脉狭窄，肺静脉连接异常，心耳并列，房间隔缺损等畸形（图9-8a至c）。

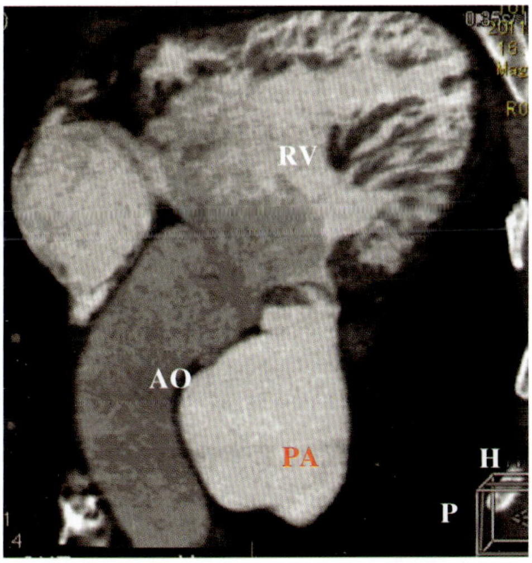

图9-8a　右心室双出口，MIP成像显示主动脉瓣下室间隔缺损，主动脉（AO）骑跨于室间隔缺损处，75%以上起自右心室（RV）

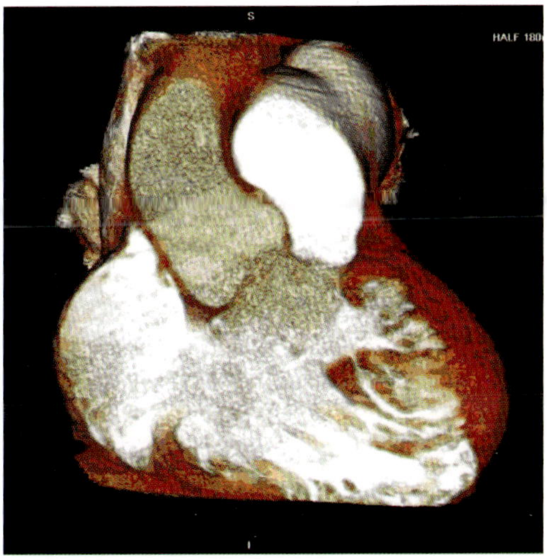
图9-8b　VR成像冠状位切面显示主动脉瓣下室间隔缺损，主动脉骑跨于室间隔缺损处，75%以上起自右心室

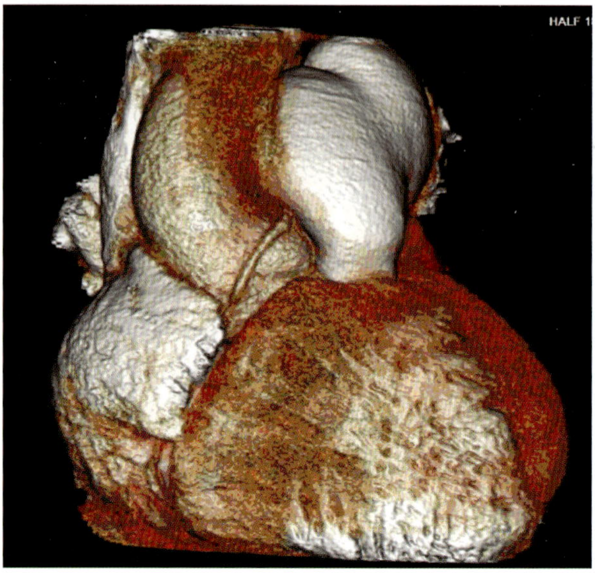

图9-8c　VR成像显示主动脉骑跨，75%以上起自右心室，右心室增大，肺动脉狭窄后明显扩张

第六节　大动脉错位

一、临床与病理

大动脉错位是指由于发育畸形而引起的大血管之间的变化，包括完全性大血管错位、纠正型大血管错位、右心室双出口、大血管错位伴单心室等，其中以完全性大血管错位最为常见。完全性大血管错位，亦称D型大血管错位，指心室与心房连接正常而大动脉与心室连接异常，即主动脉自右心室发出，而肺动脉自左心室发出，主动脉位于肺动脉的前右部，常伴有房间隔缺损、室间隔缺损、动脉导管未闭、肺动脉口狭窄、主动脉口狭窄、房室共道永存、三尖瓣闭锁等。大血管的完全错位，使从周围静脉回流的未氧合血液流到右心房和右心室后不经肺脏结合而直接喷入主动脉；从肺静脉回流的氧合血液流到左心房和左心室后，再喷入肺动脉回到肺脏。大小循环之间互不沟通，病人将无法生存。房间隔缺损、室间隔缺损和动脉导管未闭等畸形的合并存在，足以沟通此两循环，但周围动脉的血氧含量仍低，其病理生理的改变取决于这些沟通的大小和是否同时有肺动脉口狭窄。

临床表现：出生后即有紫绀，婴儿期喂食困难，体重增长慢，常有气喘、咳嗽、易患呼吸道感染，常在4个月内出现心力衰竭。伴有动脉导管未闭的病人，下半身紫绀较轻，杵状指（趾）常在半岁后才出现。心浊音界增大。合并室间隔缺损者，胸骨左缘第3肋间有全收缩期吹风样反流型杂音，常有奔马律。合并肺动脉瓣狭窄者，心底部有收缩期吹风样喷射性杂音。

二、320排CT表现

1．心室与心房连接正常：左心房连接左心室，右心房连接右心室。

2．大动脉与心室连接异常：主动脉连接形态学右心室，肺动脉连接形态学左心室（图9–9a至c）。

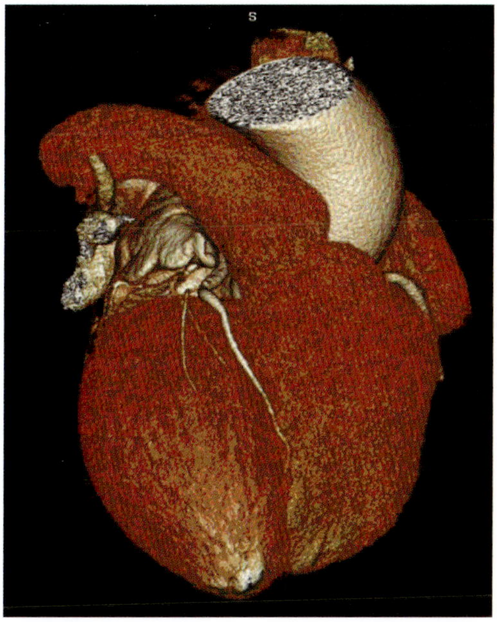

图9–9a　大动脉错位心脏VR成像，主动脉连接形态学右心室，肺动脉连接形态学左心室，主动脉位于肺动脉的右前

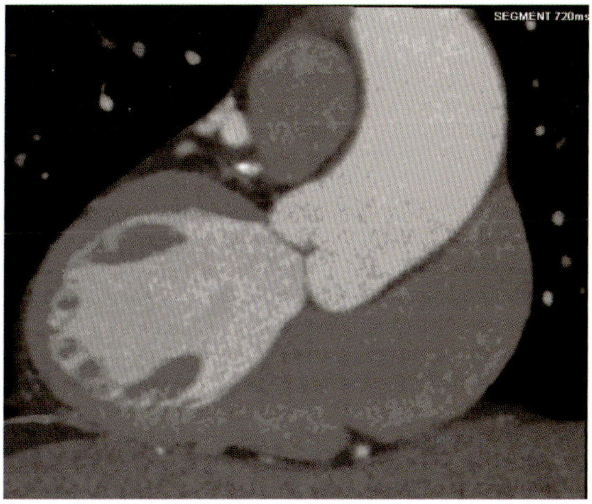

图9–9b　大动脉错位MPR冠状位成像，主动脉连接形态学右心室

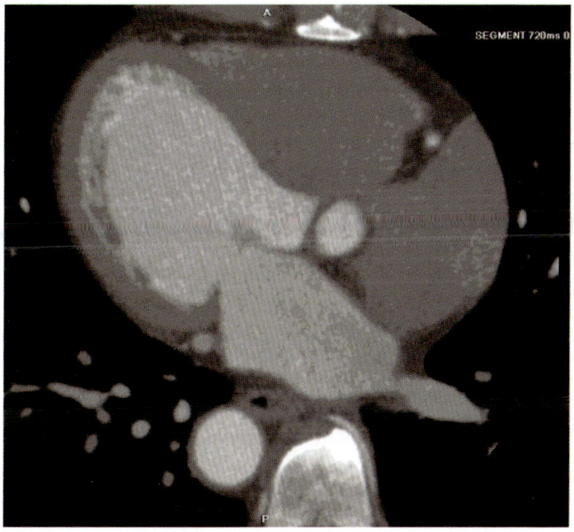

图9–9c　大动脉错位心室横轴位成像，形态学右心房与形态学右心室相连通

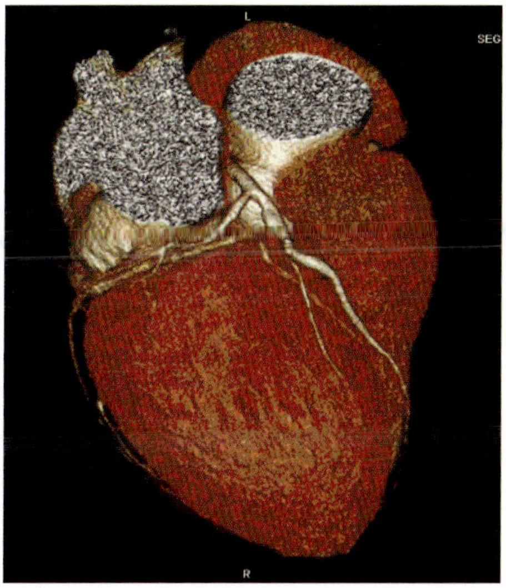

图9–9d　大动脉错位心脏VR成像，形态学右冠状动脉开口于主动脉形态学右冠状窦，分出形态学前降支与旋支

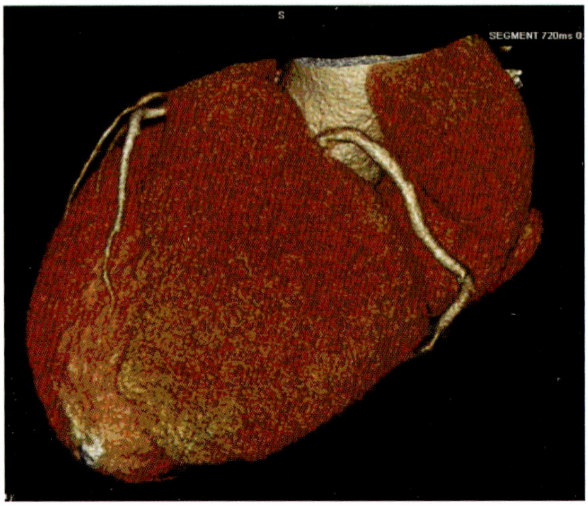

图9-9e　大动脉错位心脏VR成像，形态学左冠状动脉开口于主动脉形态学左冠状窦

3．主动脉位于肺动脉的右前。各房室腔可扩大，合并肺动脉狭窄可显示狭窄的部位及程度。

4．常合并室间隔缺损、房间隔缺损或卵圆孔未闭、动脉导管未闭、冠状动脉畸形、主动脉缩窄及主动脉弓离断等。

第七节　左心室发育不良综合征

一、临床与病理

左心室发育不良综合征是一组以左心－主动脉严重发育不良的心脏畸形，包括主动脉瓣和二尖瓣闭锁、狭窄或发育不良，伴左心室显著发育不良或缺如，升主动脉及主动脉弓发育不良。是一种少见的预后严重的先天性心脏病。生后30天内死亡率约占91%。

临床表现：出生后即见紫绀，生后不久即出现呼吸窘迫、心动过速、进行性心力衰竭等，临床有反复咳嗽、气喘，常伴肺部感染、肺水肿。典型体征为胸骨左缘第3～4肋间可闻及3级以上收缩期杂音。

二、320排CT表现

左心室腔狭小，呈裂隙状，左心室壁增厚；二尖瓣和（或）主动脉瓣发育不良、增厚或闭锁；动脉导管逆流，升主动脉根部细小，越往上越粗，主动脉弓可发育不良或离断。可见右心室扩张，右心房增大，肺动脉增宽。常合并房间隔缺损及动脉导管未闭。

第八节　冠状动脉瘘

一、临床与病理

冠状动脉瘘指冠状动脉与心脏或大血管之间存在先天性异常交通先天畸形。冠状动脉瘘可进入心脏或大血管的任何部位，以右心系统最为常见，进入左心室很少见。异常交通的冠状动脉多扩张明显，可形成梭形扩张或囊状动脉瘤。心脏可有不同程度增大。可因冠状动脉血流转向低阻力瘘道而直接回流入连接的心腔，可形成冠状动脉窃血而产生相应心肌缺血表现。瘘入左心室时由于收缩期左心室压力明显增加并高于主动脉压力，因而收缩期瘘管内没有血液分流，舒张期左心室压力降低，大量血液经冠状动脉瘘进入左心室，左心负荷增加。瘘口可为单一瘘口或多个瘘口。患者可无症状，仅在体检时发现心脏杂音，如果左向右分流量较大，在体力活动后可出现心悸、心绞痛及心力衰竭症状。心前区可闻到2～3级连续性杂音并伴局部震颤。冠状动脉窃血可导致缺血性心绞痛。

二、320排CT表现

受累冠状动脉多明显纡曲、扩张或呈瘤样扩张，可见与心腔或大血管相通的瘘口（图9-10a至c）。

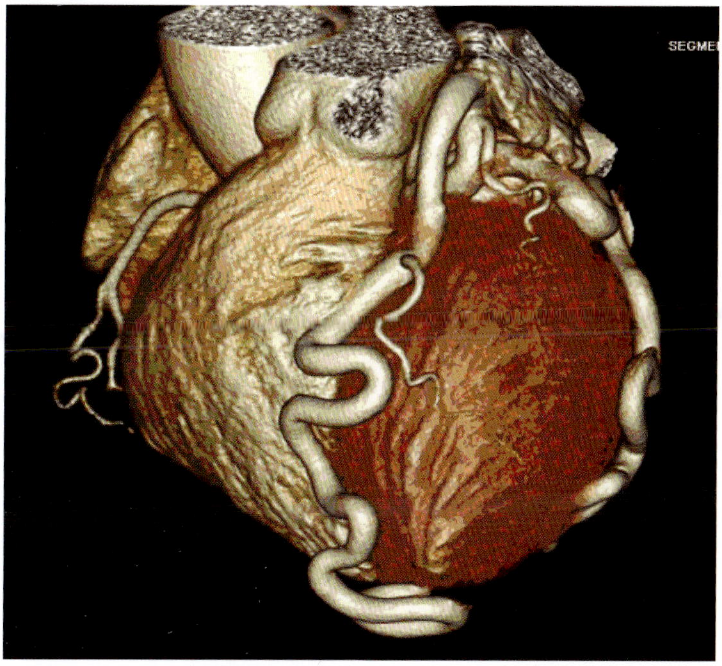

图9-10a　冠状动脉瘘，VR成像显示左冠状动脉前降支及旋支明显增粗、纡曲。右冠状动脉正常

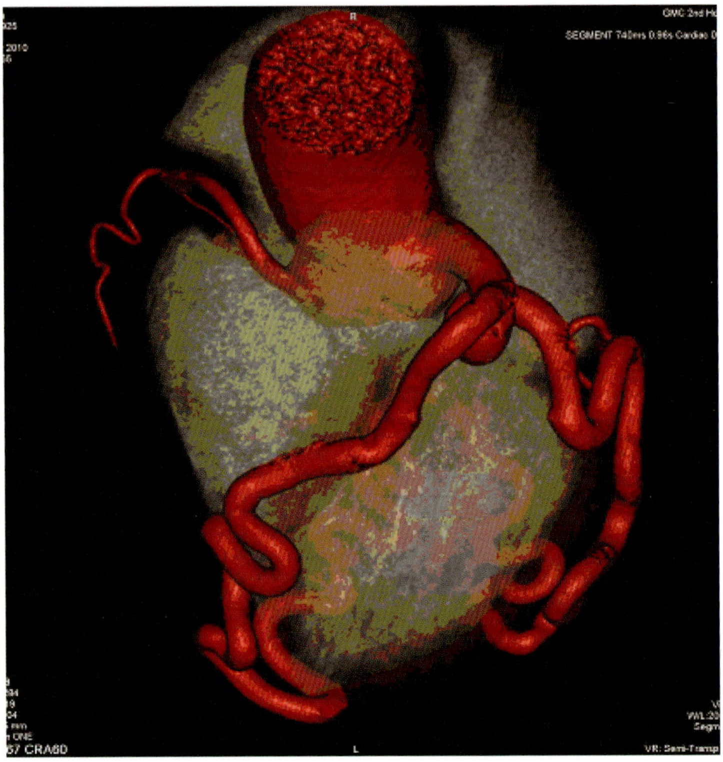

图9-10b　VR成像显示左冠状动脉前降支及旋支明显增粗、纡曲。右冠状动脉正常

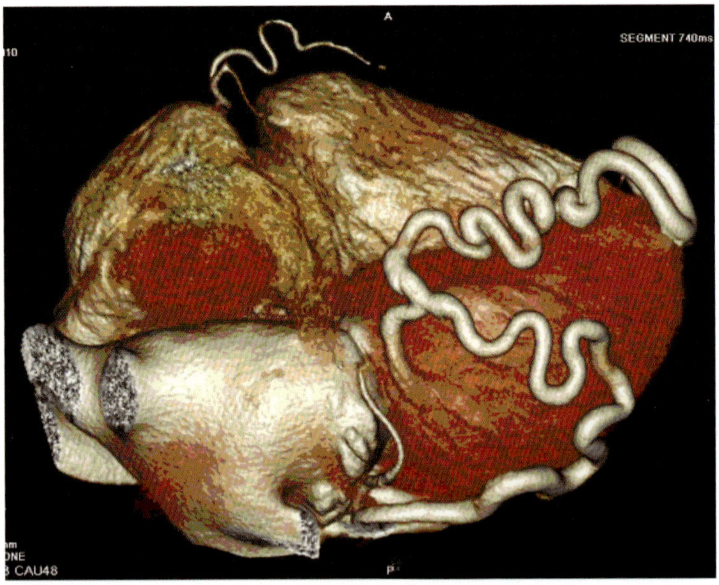

图9-10c　VR成像显示左冠状动脉前降支远端与旋支远端会合后进入左心室内

（江金带　谭理连）

参 考 文 献

程召平，武乐斌，王锡明，等. 2008. 64层螺旋CT在先天性心脏病诊断中的价值[J]. 实用放射学杂志，24（2）：190-192.

戴汝平. 2000. 心血管病CT诊断学[M]. 北京：人民卫生出版社.

杜靖，姜涛，周杰，等. 2011. 320排动态容积CT对婴幼儿复杂型先天性心脏病的应用价值[J]. 中国医学影像技术，27（6）：1174-1177.

国婉华，王磊. 2011. 多层螺旋CT在小儿先天性心脏病诊断中的应用[J]. 实用放射学杂志，27（9）：1407-1409.

黄美萍，梁长虹，曾辉. 2004. 多层螺旋CT在复杂先天性心脏病诊断中的应用[J]. 中华放射学杂志，38：726-730.

姜相森，孙钢，李敏，等. 2011. 冠状动脉成像同时评价卵圆孔未闭的320排CT初步应用[J]. 实用放射学杂志，27（5）：694-697.

李庚武，刘斌，王万勤，等. 2010. 64层螺旋CT诊断复杂先天性心脏病的临床价值[J]. 实用放射学杂志，26（2）：183-188.

梁长虹，黄美萍. 2009. 先天性心脏病多层螺旋CT诊断学[M]. 北京：人民卫生出版社.

刘玉清. 2000. 心血管病影像诊断学[M]. 合肥：安徽科学技术出版社.

祺志刚，余建群，袁红梅. 2009. 64层螺旋CT三维图像对先天性心脏病的应用诊断[J]. 华西医学，24（3）：693-697.

王龙胜，郑穗生，江安红，等. 2010. 128层螺旋CT在复杂先天性心脏病诊断中的价值[J]. 安徽医学，31（8）：951-954.

王思云，杨有优，周旭辉，等. 2008. 64层螺旋CT在法洛四联症诊断中的价值[J]. 中国临床医学影像杂志，19（4）.

吴越，梁长虹，杨本强，等. 2010. 先天性心脏病复杂畸形的影像学诊断[J]. 放射学实践，25（4）：393-396.

杨敏洁，夏黎明，江文涛，等. 2005. 肺动脉闭锁伴室间隔缺损的多层螺旋CT诊断[J]. 放射性实践，20（6）：489-492.

张明杰，吴慧莹，周宁，等. 2010. 64层螺旋CT在儿童先天性心脏病中的诊断[J]. 广东医学，31（13）：1727-1729.

张雪莲，马乒毅，陈鑫，等. 2009. 多层螺旋CT在右室双出口诊断中的应用价值[J]. 放射学实践，24（2）：162-166.

Goo H W，Park I S，Ko J K，et al. 2005. Computed tomography for the diagnosis heart disease in pediatric and adult patients[J]. Int J Cardiovasc Imaging，21（2/3）：247-365.

Greil GF，Schoebinger M，Kuettner A. 2006. Imaging of aortopulmonary collateral arteries with high-resolution multidetector CT[J]. Pediatr Radiol，36（6）：502-509.

Khositseth A，Pornkul R，Siripornpitak S. 2006. Diagnosis of tetralogy of Fallot with anatomically corrected malposition of the great arteries and single coronary artery by multidetector CT[J]. Br J Radiol，79（943）：5-7.

Kitagawa K，Lardo AC，Lima JA，et al. 2009. Prospective ECG-gated 320 row detector computed tomography：implications for CT angiography and perfusion imaging[J]. Int J Cardiovasc Imaging，25（2）：201-208.

Murai S，Hamada S，Yamamoto S. 2004. Evaluation of major aortopulmonary collateral arteries（MAPCAs）using three-dimensional CT angiography：two case reports[J]. Radiat Med，22（3）：186-189.

Raman SV，Cook SC，MC Carthy B，et al. 2005. Usefulness of multidetector row computed tomography to quantify right ventricular size and function in adults with either tetralogy of fallot or transposition of the great arteries[J]. J Am Cardiol，95（5）；683-686.

Wang XM，Wu LB，Sun C，et al. 2007. Clinical application of 64-alice spiral CT in the

diagnosis of the tetralogy of Fallot[J]. Eur J Radiol，（2）：26.
Wiant A，Nyberg E，Gilkeson RC，et al. 2009. CT evaluation of congenital heart disease in adults[J]. AJR，193（2）：380–396.

第十章 心包病变

第一节 缩窄性心包炎

一、临床与病理

缩窄性心包炎为急性心包炎后遗症，由于心包膜上有不同程度与范围的瘢痕和粘连，是形成粘连性心包炎和缩窄性心包炎的结果。由于粘连程度不同，造成对心脏功能的障碍亦不同。结核性心包炎因纤维组织增生显著，心包膜两层发生严重的增厚与粘连，因而形成坚厚的瘢痕。增厚的心包膜可局限性或弥漫性，严重的甚至可以完全闭塞心包腔，使心脏的收缩和舒张功能完全丧失，从而影响了静脉血回流到右心房，致使静脉压增高，颈静脉怒张，增厚的心包膜可产生多量钙化，呈一个围绕整个心脏边缘的“盔甲”心包。

二、320排CT表现

CT平扫可显示心包弥漫性或局限性增厚，>10mm。常见心包钙化，呈斑片状或蛋壳状，钙化分布在房室沟或右心房周围为多，也见于心包前及左侧方。钙化呈高密度，CT值在100Hu或以上。CT增强扫描见左心房和右心房均扩大，左心室和右心室呈管状畸形及室间隔扭曲（图10-1a至c）。上腔静脉和下腔静脉及肺静脉扩张，下腔静脉与降主动脉大小不成比例也是一个特征。

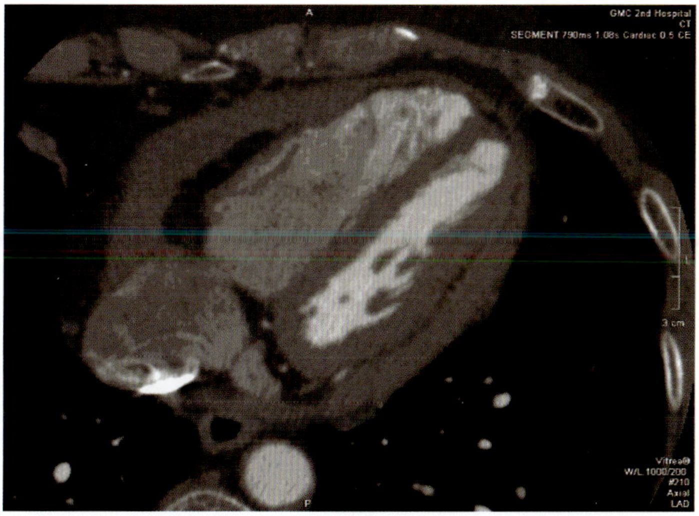

图10-1a 缩窄性心包炎CT增强横断位示心包弥漫性增厚，左心室和右心室呈管状畸形

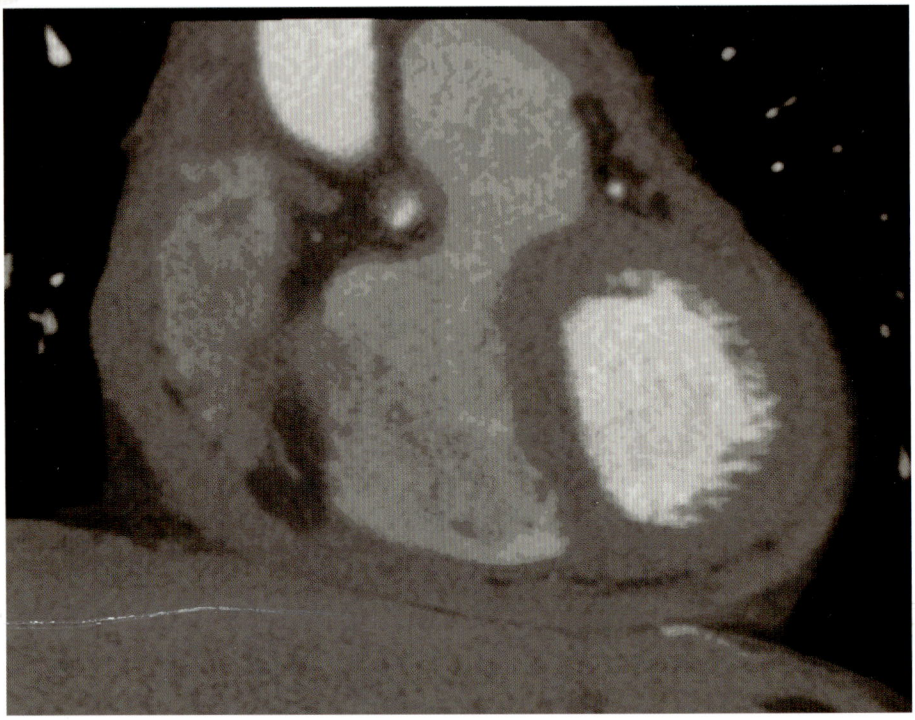

图10-1b　缩窄性心包炎CT增强多平面重建（MPR）冠状位示心包弥漫性增厚

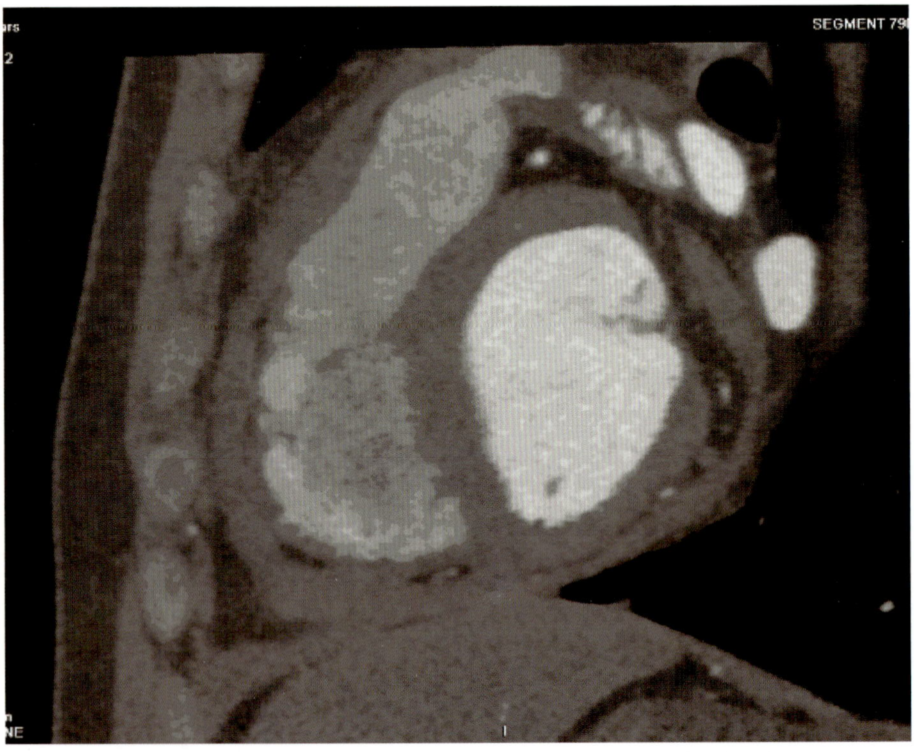

图10-1c　缩窄性心包炎CT增强MPR矢状位示心包弥漫性增厚

第二节　先天性心包膜缺损

一、临床与病理

先天性心包膜缺损是由于心包膜胚胎发育异常造成心包膜完全缺如，或一侧心包膜缺如，后者多见于左侧。亦可形成左侧和右侧心包膜或隔面心包膜的部分缺损。本病较为罕见，在10 000～13 000万例尸检病例中仅有1～2例，但在各类先天性心脏疾病中，心包膜缺损可占15%～30%。局部心包膜发育非薄致使局部心肌膨突，其外形可为圆形或椭圆形似样，临床通常无任何症状及体征，偶尔在体检中发现。

二、320排CT表现

心脏任何部位的包膜缺损均可呈肿瘤样突出，CT平扫或增强扫描均在外缘见不到线状的心包影，或线状的心包影不连续，肺组织与心脏大血管直接接触。心脏和大血管可见轴位改变。如肺动脉轴向改变伴主动脉、肺动脉向外突出，心脏左位等。肺血管本身无多大变化。本病与室壁瘤相鉴别之点为：CT透视下无“反向”搏动性扩张，CT增强扫描可见碘对比剂进入心脏的4个腔室，无室壁瘤的典型CT征象。

第三节　心 包 积 液

一、临床与病理

心包积液的病因有：①感染性心包炎：有结核性、化脓性、病毒性、寄生虫性、真菌性等；②非感染性心包炎：有结缔组织性（胶原性）疾病、变态反应性疾病，如风湿性心包炎、红斑狼疮、硬皮病、多发性结节性动脉炎并发心包炎、类风湿性关节炎、心包术后综合征、心肌梗死后综合征；③代谢障碍性心包炎：有尿毒症性、黏液性水肿并发心包积液；④肿瘤性心包炎；⑤其他原因所致的心包积液：特发性、放射性、外伤性、胆固醇性等。

临床共同特征：主要为气短与胸部郁闷感，大量心包积液可出现心前区持久性压迫性疼痛，严重的呼吸困难。心尖搏动微弱或不能触及，心浊音界向两侧扩大，脉搏细速，动脉压下降，静脉压上升，脉压差缩小。并可出现奇脉，有心包填塞征。颈静脉怒张，进行性肝肿大，心动过速。动脉压如持续下降，可引起休克。

二、320排CT表现

心包积液可均匀围绕心脏或局部分布不均，液体最初积聚在心包腔最低处，如斜窦或左、右、上、下肺静脉根部外侧的左、右肺静脉隐窝处。大量积液时则围绕心脏包括由横窦延伸的主动脉上、下隐窝。心包积液常为水样密度，CT值在-10～+10Hu，均匀围绕心脏及大血管的周围，两肺内有肺瘀血。根据CT值的差异可以粗略提示积液的性质，如积液含蛋白量高或为血性则CT值超过25Hu，甚至接近心脏平扫密度。CT增强时的心包积液与增强的大血管有鲜明的对比（图10-2）。

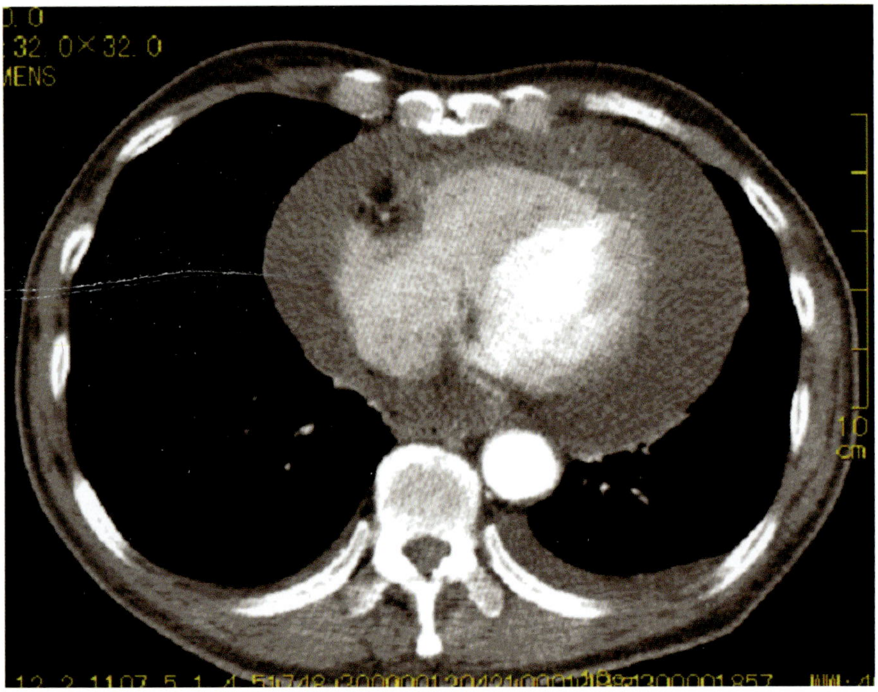

图10-2　心包积液CT增强横断位示心包增宽，其内见水样低密度影

第四节　心包膜肿瘤

一、临床与病理

心包肿瘤非常罕见，分原发性和继发性。心包原发性肿瘤可能从胚胎残余发展而来，包括畸胎瘤（最常见）、心包囊肿、脂肪瘤、血管瘤、平滑肌纤维瘤等良性肿瘤。心包继发性肿瘤远较原发性肿瘤多见，其中以体内诸器官恶性肿瘤转移到心包为常见，如乳腺癌、霍奇金病、白血病和恶性黑色素瘤等；或恶性肿瘤直接蔓延到心包，常见为支气管肺癌、乳腺癌、纵隔恶性肿瘤（精源细胞瘤、胚胎原性癌、嗜铬细

胞瘤等）。

临床表现：早期无症状，晚期症状有胸部疼痛、发热、干咳和气急。体征上，较早期有心包摩擦音，以后心包渗液，出现心包填塞。症状有颈静脉怒张、脉压差减小、心音减弱、肝肿大，病情迅速加重。

二、320排CT表现

心包膜处肿瘤呈圆形或半圆形突出，肿瘤较小时，表现为心脏边缘的局部突出，肿瘤较大时可占据心脏边缘的大部或全部。增强扫描一般多轻到中度强化，肿块与增强的大血管对比更明显。心包囊肿最多见于右心膈角前方，其次为左心膈角区。囊肿为一圆形、半圆形或卵圆形液性肿块，边缘光整，可有分叶，CT值均在0Hu左右。合并感染时，可见囊壁钙化或囊腔突然增大现象。

（刘克　谭理连）

参 考 文 献

杨沅宜，李坤成，刘玉清．2000．心血管病影像诊断学[M]．合肥：安徽科学技术出版社．
Agarwal PP，Seely JM，Matzinger FRK．2006．Wandering pleuropericardial cyst[J]．J Comput Assist Tomogr，30（2）：276–278.
Breen JF．2001．Imaging of the pericardium[J]．Journal of Thoracic Imaging，16（1）：47–54.
Budoff MJ，Shinbane JS，Rumberger JA，et al．2006．Cardiac CT imaging[J]．London：Springer–Verlag London Limited，27–79.
Lange RA，Hillis LD．2004．Acute pericarditis[J]．The New England Journal of Medicine，351（21）：2195–2202.
Sanz–merino A，De La Torre J，Cabrera M，et al．2002．Normal and abnormal pericardium：radiologic findings[J]．The Radiologist，9（2）：79–90.
Von Erffa J，Daniel WG，Achenbach S．2005．Three–dimensional visualization of severe pericardial calcification in constrictive pericarditis using multidetector row computed tomography[J]．Eur Heart J，10：275.

第十一章　心脏多排螺旋CT的临床应用指南

近年来，由于心血管影像技术的发展和心血管疾病治疗方法的不断涌现，心脏CT（cardiac computed tomography，CCT）的临床应用逐渐增加。1998年，世界上第一台4排CT问世，多排螺旋CT（multi-slice detector computed tomography，MDCT）扫描技术发展日新月异，扫描速度越来越快，图像质量越来越高，临床应用范围越来越广。MDCT扫描是指扫描架每旋转1周可以完成多层面的容积数据采集并重组成多个层面的图像。冠状动脉CT血管造影（coronary computed tomographic angiography，CCTA）是心脏MDCT在临床中的重要临床应用之一。

一、心脏多排螺旋CT的临床应用

（一）冠状动脉CT扫描

对于冠状动脉CT扫描，推荐使用的标准化冠状动脉检查方案如下：

1．患者准备：以下因素需要在行CT血管造影（CTA）前通过与患者沟通、了解并进行评估：病史，如怀孕、碘过敏、β受体阻滞剂禁忌证、硝酸甘油禁忌证、肾功能不全和对比剂肾病、其他过敏反应（支气管哮喘活动期）、肥厚型心肌病、严重的主动脉瓣狭窄等；询问是否服用以下药物：西地那非、伐地那非、他达拉非、二甲双胍；询问患者能否配合检查，以及屏气；了解患者的一般情况，如身高、体重、心率（特别是屏气后）、心律失常和血压情况。

2．冠状动脉CT扫描对心率的要求：对于64排CT，建议心率＜70次/min，双源CT建议心率＜90次/min。因为冠状动脉成像要求CT的时间分辨率＜35ms，目前所有CT设备单扇区重建均没有达到这一要求。无论使用哪种CT设备，图像质量在低心率组（≤70次/min）显著好于高心率组（≥90次/min）。高心率者，在没有禁忌证情况下，需服用降心率药，如舌下含服美托洛尔25～50mg或氨酰心胺12.5～25.0mg，可重复使用。使用上述药品请参考说明书。

3．心律失常：如频发早搏和心房颤动者，视心室率快慢以及临床医师和患者的意愿而决定是否进行扫描，建议服用β受体阻滞剂以稳定心率，不能保证检查的图像质量能够满足诊断要求时建议与患者达成文字的共识。文献报道，心室率＜70次/min、70～80次/min和＞80次/min的心房颤动患者，随心率的加快，不可评估的冠状动脉节段增加，分别达到5.8%、14.0%和20.3%。对于具备心电图（ECG）编辑软件的CT，也只能部分改善由单发房性早搏或室性早搏带来的伪影，难以改善由快速心房颤动、窦性心律不齐、间位室性早搏及束支传导阻滞等其他心律失常带来的图像质量问题。

4. 训练患者呼吸和屏气：每次呼吸应该是一次平静的呼吸（前后每次屏气幅度保持一致），观察并记录患者屏气时的心率情况，心率变化不应超过基础心率的10%。部分患者屏气后会出现心率快速上升并缓慢下降的趋势，应及时发现这种趋势，并据此调整图像采集开始时间。

5. 硝酸甘油的使用：服用硝酸甘油能够使冠状动脉血管扩张4.0%～13.5%，弥补CT设备对细小分支血管显示不足的缺陷（主要是对角支、钝缘支和后降支等）。具体方法是CT扫描前5min舌下含服硝酸甘油片剂0.5mg，或扫描前1min使用舌下硝酸甘油喷剂。但是，硝酸甘油的使用，改变了患者冠状动脉正常生理状态，同时是否影响了诊断的准确性，目前尚有争议，有待大样本的循证医学证据。

6. 对比剂注射方案：①建议使用双筒高压注射器，将80～100mL对比剂和70mL生理盐水分别装入2个高压注射器针筒中，连接延长管，排气完毕后等待连接。②用18G以上静脉套管针穿刺手臂上粗大的静脉（桡静脉或肘静脉），必要时穿刺股静脉。连接高压注射器后，将患者手臂置于头部，保持伸直、放松。告知患者对比剂注射时有正常的发热现象。③推荐使用个性化注射方案（表11–1）。

表11–1 按照患者体重推荐使用的对比剂浓度和注射流率

体重/kg	对比剂浓度/（mg I・mL^{-1}）	注射流率/（mL・s^{-1}）
<70	350	4～5
70～90	370	5
>90	≥370	5～6

冠状动脉CT增强扫描，使用的对比剂总量是由流率和扫描采集时间以及是否需要第二期相（使右心系统显影）决定的。

7. 冠状动脉钙化（CAC）扫描：CAC是冠状动脉粥样硬化病变存在的标志，对于了解斑块的分布和程度、指导是否行冠状动脉介入（PCI）治疗，以及随访病变的进展有很大意义。但是，CAC积分对诊断冠状动脉管腔狭窄的作用有限。CAC扫描平均辐射剂量是1.5～3.0mSv。有学者建议行冠状动脉CTA检查不必要行CAC扫描。钙化积分的量化采用国内外通用的Agatston积分，每支冠状动脉的积分相加即为该患者的钙化积分。

8. 测试扫描延迟时间（循环时间）：测量对比剂从肘静脉到达主动脉根部峰值的时间，即为冠状动脉增强扫描延迟时间。

9. CCTA：国内外有人提出冠状动脉钙化积分为600～1 000分（Agatston积分），就不必进行下一步的CCTA。但是，更多的专家认为，CCTA提供了冠状动脉解剖和病变的更多信息，并对治疗方案提供更为详细的依据，因此仍然建议行CCTA。

（二）CCTA的临床应用

1. 冠心病诊断：荟萃分析43个单中心研究结果，按照冠状动脉节段，MDCT诊断敏感性为83%（95%可信区间79%～89%），特异性为93%（95%可信区间91%～96%）；按照冠状动脉血管，诊断敏感性为91%（95%可信区间88%～95%），特异性为86%（95%可信区间81%～92%）。各个单中心报道的MDCT诊断价值不同。

MDCT主要用于对门诊患者冠状动脉斑块及其狭窄的初步筛查，适合于：①不典型胸痛或憋气症状的患者，心电图不确定或阴性，且患者不能做或不接受心电图运动负荷试验检查；②有胸痛症状，心电图负荷运动试验或核素心肌灌注不确定诊断或结果模棱两可；③评价低风险（指具有<1项冠心病危险因素）胸痛患者的冠心病可能性或发现引起症状的其他原因；④无症状的中、高度风险人群（指具有2项以上冠心病危险因素，如性别、年龄、家族史、高血压、糖尿病、高脂血症、正在吸烟等）的冠心病筛查；⑤临床疑诊冠心病，但患者不接受经导管冠状动脉造影检查；⑥对于已知冠心病或冠状动脉粥样硬化斑块临床干预后病变进展和演变的随访观察。

2．经皮冠状动脉介入（PCI）评价：①筛查冠心病行PCI适应证，包括病变累及范围、钙化程度、分叉病变、左冠状动脉主干病变以及完全闭塞病变的远端显影情况等。②CT显示的斑块成分而不仅仅是狭窄程度，对指导PCI适应证和预后的评估有帮助；易损斑块或肇事斑块多为狭窄程度不重的软斑块，钙化斑块行支架治疗的预后不佳，这些方面CT能够提供重要的依据。③指导导丝通过和球囊扩张的可行性，以及支架大小尺寸的选择，特别是对于完全闭塞病变的斑块特征、硬度和范围等的评估有独到价值。④血管成形术和支架置入术后有症状患者的随访评价。⑤评价冠状动脉造影或介入术后并发症，如出血，以及失败的导管检查（如冠状动脉先天畸形）。MDCT对支架随访的价值在于评价支架是否完全闭塞、支架周边再狭窄、支架内是否有显著的内膜增生或血栓形成、支架位置不良或假性动脉瘤等。由于目前支架均由金属材料制成，支架金属材料的硬度和编织工艺，均影响CT对支架内管腔的观察，对于<3.5mm支架内狭窄的诊断受限。

3．冠状动脉旁路移植（CABG）评价：这是MDCT心脏检查最好的适应证之一。MDCT能够对93%以上的桥血管通畅性做出准确评估，包括远端吻合口是否通畅，以及固有冠状动脉的逆行充盈（run-off）。适应证主要包括CABG后的常规复查、新发的心绞痛、胸主动脉新发病变或冠状动脉造影失败。MDCT对完全闭塞的搭桥血管诊断敏感性和特异性，以及阳性和阴性预测值均达到了100%。但是，MDCT不能显示和测量血流量，对吻合口狭窄率的诊断有一定限度。包括术前评价内乳动脉（IMA）解剖和升主动脉管壁粥样硬化（钙化和管壁增厚情况），以确定升主动脉能否吻合；评价术后有症状患者的搭桥血管是否通畅；评价术后患者再发心绞痛症状的病因（包括冠状动脉）等。

推荐评分系统指导临床CCTA的应用（表11-2）。评分达7～9分，为明确的适应证，提示CCTA检查价值较大；评分4～6分，为不确定的适应证，表示目前行CCTA检查获益和实用性不明确；评分1～3分，为非适应证，意味着不适合行CCTA检查。

表11-2 CCTA的适用标准

拟行CCTA检查的各种情况	明确的适应证	不确定的适应证	非适应证
无明确冠心病(CAD)病史，但有症状提示CAD（非急性发作）	①CAD可能性为中度（A7）；②心电图（ECG）不能解释并且患者不能行运动试验，且CAD可能性为中度或低度者（A7、A8）	①ECG可以解释并且患者能够行运动试验，CAD可能性较低者（U5）；②CAD可能性为高危者（U4）	CAD可能性为高度者（I3）
无明确CAD病史、无症状，进行CAD危险评估	①CAD整体风险评估较低但有早发CAD家族史（A7）；②无症状、无家族史，但CAD整体风险中等者（A7）	①既往做过CT扫描评估冠状动脉钙化，且5年前钙化积分为0者（U4）；②无症状但CAD整体风险高者（U4）；③心脏移植术后是否用CCTA常规评估冠状动脉尚不确定（U6）；④心脏移植术后CAD整体风险高危者是否适合CCTA尚不确定（U4）	①2年前钙化积分为阳性者不适合CCTA（I2）；②无症状、CAD整体风险较低且无早发CAD家族史（I2）；③心脏移植术后CAD整体风险中低危者不适合CCTA（I2）
无明确CAD，急性发病疑诊急性冠状动脉综合征（ACS）者	①如心电图（ECG）和心肌标志物正常或ECG不能解释、ECG诊断价值或心肌标志物价值不确定（A7）；②CAD可能性为低度或中度者（A7）	①CAD为高度可能性者是否适合CCTA，尚不确定（U4）；②排除AMI或胸痛三联症后，ST段持续抬高者，尚不确定（U6）	如确诊急性心肌梗死（AMI），不适合CCTA（I1）
根据既往其他检查结果确定是否行CCTA	①近期ECG运动试验与负荷心肌显像结果不一致，或负荷心肌显像结果有异议（A8）；②既往做过负荷心肌显像，有新发症状或症状恶化者，且既往心肌显像结果正常，适合CCTA（A8）；③既往运动试验结果提示中危者（A7）；④运动试验结果正常，但仍有症状者（A7）；⑤既往做过冠状动脉钙化扫描，如钙化积分≤400，适合CCTA（A8）	①负荷心肌显像提示轻度心肌缺血者是否适合CCTA尚不确定（U6）；②既往做过负荷心肌显像、有新发症状或症状恶化者，且既往心肌显像结果异常（U6）；③既往做过冠状动脉钙化扫描，如钙化积分在401～1 000，是否适合CCTA，尚不确定（U6）	①负荷心肌显像显示中度或严重心肌缺血者（I2）；②既往做过负荷心肌显像或冠状动脉造影检查，目前无症状或症状稳定仅仅为了定期体检者（I2、I3）；③运动试验结果提示低危者（I2）或高危者均不适合CCTA（I3）

续表

拟行CCTA检查的各种情况	明确的适应证	不确定的适应证	非适应证
其他临床情况时CAD的检测	①新发或新诊断的临床心力衰竭且无CAD史：如左心室射血分数(LVEF)降低，且CAD可能性为中低度者（A7）；②非心脏外科手术前冠状动脉评估：CAD可能性中度者（A7）	①新发或新诊断的临床心力衰竭且无CAD史：左心室射血分数（LVEF）正常（U5）；②新发或新诊断的临床心力衰竭且无CAD史：如LVEF降低，CAD可能性为高度者（U4）；③非心脏外科手术前冠状动脉评估：CAD可能性较低者（U6）；④不明原因心律失常：如为晕厥或非持续性室性心动过速是否适合CCTA尚不确定（U4、U6）；⑤肌钙蛋白升高临床意义不确定，是否适合CCTA尚不确定（U6）	①非心脏外科手术前冠状动脉评估：CAD可能性高度者不适合CCTA（I3）；②不明原因心律失常：如为初发心房颤动，不适合CCTA（I2）
非心脏外科手术前危险评估		中等程度危险的外科或血管手术（无急性心脏症状）：体能储备＜4METs伴一项或多项临床危险因素者是否适合CCTA，目前尚不确定（U6、U5）	①外科手术本身为低危者不适合CCTA（I1）。②中等程度危险的外科或血管手术（无急性心脏症状）：如果患者体能储备≥4METs或没有危险因素者（I2）；冠状动脉造影、负荷试验正常或心肌血运重建术后1年内无症状者（I1、I2）
心肌血运重建术[经皮冠状动脉介入治疗（PCI）或冠状动脉旁路移植术（CABG）]后危险评估	①PCI术后无症状，左冠状动脉主干（LM）支架直径≥3mm者（A7）；②CABG术后有缺血症状，评估桥血管通畅性（A8）	①PCI术后无症状，PCI≥2年，如支架直径≥3mm，是否适合CCTA，尚不确定（U4）；②CABG术后无症状：术后时间≥5年，是否适合CCTA，尚不确定（U5）；③PCI术后有缺血症状，支架直径≥3mm者（U6）	①PCI术后无症状，除LM支架外，无论支架直径＜3mm或≥3mm，PCI术后2年内不适合CCTA（I2、I3）；②PCI术后无症状，PCI≥2年，如支架直径＜3mm，不适合CCTA（I2）；③CABG术后无症状，术后时间＜5年，不适合CCTA（I2）；④PCI术后有缺血症状，支架直径＜3mm或不清楚者，不适合CCTA（I3）

续表

拟行CCTA 检查的各种情况	明确的适应证	不确定的适应证	非适应证
心脏结构和功能的评估	①成人先天性心脏病，评估冠状动脉或其他胸腔内血管变异（A9）；②评估复杂的先天性心脏病 心脏结构（A8）；③评估心室形态和收缩功能：AMI后或心力衰竭患者，其他影像检查不能很好评估左心室功能（A7）；④右心室功能的定量评估（A7）；⑤疑诊致心律失常性右心室发育不良时右心室形态评估（A7）	缺血性左心室收缩功能不全，心肌血运重建术前当其他影像检查不足以评估存活心肌或有禁忌证时（U5）	评估心室形态和收缩功能：AMI 后或心衰患者起初就用CCTA评估是不适合的（I2）

注：CAD：冠心病；ECG：心电图；A：明确的适应证；U：不确定的适应证；I：非适应证。

4．心脏和血管解剖结构的诊断：CT可明确超声心动图的异常发现，如心包病变、心脏肿块或肿瘤、心内膜炎（赘生物和脓肿）、左心室心尖部的血栓、冠状动脉瘘以及肺动脉、肺静脉和主动脉弓部的异常等。先天性冠状动脉发育异常较少见，但却是突发心肌梗死或者猝死的重要病因。CT较常规冠状动脉造影操作简便，更利于显示冠状动脉走行、起源和终止，以及与心室腔的关系。

（1）开口起源异常：开口于升主动脉而非冠状动脉窦；左冠状动脉、右冠状动脉多个开口；单开口（单冠）畸形；冠状动脉起源于肺动脉；某支冠状动脉从另一冠状动脉窦发出，如右冠状动脉从左冠窦发出、左冠状动脉从右冠窦发出、前降支或回旋支从右冠窦发出或左冠状动脉、右冠状动脉从无冠窦发出等。

（2）走行异常：CT对于显示冠状动脉肌桥（myocardial bridging）非常有力，如果有收缩期和舒张期图像，建议观察和评估肌桥的狭窄程度。根据冠状动脉被心肌包埋的程度将心肌桥分为不完全型（部分包埋）、浅表型（包埋≤2mm）和深包埋型（心肌包埋＞2mm）；收缩期管腔狭窄的程度与肌桥的深度和左心室收缩期室壁的增厚程度相关。

（3）终止异常：①冠状动脉瘘：左冠状动脉、右冠状动脉均可以发生，常见左房瘘、右房瘘、右室瘘和肺动脉瘘；②左冠状动脉和右冠状动脉联通（arcade）：在没有冠状动脉重度狭窄或闭塞的情况下，左冠状动脉与右冠状动脉有较粗大分支的相通，类似于侧支循环血管；③冠状动脉与心包外血管的联通：主要见于在冠状动脉重度狭窄或闭塞时，冠状动脉分支与支气管动脉、肋间和内乳动脉、纵隔内动脉等相通。

(4)瓣膜病:不是CT观察的重点,但是对于主动脉瓣周围、窦管交界处病变及主动脉瓣的术前、术后复杂病变的诊断(如大动脉炎累及主动脉瓣、瓣周瘘等),CT有一定优势。

5．非冠心病心脏手术前评价：与常规冠状动脉造影相比，CT相对无创、廉价、操作简单和安全；利用CT较高的阴性预测价值，排除非冠心病外科手术前明显的冠状动脉病变，如瓣膜病、主动脉疾患（如Ⅰ型和Ⅱ型主动脉夹层时，难以行冠状动脉造影）、成人先天性心脏病（如房间隔缺损封堵术前）等。对二尖瓣狭窄球囊成形术前的高龄患者（>50岁），除明确冠状动脉病变外，还可观察房间隔的形态、位置及有无合并左心房血栓、二尖瓣钙化等。对房间隔缺损封堵术前高龄患者（>50岁）除明确冠状动脉病变外，还可观察有无合并左心房血栓及肺静脉畸形引流等。

6. 电生理射频消融术前诊断：在双心室起搏器植入前明确心脏冠状静脉解剖；心房颤动射频消融之前用于明确患者的肺静脉解剖，测量左心房大小、与周围组织关系（如食管），以及除外左心房附壁血栓。

7. 心肌病的诊断：MDCT对于心肌病的诊断价值体现在对患者是否合并冠状动脉病变，或对于缺血性心肌病的鉴别诊断上，尤其对于老年患者更有价值。

从冠状动脉CTA临床适用性角度讲，没有绝对的禁忌证，即使是阴性的检查（排除了冠心病）也是有意义的，但是CTA检查因为具有X线辐射和必须使用对比剂，所以需要严格掌握适应证。CTA的禁忌证主要有：①既往有严重的对比剂过敏反应史；②不能配合扫描和屏气的患者；③怀孕期，育龄妇女需要明确没有怀孕；④临床生命体征不稳定（如急性心肌梗死、失代偿性心力衰竭、严重的低血压等）；⑤严重的肾功能不全。

8. 心肌灌注和心肌活力的评估：MDCT通过评估心肌的“首过”和“延迟强化”来分析心肌的存活性，目前因为缺乏心肌灌注的量化诊断指标，在临床尚未得到广泛的认可和应用。除非临床有明确要求，不推荐在常规CTA后对心肌行延迟CT扫描，以尽量减少辐射剂量。

陈旧心肌梗死在CT平扫图像上表现为心肌内的低密度影，CT值甚至是负值（脂肪病灶）。CT的诊断价值是能够发现急性心肌梗死2～3h后的早期缺血坏死病灶，这对于及早确定治疗方案、改善预后起到积极的作用。

9. 左心室功能的评估：临床上各种影像学方法均能够评估左心室腔大小和收缩功能，如射血分数（EF）值，但是成像和计算原理不同，导致计算的心功能指标偏差较大。CT回顾性心电门控采集可以在观察心脏和冠状动脉解剖的同时，计算收缩末期和舒张末期的容积变化，评估各个房室腔的收缩功能。为了降低辐射剂量，应该积极推广前瞻性心电门控采集，该方法因采集时间窗较窄，计算心功能受限。因此，临床工作中应用CT测量心功能不是首选的方法。

二、心脏多排螺旋CT的局限性

由于设备技术的不够完善和能力不足，在图像分辨率和成功率方面仍有限制：①对心律不齐和心律失常以及心率过快等情况，检查仍不能确保成功，图像质量仍不能确保满意；②对于冠状动脉细小分支血管的显示和诊断准确性受限；③对于较多钙化斑块和支架内管腔的观察受限；④对于患者的危险分层、易损斑块的易损性等评估受限；⑤评估管腔内血流动力学状况受限；⑥对于心肌缺血及其程度的量化评估受限；⑦以及较高的辐射剂量。

（刘世明　潘伟）

参 考 文 献

Mark DB, Berman DS, Budoff MJ, et al. 2010. ACCF/ACR/AHA/NASCI/SAIP/SCAI/SCCT 2010 expert consensus document on coronary computed tomographic angiography: a report of the American College of Cardiology Foundation Task Force on expert consensus Documents[J]. JACC, 55: 2663-2699.

Taylor AJ, Cerqueira M, Hodgson JMB, et al. 2010. ACCF/SCCT/ACR/AHA/ASE/ASNC/NASCI/SCAI/SCMR 2010 appropriate use criteria for cardiac computed tomography[J]. J Am Coll Cardiol, 56: 1864-1894.